校企合作医药卫生类专业精品教材
互联网＋教育改革新理念教材

药 理 学

主审 刘 芳
主编 吴增春 吴曈勃

江苏大学出版社
JIANGSU UNIVERSITY PRESS
镇江

内 容 提 要

本书系统介绍了药理学基本原理和各系统主要药物的体内过程、药理作用、临床应用、不良反应及注意事项等，具体包括绪论、药理学基础理论、作用于传出神经系统的药物、作用于中枢神经系统的药物、作用于心血管系统的药物、作用于血液系统的药物、作用于呼吸系统的药物、作用于消化系统的药物、作用于泌尿系统和生殖系统的药物、作用于内分泌系统的药物、抗变态反应药与免疫功能调节药、抗菌药、抗病毒药和抗恶性肿瘤药。

本书既具有科学性、系统性和完整性，也具有实用性和适用性，适合作为高等职业院校护理、助产、药学、临床医学、医学技术等相关专业的教学用书。

图书在版编目（CIP）数据

药理学 / 吴增春，吴瞳勃主编. -- 镇江：江苏大学出版社，2022.12（2024.1 重印）
ISBN 978-7-5684-1907-9

Ⅰ. ①药… Ⅱ. ①吴… ②吴… Ⅲ. ①药理学 Ⅳ. ①R96

中国版本图书馆 CIP 数据核字(2022)第 242387 号

药理学
Yaolixue

主　　编 /	吴增春　吴瞳勃
责任编辑 /	仲　蕙
出版发行 /	江苏大学出版社
地　　址 /	江苏省镇江市京口区学府路 301 号（邮编：212013）
电　　话 /	0511-84446464（传真）
网　　址 /	http://press.ujs.edu.cn
排　　版 /	三河市祥达印刷包装有限公司
印　　刷 /	三河市祥达印刷包装有限公司
开　　本 /	787 mm×1 092 mm　1/16
印　　张 /	19.5
字　　数 /	451 千字
版　　次 /	2022 年 12 月第 1 版
印　　次 /	2024 年 1 月第 2 次印刷
书　　号 /	ISBN 978-7-5684-1907-9
定　　价 /	69.80 元

如有印装质量问题请与本社营销部联系（电话：0511-84440882）

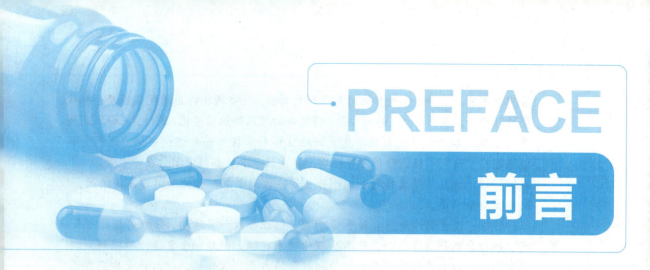

前言

  药理学以生理学、生物化学、病理学、微生物学和免疫学等为基础，为临床各科合理用药提供理论依据。它既研究药物对机体的作用及作用机制（即药物效应动力学），也研究机体对药物的处置（即药物代谢动力学），主要内容包括药物的体内过程、药理作用、临床应用、不良反应及注意事项等。因此，药理学既是基础医学与临床医学之间的桥梁学科，也是医学与药学之间的桥梁学科。

  本书编写的指导思想是坚持以立德树人为根本，以服务发展为宗旨，以促进就业为导向，以岗位需求为标准，以提高教学质量为重点，重视培养学生的职业情感、创新能力、信息获取能力及终身学习能力，努力做到课程内容与职业标准对接，教学过程与生产过程对接，毕业证书与职业资格证书对接。

  具体来说，本书主要具有以下特色。

❖ **立德树人，引航铸魂**：党的二十大报告指出："育人的根本在于立德。"本书有机融入党的二十大精神，突出立德树人、课程育人，充分挖掘素质教育元素，将价值塑造、知识传授和能力培养融为一体，以期实现"德技并修、知行合一"的育人目标。例如，项目首页设置"素质目标"，旨在引导学生树立敬佑生命、科学救治的职业理念，培养求真务实、勇于创新的科学精神，立志成为医德高尚、技术精湛的人民健康守护者；正文中穿插"医药先锋""医药前沿"等模块，讲述我国医药卫生领域不忘初心、矢志奉献的先锋人物事迹，以及我国在医药科技发展方面取得的辉煌成就，以期学生在学习理论知识的同时，能够以崇高的责任感和使命感坚定自己的理想与信念，开拓创新，锐意进取。

❖ **形式新颖，理念创新**：为适应教育改革的需要，本书在编写时注重突出"以学生为中心"，重视学生的主体地位，突出"教、学、做"一体，并以此创新教学内容表现形式。全书采用项目式，每个项目按照"定靶导向→以问导学→探索→以测验效→以行践学→以评促优"的形式展开。

定靶导向：设置"知识目标""能力目标""素质目标"，旨在帮助学生了解学习内容，明确学习重点，同时激发学生学习的自主性。

以问导学：通过设置临床典型病例等激发学生的学习兴趣，通过提问引发学生的思考，使学生带着问题进行有针对性的学习。

探索：编写人员以岗位需求和教学标准为依据，按照培养目标、教学过程等方面的衔接要求，对本书内容进行取舍，着重介绍药物的体内过程、药理作用、临床

i

应用及不良反应等，简述其他同类药物的特点，注重药物作用的规律性及个性化，坚持理论知识实用为主、够用为度，将复杂的理论知识简单化。同时，充分利用图、表的直观性和概括性，帮助学生更好地理解和掌握相关知识；穿插"医药智库""集思广'议'""病例分析"等模块，真正让学生能在做中学、在学中做。

以测验效：设置单项选择题和病例分析题，检测学生对相关知识的掌握情况，帮助学生查缺补漏。

以行践学：设置制作用药宣教手册/海报、组织公益科普活动、分析用药处方或病例、解读分析药物等活动，让学生理论联系实际，做到融会贯通，学以致用。

以评促优：以自我评价与教师评价相结合的方式，从知识、能力和素质三方面，评价学生对所学知识的掌握程度、将理论知识运用于实际的能力及综合素质水平等，从而帮助学生更好地认识自己，完善自己。

- ❖ **校企合作，职业引领**：本书由高等卫生职业学院教学经验丰富的骨干教师和医院临床一线的医疗专家共同编写。编写人员在编写时充分考虑教学大纲要求与岗位需求，采用产教融合的机制，将基础理论与临床实践紧密结合，以期拓展学生的思维，提高学生的临床实践能力，打通学校课程教学和临床工作衔接的"最后一公里"。

- ❖ **立体教学，平台支撑**：本书融入了"互联网+"思想。读者可以借助手机或其他移动设备扫描书中的二维码，获取各项目的微课视频和项目检测的答案，也可以登录文旌综合教育平台"文旌课堂"（www.wenjingketang.com）查看和下载相关配套资源，如优质课件、教案等。

此外，本书还提供在线题库，支持"教学作业，一键发布"，教师只需通过微信或"文旌课堂"App 扫描扉页二维码，即可迅速选题、一键发布、智能批改，并查看学生的作业分析报告，提高教学效率，提升教学体验；学生可在线完成作业，巩固所学知识，提高学习效率。

本书由刘芳（郑州黄河护理职业学院）担任主审，吴增春（郑州黄河护理职业学院）、吴瞳勃（华中科技大学）担任主编，赵汴霞（河南医学高等专科学校）、李申（河南护理职业学院）、赵娜（河南医学高等专科学校）、梁建云（河南护理职业学院）担任副主编，孙方方（郑州黄河护理职业学院）、李照杰（新密市第一人民医院）、陈萍（郑州黄河护理职业学院）、苗思雨（郑州黄河护理职业学院）、赵芬芬（郑州黄河护理职业学院）、赵园园（郑州黄河护理职业学院）、黄月荣（郑州黄河护理职业学院）参与编写。全体编写人员认真负责、科学严谨，努力确保教材的编写质量，但由于编者水平有限，书中难免存在疏漏和不足之处，恳请各位读者批评指正，以便进一步修改、完善。此外，本书在继承和创新的基础上，参考和采纳了国内外有关文献的部分观点，引用了许多专家和学者的研究成果，在此表示诚挚的谢意。

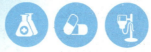

目录

绪论	1
一、药理学概述	1
二、药理学的学习方法	1

项目一　药理学基础理论 …………… 2
定靶导向 ……………………………… 2
以问导学 ……………………………… 2
探索一　药物效应动力学 …………… 3
　　一、药物作用的基本规律 ………… 3
　　二、药物的构效关系和量效关系 … 7
　　三、药物的作用机制 ……………… 11
探索二　药物代谢动力学 …………… 14
　　一、药物的跨膜转运 ……………… 14
　　二、药物的体内过程 ……………… 15
　　三、体内药量变化的时间过程 …… 21
探索三　影响药物作用的因素 ……… 26
　　一、药物方面的因素 ……………… 26
　　二、机体方面的因素 ……………… 29
以测验效 ……………………………… 31
以行践学 ……………………………… 35
以评促优 ……………………………… 35

项目二　作用于传出神经系统的药物 …………… 37
定靶导向 ……………………………… 37
以问导学 ……………………………… 37
探索一　传出神经系统药物概述 …… 38
　　一、传出神经系统药物的作用方式 … 38
　　二、传出神经系统药物的分类 …… 40

探索二　拟胆碱药 …………………… 40
　　一、胆碱受体激动药 ……………… 41
　　二、胆碱酯酶抑制药 ……………… 42
探索三　抗胆碱药 …………………… 45
　　一、M 胆碱受体阻滞药 …………… 45
　　二、N 胆碱受体阻滞药 …………… 49
探索四　拟肾上腺素药 ……………… 51
　　一、α、β 受体激动药 ……………… 51
　　二、α 受体激动药 ………………… 54
　　三、β 受体激动药 ………………… 55
探索五　抗肾上腺素药 ……………… 56
　　一、α 受体阻滞药 ………………… 56
　　二、β 受体阻滞药 ………………… 59
　　三、α、β 受体阻滞药 ……………… 62
以测验效 ……………………………… 62
以行践学 ……………………………… 67
以评促优 ……………………………… 67

项目三　作用于中枢神经系统的药物 …………… 69
定靶导向 ……………………………… 69
以问导学 ……………………………… 69
探索一　局部麻醉药 ………………… 70
　　一、局部麻醉药的作用 …………… 70
　　二、常用局部麻醉药 ……………… 71
探索二　镇静催眠药 ………………… 73
　　一、苯二氮䓬类 …………………… 73
　　二、巴比妥类 ……………………… 75

三、其他类 …………………… 77
探索三　抗癫痫药与抗惊厥药 …… 78
　　一、抗癫痫药 ………………… 78
　　二、抗惊厥药 ………………… 82
探索四　治疗精神疾病药 ………… 82
　　一、抗精神分裂症药 ………… 82
　　二、抗躁狂药和抗抑郁药 …… 86
探索五　镇痛药 …………………… 89
　　一、阿片生物碱类镇痛药 …… 90
　　二、人工合成镇痛药 ………… 92
　　三、其他镇痛药 ……………… 93
探索六　解热镇痛抗炎药 ………… 94
　　一、解热镇痛抗炎药的作用 … 94
　　二、非选择性COX抑制药 …… 96
　　三、选择性COX-2抑制药 …… 99
探索七　治疗中枢神经系统变性
　　　　 疾病药 ………………… 100
　　一、抗帕金森病药 …………… 100
　　二、治疗阿尔茨海默病药 …… 103
探索八　中枢兴奋药和促大脑功能
　　　　 恢复药 ………………… 105
　　一、中枢兴奋药 ……………… 105
　　二、促大脑功能恢复药 ……… 107
以测验效 ……………………………… 108
以行践学 ……………………………… 114
以评促优 ……………………………… 114

项目四　作用于心血管系统的药物 …… 116

定靶导向 ……………………………… 116
以问导学 ……………………………… 116
探索一　抗慢性心功能不全药 …… 117
　　一、肾素-血管紧张素-醛固酮系统
　　　　 抑制药 ………………… 117
　　二、β受体阻滞药 …………… 118
　　三、减轻心脏负荷药 ………… 119
　　四、强心苷类药 ……………… 120
　　五、其他抗心力衰竭药物 …… 123

探索二　抗心律失常药 …………… 124
　　一、心律失常的电生理学基础 … 124
　　二、抗心律失常药的作用机制
　　　　 与分类 ………………… 126
　　三、常用抗心律失常药 ……… 127
探索三　抗心绞痛药 ……………… 133
　　一、β受体阻滞药 …………… 134
　　二、硝酸酯类药 ……………… 134
　　三、钙通道阻滞药 …………… 136
　　四、其他抗心绞痛药 ………… 137
探索四　抗高血压药 ……………… 138
　　一、常用抗高血压药 ………… 139
　　二、其他抗高血压药 ………… 142
　　三、抗高血压药应用的基本原则 … 144
探索五　抗动脉粥样硬化药 ……… 145
　　一、调血脂药 ………………… 145
　　二、抗氧化药 ………………… 149
　　三、多烯脂肪酸类药 ………… 149
　　四、保护动脉内皮药 ………… 150
以测验效 ……………………………… 150
以行践学 ……………………………… 155
以评促优 ……………………………… 156

项目五　作用于血液系统的药物 …… 157

定靶导向 ……………………………… 157
以问导学 ……………………………… 157
探索一　促凝血药 ………………… 158
　　一、促凝血因子生成药 ……… 159
　　二、抗纤维蛋白溶解药 ……… 159
　　三、促血小板生成药 ………… 160
　　四、作用于血管的促凝血药 … 160
探索二　抗凝血药 ………………… 160
　　一、体内、体外抗凝血药 …… 160
　　二、体内抗凝血药 …………… 161
　　三、体外抗凝血药 …………… 162
探索三　抗血小板药 ……………… 162
探索四　纤维蛋白溶解药 ………… 163
探索五　抗贫血药 ………………… 164

探索六　血容量扩充药……………… 165
探索七　促白细胞生成药……………… 166
以测验效………………………………… 167
以行践学………………………………… 168
以评促优………………………………… 169

项目六　作用于呼吸系统的药物…… 170

定靶导向………………………………… 170
以问导学………………………………… 170
探索一　平喘药………………………… 171
　　一、抗炎平喘药……………………… 171
　　二、支气管扩张药…………………… 172
　　三、抗过敏平喘药…………………… 174
探索二　镇咳药………………………… 175
　　一、中枢性镇咳药…………………… 175
　　二、外周性镇咳药…………………… 176
探索三　祛痰药………………………… 177
　　一、痰液稀释药……………………… 177
　　二、黏痰溶解药……………………… 177
以测验效………………………………… 178
以行践学………………………………… 179
以评促优………………………………… 180

项目七　作用于消化系统的药物…… 181

定靶导向………………………………… 181
以问导学………………………………… 181
探索一　助消化药……………………… 182
探索二　抗消化性溃疡药……………… 182
　　一、抗酸药…………………………… 183
　　二、胃酸分泌抑制药………………… 183
　　三、胃黏膜保护药…………………… 186
　　四、抗幽门螺杆菌药………………… 187
探索三　止吐药与促胃肠动力药……… 187
探索四　泻药与止泻药………………… 189
　　一、泻药……………………………… 189
　　二、止泻药…………………………… 190
以测验效………………………………… 191
以行践学………………………………… 192
以评促优………………………………… 193

项目八　作用于泌尿系统和生殖系统的药物………………… 194

定靶导向………………………………… 194
以问导学………………………………… 194
探索一　作用于泌尿系统的药物……… 195
　　一、利尿药…………………………… 195
　　二、脱水药…………………………… 199
探索二　作用于生殖系统的药物……… 200
　　一、子宫平滑肌兴奋药……………… 200
　　二、子宫平滑肌抑制药……………… 203
以测验效………………………………… 204
以行践学………………………………… 206
以评促优………………………………… 207

项目九　作用于内分泌系统的药物… 208

定靶导向………………………………… 208
以问导学………………………………… 208
探索一　肾上腺皮质激素类药物……… 209
　　一、糖皮质激素类药物……………… 209
　　二、盐皮质激素类药物……………… 213
　　三、促皮质素与皮质激素抑制药…… 213
探索二　甲状腺激素类药物与抗甲状腺药物………………… 214
　　一、甲状腺激素类药物……………… 214
　　二、抗甲状腺药物…………………… 216
探索三　抗糖尿病药…………………… 219
　　一、胰岛素…………………………… 219
　　二、口服降血糖药…………………… 220
　　三、新型降血糖药…………………… 223
探索四　性激素类药和避孕药………… 224
　　一、雌激素类药和抗雌激素类药…… 224
　　二、孕激素类药……………………… 226
　　三、雄激素类药和同化激素类药…… 227
　　四、避孕药…………………………… 228
以测验效………………………………… 230

以行践学 …… 234
以评促优 …… 235

项目十　抗变态反应药与免疫功能调节药 …… 236

定靶导向 …… 236
以问导学 …… 236
探索一　抗变态反应药 …… 237
探索二　免疫功能调节药 …… 239
　一、免疫抑制药 …… 239
　二、免疫增强药 …… 240
以测验效 …… 242
以行践学 …… 243
以评促优 …… 244

项目十一　抗菌药 …… 245

定靶导向 …… 245
以问导学 …… 245
探索一　抗菌药概述 …… 246
　一、相关概念 …… 246
　二、抗菌药的作用机制 …… 247
　三、病原菌的耐药性 …… 247
　四、抗菌药的合理应用 …… 249
探索二　抗生素 …… 251
　一、β-内酰胺类 …… 251
　二、大环内酯类 …… 256
　三、林可霉素类 …… 257
　四、多肽类 …… 258
　五、氨基糖苷类 …… 259
　六、四环素类 …… 261
　七、氯霉素类 …… 262
探索三　合成抗菌药 …… 262
　一、喹诺酮类 …… 262
　二、磺胺类 …… 264
　三、甲氧苄啶 …… 267
　四、硝基咪唑类 …… 267
　五、硝基呋喃类 …… 267
探索四　抗结核药 …… 268
　一、常用抗结核药 …… 268
　二、抗结核药的应用原则 …… 271

探索五　抗真菌药 …… 272
　一、抗深部真菌药 …… 272
　二、抗浅部真菌药 …… 273
　三、广谱抗真菌药 …… 273
以测验效 …… 274
以行践学 …… 278
以评促优 …… 278

项目十二　抗病毒药 …… 280

定靶导向 …… 280
以问导学 …… 280
　一、广谱抗病毒药 …… 281
　二、抗流感病毒药 …… 281
　三、抗疱疹病毒药 …… 282
　四、抗肝炎病毒药 …… 284
　五、抗人类免疫缺陷病毒药 …… 284
以测验效 …… 287
以行践学 …… 288
以评促优 …… 288

项目十三　抗恶性肿瘤药 …… 290

定靶导向 …… 290
以问导学 …… 290
探索一　抗恶性肿瘤药的分类与不良反应 …… 291
　一、抗恶性肿瘤药的分类 …… 291
　二、抗恶性肿瘤药的不良反应 …… 292
探索二　常用抗恶性肿瘤药 …… 293
　一、烷化剂 …… 293
　二、抗代谢药 …… 294
　三、抗肿瘤抗生素 …… 295
　四、抗肿瘤植物药 …… 296
　五、激素类药 …… 297
　六、其他抗肿瘤药物 …… 297
以测验效 …… 299
以行践学 …… 301
以评促优 …… 301

参考文献 …… 303

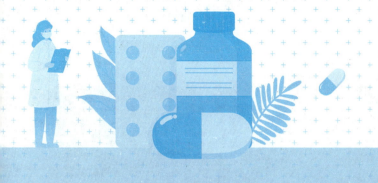

绪 论

 一、药理学概述

药物是指能够对机体原有生理功能和（或）生化过程产生影响，用于预防、诊断、治疗疾病及计划生育的一类化学物质。药物具有双重性，既可防治疾病，也可能会对机体产生一定的损害，甚至造成残疾和死亡。因此，医务工作者必须正确认识药物的本质属性，科学合理地应用药物，尽量规避或减少药物不良反应的发生，提高临床用药的安全性和药物治疗的效益。

药物发展史

药理学是研究药物与机体（包括病原体）相互作用的规律和机制的学科，主要研究药物效应动力学（简称"药效学"）和药物代谢动力学（简称"药动学"）两方面的内容。药效学研究药物对机体的作用及作用机制；药动学研究机体对药物的处置，包括药物的体内过程及血药浓度随时间变化的规律。

 二、药理学的学习方法

（一）密切联系基础医学理论

药理学的基本理论与生理学、生物化学、病原微生物学与免疫学、病理学等基础学科有着密切的联系，因此，学习药理学要注重与其他学科的联系，有针对性地复习相关知识，以便更好地理解和掌握药理学知识。

（二）掌握每类药物的共性和每种药物的特性

学习药理学要善于运用比较归纳的方法，掌握每类药物的共性和每种药物的特性，重点掌握代表药物的药理作用、临床应用及主要不良反应，以正确指导临床合理用药。

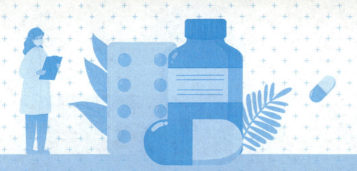

项目一

药理学基础理论

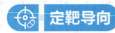

知识目标

- 掌握药物的基本作用，不良反应、效能、治疗指数、受体、首过消除、肝药酶、稳态血药浓度、半衰期和生物利用度的概念，药物剂量和剂型等对药物作用的影响。
- 熟悉药物的量效关系和意义，药物的作用机制，药物的吸收、分布、代谢、排泄的基本规律和影响因素，各种给药途径的特点，机体因素对药物作用的影响。
- 了解受体的特性与类型，药物的跨膜转运，药物的相互作用及表现。

能力目标

- 能够指导患者安全、合理用药，防止不良反应的发生。
- 能够利用药物的半衰期确定用药间隔时间。

素质目标

- 了解《国家药品不良反应监测年度报告（2022年）》，树立坚定的医德信念，保证人民群众安全用药，并积极进行预防药害事件发生的宣传教育。
- 学习刘昌孝院士潜心药代动力学研究的事迹，培养不忘初心、矢志不移的治学态度。
- 了解我国"基因脸谱"发布的意义，强化个性化用药理念，并树立创新意识。

以问导学

明明，男，4岁，因感冒就医。医生检查后为其开了抗感冒药，但其奶奶未在医院药房取药，而是自行到药店买了药。明明服药 1 h 后出现抽搐等症状，立即被送到医院抢救。原来，医生给明明开的是儿童药，但其奶奶却买成了成人药，并让明明按成人用量服用了药物。

请思考：
1. 为什么成人与小儿用药剂量不同？
2. 除药物剂量外，用药时还应注意哪些事项？

项目一 药理学基础理论

 探索一 药物效应动力学

一、药物作用的基本规律

药物与机体细胞间的初始作用称为药物作用。例如，肾上腺素可结合血管平滑肌上的 α、β 受体并激动受体。药理效应则指药物作用的结果，即机体的反应。例如，肾上腺素激动 α 受体，可使血管收缩，血压升高；激动 β 受体，可使心脏兴奋。严格地讲，药物作用是动因，药理效应是结果，两者之间是有区别的。但一般情况下，两者常通用。

（一）药物的基本作用

药物种类繁多，作用各异，但其作用都是通过影响机体组织器官原有的生理、生化功能而实现的。药物的基本作用包括兴奋作用和抑制作用两种。

1. 兴奋作用

凡能使机体组织器官原有功能水平提高或增强的作用称为兴奋作用。例如，肾上腺素可促使心率加快，中等剂量的咖啡因可使呼吸加深、加快，等等。

2. 抑制作用

凡能使机体组织器官原有功能水平降低或减弱的作用称为抑制作用。例如，地西泮可通过抑制中枢神经系统的功能活动而产生镇静催眠作用。不过，过度的抑制可导致功能活动接近停止，这种现象称为麻痹。

在一定的条件下，药物的兴奋作用和抑制作用可以相互转化。例如，中枢神经过度兴奋可导致惊厥；而长时间的惊厥则会引起中枢神经产生衰竭性抑制，甚至导致死亡。同一药物的剂量不同，药理效应也不同，甚至相反。例如，小剂量的阿托品可使心率减慢，而大剂量的阿托品则可使心率加快。

（二）药物作用的方式

1. 局部作用和全身作用

（1）局部作用

药物尚未吸收入血时，在用药部位发生的作用称为局部作用，如局部注射普鲁卡因产生的局部麻醉作用、口服碳酸氢钠产生的中和胃酸作用等。

（2）全身作用

药物吸收入血后，分布到机体组织器官而产生的作用称为吸收作用，又称全身作用，如阿托品的解除平滑肌痉挛作用、对乙酰氨基酚的退热作用等。

2. 直接作用和间接作用

（1）直接作用

药物对其所接触的器官、组织、细胞等产生的作用称为直接作用。例如，肾上腺素可

激动心肌 $β_1$ 受体，增强心肌的收缩力。

（2）间接作用

由药物的某一作用而引发的另一作用称为间接作用，这种间接作用主要通过神经反射或体液调节引发。例如，硝酸甘油扩张血管引起血压下降后，会通过机体血压反射机制使心率加快。

> **医药智库**
>
> ### 药物作用的选择性
>
> 机体不同的组织器官对药物的敏感性是不一样的，大多数药物在治疗剂量时只对某组织器官有明显作用，而对其他组织器官无作用或无明显作用，这种特性称为药物作用的选择性。药物作用的选择性与药物在体内的分布、机体组织细胞的结构及生化功能等方面的差异有关。例如，抗充血性心力衰竭药强心苷类，对心肌有很强的选择性，很小剂量就可使心肌的收缩力增强；而对骨骼肌，即使应用很大剂量也无明显影响。
>
> 药物作用的选择性具有重要的意义，在理论上可作为药物分类的基础，在应用上可作为临床选药的依据。需要注意的是，药物作用的选择性是相对的而不是绝对的，目前还没有发现只有一种作用的药物。一般而言，选择性高的药物副作用少，但应用范围窄；而选择性低的药物作用广泛，应用范围广，但副作用一般较多。

（三）药物作用的双重性

药物作用具有双重性，临床用药时，应充分发挥药物的防治作用，尽量规避或减少药物的不良反应。

1. 防治作用

（1）预防作用

在疾病发生之前用药可以防止疾病发生，这种作用称为预防作用。例如，接种卡介苗可预防结核病。

（2）治疗作用

符合用药目的，能达到治疗效果的作用称为治疗作用。根据治疗目的不同，可将这一作用分为对因治疗、对症治疗和补充治疗。

1）对因治疗

用药目的在于消除原发致病因子以彻底治愈疾病的治疗称为对因治疗，又称治本。例如，应用抗生素杀灭体内的病原微生物。

2）对症治疗

用药目的在于改善疾病症状的治疗称为对症治疗，又称治标。例如，高热时，可用解热镇痛抗炎药来退热。

3）补充治疗

补充治疗又称替代疗法，其用药目的在于补充体内营养物质或代谢物质的不足（如用维生素 C 治疗维生素 C 缺乏症），但不能清除原发病灶，与对因治疗有一定区别。

2. 不良反应

不良反应是指用药后产生的与用药目的不相符，且给患者带来一定的痛苦或危害的反应。药物的不良反应主要包括以下几种。

（1）副作用

药物在治疗量时出现的与用药目的无关的作用称为副作用。副作用具有以下几个特点：① 是药物的固有作用；② 表现一般都较轻微；③ 是可预知的可逆性功能变化；④ 随用药目的的改变而改变。

是药三分毒

药物作用的选择性低是副作用产生的原因。药物作用选择性低的药物往往具有多个作用，当其中一种作用作为治疗作用时，其他的作用就会成为副作用。不过，药物的副作用和治疗作用可随着用药目的的不同而互相转化。例如，阿托品具有抑制腺体分泌、松弛平滑肌、加快心率等多个作用。当用于麻醉前给药时，其抑制腺体分泌的作用为治疗作用，而松弛平滑肌、加快心率的作用则为副作用；当用于治疗胃肠绞痛时，其松弛平滑肌的作用成为治疗作用，而抑制腺体分泌、加快心率的作用则成为副作用。

（2）毒性反应

用药剂量过大或用药时间过长时，药物在体内蓄积过多而引起的危害性反应称为毒性反应。毒性反应一般比较严重，可引起机体生理、生化功能紊乱或结构的病理性变化。其中，短期用药过量引起的毒性称为急性毒性，多损害循环系统、呼吸系统和神经系统的功能；长期用药导致药物在体内蓄积而引起的毒性称为慢性毒性，多损害肝、肾、骨髓和内分泌系统等的功能。药物的"三致反应"（即致畸、致癌和致突变作用）属于慢性毒性反应。药物可影响胚胎正常发育，使之畸变，称为致畸；药物致使正常细胞转化为肿瘤细胞，称为致癌；药物作用于 DNA 引起基因变异或染色体畸变，称为致突变。

剂量过大是药物产生毒性的首要原因，企图通过增加剂量或延长疗程来达到治疗目的是危险的，因此用药必须有一定的限度。

（3）变态反应

药物作为抗原或半抗原，经接触致敏后所引发的病理性免疫反应称为变态反应，也称过敏反应，常见于过敏体质患者。致敏物质可能是药物本身，也可能是药物的代谢产物或药物中的杂质、辅料。

变态反应的性质与药物作用和药物剂量无关，不易预知；反应程度也可从轻微的药疹、发热至造血系统抑制、肝肾功能损害、休克等，甚至危及生命。因此，在应用易引起过敏反应的药物之前，应详细询问患者的用药过敏史，并按规定做皮肤过敏试验（以下简称"皮试"）。

（4）停药反应

长期应用某些药物时，突然停药可能会使原有疾病症状重新出现甚至加剧，这种现象称为停药反应，也称反跳现象。例如，长期用 β 受体阻滞药治疗高血压或心绞痛时，一旦突然停药，就会出现血压升高或心绞痛发作。遇此情况时，需重新开始治疗，再次停药时应逐渐减量后再停药。

（5）后遗效应

停药后血药浓度已降至阈浓度以下时所残存的药理效应称为后遗效应。后遗效应长短不一。例如，服用催眠药后，次晨即可出现乏力、困倦现象；而长期应用肾上腺皮质激素导致的肾上腺皮质功能低下症状,往往数月也难以恢复。

（6）继发反应

继发反应是指药物的治疗作用所引起的不良后果,又称治疗矛盾。例如,长期应用广谱抗生素引起菌群失调,造成二重感染。

（7）依赖性

长期应用某些药物后,患者对药物产生主观和客观上连续用药的现象,称为依赖性。若停药后仅表现为主观上的不适,没有客观上的体征表现,则称为习惯性或精神依赖性；若用药时产生欣快感,停药后不仅会出现主观上的不适,还会发生严重生理功能紊乱的戒断症状,则称为成瘾性或生理依赖性。

（8）特异质反应

少数特异体质患者对某些药物产生的反应与常人不同,这种现象称为特异质反应。这种反应往往是有害的,甚至是致命的。例如,先天性缺乏葡萄糖-6-磷酸脱氢酶的患者服用伯氨喹会发生急性溶血性贫血。特异质反应发生与否与剂量无关,但反应的严重程度与剂量呈正相关。

> **集思广"议"**
>
> 请将下列服药后表现与其对应的不良反应名称连接起来,以小组为单位互相检查对错,并对相关错误展开讨论。
>
> | 服用感冒药后打瞌睡 | 毒性反应 |
> | 服用大剂量镇静催眠药导致呼吸衰竭 | 后遗效应 |
> | 服用镇静催眠药后第二天还昏昏沉沉 | 停药反应 |
> | 突然停用降压药后血压回升 | 继发反应 |
> | 使用抗生素后导致二重感染 | 变态反应 |
> | 花粉过敏 | 副作用 |

> **医药前沿**
>
> ### 《国家药品不良反应监测年度报告（2022年）》发布
>
> 2023年3月24日,国家药品不良反应监测中心发布《国家药品不良反应监测年度报告（2022年）》（以下简称《报告》）。《报告》指出,2022年,国家药品不良反应监测中心在国家药品监督管理局的领导下,扎实开展药品不良反应监测评价工作,监测评价体系逐步健全,法规制度日趋完善,报告数量和质量稳步提升,监测评价手段和方法更加成熟,各项工作取得明显成效。
>
> 2022年,全国药品不良反应监测网络收到药品不良反应/事件报告表202.3万份。其中,新的和严重药品不良反应/事件报告64.2万份,占同期报告总数的31.7%；严重药品不良反应/事件报告26.4万份,占同期报告总数的13.0%。经过各方努力,持有人、经营企业、医疗机构报告药品不良反应的积极性已经逐步提高,我国药品不良反应报

告数量稳步增长。新的和严重药品不良反应报告，尤其是严重药品不良反应报告数量多了，并非说明药品安全水平下降，而是意味着监管部门掌握的信息越来越全面，对药品的风险更加了解，对药品的评价更加有依据，监管决策更加准确。同样，在医疗实践中，能及时了解药品不良反应发生的表现、程度，并最大限度地加以避免，也是保证患者用药安全的重要措施。

与 2021 年相比，2022 年药品不良反应/事件报告情况未出现显著变化。从不良反应涉及的患者年龄来看，14 岁及以下儿童患者占比再次出现下降，总体安全性依然良好；65 岁及以上老年患者占比仍然保持升高趋势，提示临床应持续加强对老年患者的安全用药管理。从化学药品类别上看，抗感染药报告数量仍居首位，占比继续保持下降趋势；肿瘤用药占比持续升高，其严重报告构成比居首位，提示临床应始终关注该类药品的风险。

《报告》还指出，根据 2022 年药品不良反应监测数据和分析评价结果，国家药品监督管理局对发现存在安全隐患的药品及时采取相应风险控制措施，以保障公众用药安全：发布注销莲必治注射液药品注册证书的公告；发布西咪替丁注射制剂、小儿化痰止咳制剂、甲氨蝶呤口服制剂等药品说明书修订公告共 24 期，增加或完善 33 个（类）品种说明书中的警示语、不良反应、注意事项、禁忌等安全性信息；发布《药物警戒快讯》12 期，报道国外药品安全信息 48 条。

（资料来源：国家药品监督管理局药品评价中心官网，有改动）

二、药物的构效关系和量效关系

（一）药物的构效关系

许多药物药理作用的特异性与其特异的化学结构有密切关系，这一关系称为构效关系。一般来说，结构类似的药物能与同一受体或酶结合，产生相似作用或相反作用。下面以吗啡与它的衍生物（可待因和烯丙吗啡）为例来进行解释：吗啡与其衍生物的基本结构相似，如图 1-1 所示。可待因与吗啡一样，具有镇痛作用；而烯丙吗啡却为吗啡拮抗剂，如表 1-1 所示。

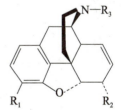

图 1-1 吗啡及其衍生物的基本结构

表 1-1 吗啡及其衍生物的结构和作用

药物	结构			作用
	R_1	R_2	R_3	
吗啡	OH	OH	CH_3	镇痛
可待因	OCH_3	OH	CH_3	镇痛、止咳
烯丙吗啡	OH	OH	$CH_2CH=CH_2$	吗啡拮抗剂

还有的药物，虽然结构式相同，但旋光异构体不同，它们的药理作用可能完全不同。例如，奎宁为左旋体，具有抗疟疾的作用；而其右旋体奎尼丁则具有抗心律失常的作用。因此，了解构效关系不仅有助于理解药物作用的性质和机制，而且能够促进定向合成新药。

（二）药物的量效关系

药物的量效关系即药物剂量与效应之间的关系，是指在一定的剂量范围内，药物效应的强弱与药物剂量大小或浓度高低的关系。通过对药物量效关系的分析，可以掌握药物剂量与效应之间的规律，为临床安全合理用药提供科学依据。

药物的量效关系可以用量效曲线表示。量效曲线是指以药物的效应强度为纵坐标，以药物的剂量或浓度为横坐标作图，表示量效关系的曲线，亦称剂量-效应曲线。根据所观察的药理效应指标的不同，可分为量反应型量效曲线和质反应型量效曲线。

1. 量反应型量效曲线

药理效应的强弱随剂量的增减而连续变化，可用具体数量或最大效应的百分率表示者，称为量反应，如血压的升降、血糖浓度的高低、心率的快慢、尿量的多少等。以药物剂量或浓度为横坐标，以效应强度为纵坐标作图，得到的先陡后平的量效曲线称为量反应型量效曲线，如图 1-2（a）所示。若把药物剂量转换为对数值来作图，则得到典型对称的 S 形量效曲线，如图 1-2（b）所示。从量反应型量效曲线可以看出阈剂量（阈浓度）、药物的最大效应（E_{max}）、半数有效量（ED_{50}）和效价强度，可用于同类药物之间进行比较。

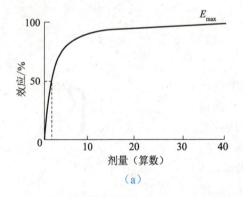
（a）

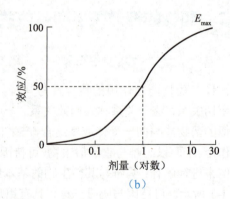
（b）

图 1-2　量反应型量效曲线

2. 质反应型量效曲线

药理效应不随药物剂量或浓度的增减呈现连续性量的变化，而是表现为反应性质的变化，称为质反应。质反应以阳性或阴性的方式表现，如死亡与存活、惊厥与不惊厥等，结果以反应的阳性百分率或阴性百分率来表示，其研究对象为一个群体。以阳性反应发生频数（反应数）为纵坐标、对数剂量为横坐标作图，可得到对称的钟形质反应型量效曲线（正态分布曲线）；当纵坐标为累加阳性发生频率时，其曲线也呈典型对称的 S 形曲线，如图 1-3 所示。通过质反应型量效曲线，可得到反映治疗效应和毒理效应的重要数据，如半数有效量（ED_{50}）和半数致死量（LD_{50}）。

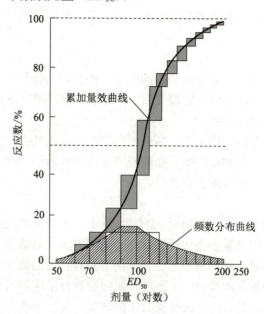

图1-3　质反应的频数分布曲线和累加量效曲线

（三）量效曲线的意义

1. 依据量效关系划分剂量

量效曲线表明，剂量大小是决定药物效应强度的重要因素。按照药物效应强度，剂量可分为以下几种。

（1）无效量

无效量是指药物剂量过小，在体内达不到有效浓度，不能引起药理效应的剂量。

（2）最小有效量

最小有效量是指能引起药理效应的最小药物剂量，亦称阈剂量。

（3）极量

极量是指能引起最大药理效应而不至于中毒的剂量，又称最大治疗量。极量是允许使用的最大剂量，即安全剂量的极限，超过极量就有中毒的危险。除特殊需要时，一般不采用极量。

（4）有效量

有效量是指介于最小有效量与极量之间，可引起药理效应而不会引起毒性反应的剂量，又称治疗量。在治疗量中，大于最小有效量而小于极量、疗效显著而安全的剂量，为临床常用量。

（5）最小中毒量和中毒量

最小中毒量是指能引起毒性反应的最小剂量。介于最小中毒量和最小致死量之间的剂量为中毒量。一般将最小有效量与最小中毒量之间的剂量范围称为安全范围（又称治疗作用宽度），该范围越大，用药越安全。

(6) 最小致死量和致死量

最小致死量是指能引起死亡的最小剂量。大于最小致死量的剂量则为致死量。

2. 比较药物的效能和效价强度

(1) 效能

药物所能产生的最大效应称为该药物的效能。通常，药物剂量（或血药浓度）增加，效应强度相应增加，当效应达到一定程度后，不再继续随剂量（或血药浓度）的增加而增强，这一药理效应极限即为效能。

效能反映了药物内在活性的大小，高效能药物的内在活性大，它能产生的最大效应是低效能药物无法产生的。例如，吗啡是高效能镇痛药，可用于治疗剧痛；阿司匹林是低效能镇痛药，对钝痛有效，但对剧痛效果差。

(2) 效价强度

效价强度是指达到某一效应所需要的剂量，用于作用性质相同的药物之间等效剂量的比较。达到同等效应所用剂量小者效价强度高，所用剂量大者效价强度低。

效能和效价强度反映了药物的不同性质，两者具有不同的临床意义，可用于评价性质相同的药物中不同品种的作用特点。下面以利尿药的每日尿排钠量为效应指标来比较两者的不同：从图1-4中可以看出，引起等量的尿排钠量，氢氯噻嗪所需的剂量较呋塞米小，说明氢氯噻嗪的效价强度比呋塞米高，但呋塞米的效能远大于氢氯噻嗪。所以，重症水肿患者宜选用高效能的呋塞米，而不是效价强度高的氢氯噻嗪。

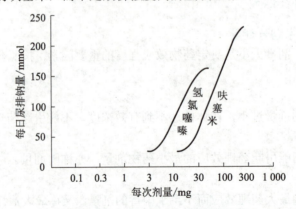

图1-4 利尿药效价强度与效能的比较

3. 反映药物的效应和毒性

药物的半数有效量和半数致死量可用于评价药物的效应和毒性。

(1) 半数有效量

半数有效量（ED_{50}）是指能引起50%阳性反应（质反应）或50%最大效应（量反应）的药物剂量。半数有效量（ED_{50}）和95%有效量（ED_{95}），可反映药物的治疗效应。

(2) 半数致死量

半数致死量（LD_{50}）是指能引起半数动物死亡的药物剂量。半数致死量（LD_{50}）和5%致死量（LD_5），可反映药物的毒性。

药物效应和毒性的量效曲线如图1-5所示。

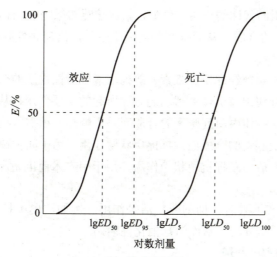

LD_{100} —绝对致死量。

图 1-5　药物效应和毒性的量效曲线

4. 评价药物的安全性

治疗指数（TI）是指药物的半数致死量（LD_{50}）与半数有效量（ED_{50}）的比值。治疗指数是衡量药物安全性的重要指标。通常，治疗指数愈大的药物，安全性愈高；反之，安全性愈低。不过，这仅适于评价治疗效应和致死效应量效曲线相平行的药物。对于两条曲线不平行的药物，还应适当参考1%致死量（LD_1）和99%有效量（ED_{99}）的比值，或5%致死量（LD_5）和95%有效量（ED_{95}）之间的距离。

三、药物的作用机制

药物的作用机制是药效学研究的重要内容之一，即研究药物为什么起作用和如何起作用。学习和掌握药物的作用机制，不仅有助于了解药物治疗作用和不良反应的本质，而且可为临床合理用药，开发新药，深入认识机体内在的生理、生化或病理过程提供一定的帮助。

（一）药物作用的非受体途径

1. 改变细胞周围环境的理化性质

有些药物可通过改变细胞周围环境的理化性质而发挥作用。例如，抢救巴比妥类药物（酸性药物）中毒的患者时，可让中毒者口服碳酸氢钠以碱化尿液，从而减少巴比妥类药物在肾小管的重吸收，促进药物经尿排泄；静脉注射甘露醇高渗溶液，可提高血浆渗透压，使组织间液的水分向血浆转移，从而降低颅内压。

2. 参与或干扰机体的代谢过程

有些药物可通过补充机体的代谢物质而治疗相应的缺乏症。例如，缺铁性贫血是体内铁含量不足导致血红蛋白合成减少而引起的，因此铁剂可治疗缺铁性贫血。

有些药物的化学结构与正常的代谢物质相似，但参与代谢过程时不能引起正常的生理效应，因此有抑制或阻断代谢的作用。例如，氟尿嘧啶与尿嘧啶结构相似而无尿嘧啶的生理作用，可阻断 DNA 的合成，从而抑制肿瘤细胞生长，治疗恶性肿瘤。

3. 影响自体活性物质

有些药物可通过影响神经递质、激素、前列腺素等活性物质的合成、释放或转运，进而影响这些物质在维持和调节机体生理功能方面所起的重要作用，从而发挥药理作用。例如，阿司匹林可通过抑制体内前列腺素的合成而发挥解热、镇痛、抗炎和抗风湿作用；小剂量碘可通过促进甲状腺素的合成而发挥促甲状腺作用，用于防治碘缺乏病；大剂量碘可通过抑制甲状腺素的释放而发挥抗甲状腺作用，用于甲亢术前准备和甲状腺危象的抢救。

4. 影响酶的活性

有些药物可对酶产生激活、抑制或复活等作用。例如，奥美拉唑可通过抑制胃黏膜 H^+-K^+-ATP 酶而抑制胃酸分泌，从而治疗消化性溃疡。

5. 影响细胞膜的离子通道

细胞膜上的离子通道能选择性地进行物质转运，有些药物可直接作用于离子通道，改变其构象，使其开放或关闭，进而影响细胞膜的转运功能。例如，奎尼丁可通过阻滞钠通道治疗心律失常，硝苯地平可通过阻滞血管平滑肌的钙通道治疗高血压。

6. 影响免疫功能

除免疫血清和疫苗外，免疫增强药和免疫抑制药可通过影响免疫机制而发挥疗效。例如，环孢霉素能选择性抑制 T 细胞的增殖与分化，具有抗排异作用；白细胞介素-2 能诱导 B 细胞、T 辅助细胞和杀伤性 T 细胞的增殖与分化，具有增强免疫的作用。

（二）药物作用的受体途径

1. 受体的概念

受体是指存在于细胞膜上或细胞内，能识别并特异性地与配体（能与受体特异性结合的物质）结合，通过信息传递引起特定生物效应的大分子物质。配体有内源性配体和外源性配体两种，前者包括神经递质、激素、自体活性物质等；后者是指与内源性配体具有相同或相似化学结构的药物、毒物等。

2. 受体的特性

（1）敏感性

受体只需要与微量的配体结合就能产生显著的效应。

（2）特异性

一种受体只与它的特定配体结合，产生特异的生物效应。

（3）饱和性

受体数目有限，因此它与配体的结合具有饱和性。

（4）多样性

同一受体可广泛分布到不同的细胞而产生不同的效应。

（5）可逆性

受体既可以与配体特异性结合，也可从配体-受体结合物中解离出来，还可被其他特异性配体置换。

3. 作用于受体的药物分类

药物与受体结合产生效应，必须具备两种特性：一是药物与受体相结合的能力，即亲和力；二是药物与受体结合后，激活受体产生效应的能力，即效应力，也称内在活性。当两种药物的亲和力相等时，其效应强弱取决于内在活性的强弱；当两种药物的内在活性相等时，效应强弱则取决于亲和力的大小。根据内在活性的不同，可将作用于受体的药物分为激动药和拮抗药两类。

（1）激动药

激动药是指既有较强的亲和力，又有较强内在活性的药物，能与受体结合并激动受体产生效应。根据激动药内在活性的大小，可将其分为完全激动药和部分激动药。

完全激动药是指与受体结合后可产生较强的激动效应的药物。例如，肾上腺素是β受体的完全激动药。

部分激动药是指与受体有一定的亲和力，但内在活性较弱的药物。其与受体结合后只能产生较弱的效应，即使浓度增加，也不能达到完全激动药那样的最大效应；此外，其因占据受体而能拮抗其他激动药的部分效应，表现为部分阻滞作用。例如，喷他佐辛可引起较弱的镇痛效应，但与吗啡合用时，可对抗吗啡镇痛效应的发挥。

（2）拮抗药

拮抗药是指与受体有较强的亲和力，但缺乏内在活性的药物。例如，普萘洛尔能与β受体结合，从而阻滞肾上腺素与β受体结合，呈现拮抗肾上腺素的作用。拮抗药又可分为竞争性拮抗药和非竞争性拮抗药。

竞争性拮抗药与受体的结合可逆，可与激动药竞争相同的受体。竞争性拮抗药与激动药合用时产生的效应取决于两者的浓度和亲和力。随着激动药的剂量增大，竞争性拮抗药能使激动药的量效曲线平行右移，但最大效应不变。

非竞争性拮抗药与受体结合牢固且不可逆，从而使激动药的亲和力和内在活性降低。非竞争性拮抗药可使激动药的量效曲线右移，且最大效应逐渐降低。

4. 受体的调节

在生理、病理或药理等因素的影响下，受体在数目、亲和力和效应力方面的变化称为受体的调节。

（1）向上调节

受体数目增多，亲和力增强或效应力增强，称为向上调节。向上调节的受体对再次用药非常敏感，药物效应增强，此现象称为受体超敏。例如，长期应用β受体阻滞药可使β受体向上调节，一旦突然停药，因β受体数目增多，可对体内的递质去甲肾上腺素产生强烈的反应，引起心动过速、心律失常或心肌梗死。

（2）向下调节

受体数目减少，亲和力降低或效应力减弱，称为向下调节。向下调节的受体对再次用药反应迟缓，药物效应减弱，此现象称为受体脱敏。受体脱敏可因多次使用受体激动药引起，是产生耐受性的原因之一。

5. 基于药物与受体相互作用的用药原则

作用于同一受体的激动药不应合用；作用于同一受体的激动药与拮抗药，需要根据用药目的具体分析能否合用；当激动药引起不良反应时，可以用作用于同一受体的拮抗药消除其不良反应，例如，可以用酚妥拉明拮抗去甲肾上腺素的不良反应。

 探索二 药物代谢动力学

药物代谢动力学（简称"药动学"）通过研究药物的体内过程，并运用数学原理和方法阐述药物在体内的动态变化规律，为临床合理用药提供依据。药动学研究的内容主要包括药物的体内过程和药物在体内的含量随时间变化的规律。

一、药物的跨膜转运

药物跨膜转运是指药物在吸收、分布、生物转化和排泄时多次穿越生物膜的过程。生物膜的结构以液态的脂质双分子层为基架，其间镶嵌着不同生理功能的蛋白质。脂质分子以磷脂居多，并赋予细胞膜一定的流动性和通透性，有利于脂溶性药物通过。蛋白质分子组装成物质载体和离子通道，物质载体参与某些药物的跨膜转运，离子通道则是某些药物作用的靶位。

药物的跨膜转运方式主要有被动转运和主动转运两种。

（一）被动转运

被动转运是指药物分子顺着生物膜两侧的浓度差，从高浓度一侧向低浓度一侧转运，又称顺梯度转运。被动转运不消耗能量，其转运速度与膜两侧的浓度差成正比，浓度差越大，转运速度越快。膜两侧药物浓度达到动态平衡时，转运相对停止。被动转运又包括简单扩散、滤过和易化扩散三种类型。

1. 简单扩散

简单扩散，又称脂溶性扩散，是指脂溶性药物分子直接溶于生物膜的脂质层而透过生物膜的一种转运方式，是大多数药物的跨膜转运方式。

简单扩散的扩散速度一方面取决于膜的性质、面积及膜两侧的浓度梯度，另一方面则与药物的性质有关，相对分子质量小、脂溶性高、极性小（不易离子化）的药物较易通过生物膜。大多数药物呈弱酸性或弱碱性，在体液中都有一定程度的解离，以解离型和非解离型存在。非解离型药物极性小、脂溶性高，易跨膜转运；而解离型药物极性大、脂溶性低，不易跨膜转运。

一般来说，弱酸性药物在酸性体液中主要以非解离型存在，易跨膜转运，而在碱性体液中主要以解离型存在，不易通过生物膜；弱碱性药物在碱性体液中易跨膜转运，而在酸性体液中不易通过生物膜；强酸、强碱和极性大的药物在生理 pH 值范围内全部解离，难以跨膜转运。改变体液环境的 pH 值可以明显影响药物的离子化程度，进而影响其跨膜转运。例如，碱化尿液可使酸性药物的解离度增大，减少其在肾小管和集合管的重吸收，因此可用于加速酸性药物中毒时的排泄。

2. 滤过

滤过，又称膜孔扩散、水溶性扩散，是水溶性药物通过生物膜孔转运的一种方式。毛细血管壁的膜孔较大，多数药物可以通过；肾小球的膜孔更大，大多数药物及代谢产物可经肾小球滤过而排泄。但多数细胞膜的膜孔较小，只有小分子药物可以通过。

3. 易化扩散

易化扩散指某些药物依赖生物膜上的特定载体通过生物膜的一种顺梯度转运方式，又称载体转运。其特点如下：① 不耗能，但需要载体，且载体具有高度特异性；② 有竞争性抑制现象，即两种药物由同一载体转运时，药物之间可出现竞争性抑制；③ 有饱和限速现象，即作为载体的通透酶或离子通道的转运能力有限，当药物浓度过高时，将出现饱和限速现象。葡萄糖、氨基酸和核苷酸等都通过此种方式转运。

（二）主动转运

主动转运是指药物依赖细胞膜上的特异性载体，逆浓度差耗能跨膜的一种转运方式，主要存在于神经元、肾小管和肝细胞内，去甲肾上腺素能神经末梢对去甲肾上腺素的再摄取过程就属于主动转运。主动转运的特点如下：① 消耗能量；② 需要载体；③ 有饱和现象；④ 有竞争性抑制现象。

二、药物的体内过程

药物自进入机体到从机体消除的全过程称为体内过程。药物的体内过程一般包括药物的吸收、分布、生物转化和排泄，如图1-6所示。

药物在体内的代谢过程

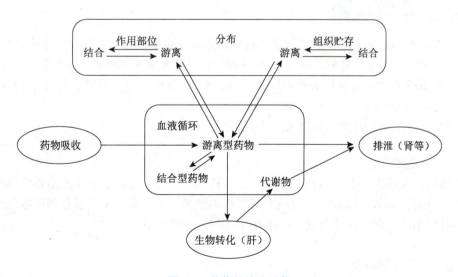

图1-6 药物的体内过程

（一）药物的吸收

药物的吸收是指药物从给药部位进入血液循环的过程。药物吸收的快慢和多少直接影响药物起效的快慢和作用强弱。药物吸收的快慢和多少受多种因素影响，但主要受给药途径、药物的理化性质及吸收环境的影响，下面以给药途径为例进行说明。

1. 消化道给药

（1）口服给药

口服给药是最常用的给药途径，大多数药物口服后在胃肠道内是以简单扩散的方式被吸收的。其吸收过程如下：药物分子先通过胃肠道黏膜进入毛细血管，然后经肝门静脉进入肝脏，最后进入体循环。小肠是口服药物吸收的主要部位。

有些药物在从胃肠道进入肠壁细胞和经门静脉系统首次通过肝脏时，部分被代谢灭活，使进入体循环的有效药量减少，这种现象称为首过消除，也称首关代谢或首关效应。

首过消除高的药物生物利用度低，要达到治疗浓度，必须加大剂量；而加大剂量又会增加体内的代谢产物，可能出现代谢产物的毒性反应。因此，在考虑通过加大剂量来增加首过消除高的药物的治疗浓度时，应先了解其代谢产物的毒性反应和消除过程。若不可行，则最好采用非口服给药途径。

口服给药的优点如下：应用方便、经济、安全，适用于大多数患者和药物。缺点如下：① 吸收较慢且不规则，个体差异大，不适用于急救；② 不适用于不合作的患者、昏迷的患者、反复剧烈呕吐的患者、首过消除高的药物和对胃肠道刺激强的药物等。

（2）舌下给药

舌下给药是指将药物含于舌下，通过舌下丰富的毛细血管迅速吸收。优点如下：① 药物吸收较快、效果明显，应用方便；② 可避免首过消除。缺点如下：吸收面积小，只适用于脂溶性高、给药量少的药物，如硝酸甘油等。

> **集思广"议"**
>
> 患者，男，60岁，近3个月来常于较重体力活动后出现短暂左胸前区疼痛并伴左前臂内侧酸麻，休息后可缓解，近1周症状加重。患者有高血压病史10余年，一直坚持服用抗高血压药。经检查诊断为心绞痛（稳定型）。医嘱：避免劳累，硝酸甘油（舌下含服），24 h心电监护。
>
> 医生为什么强调硝酸甘油要舌下含服？

（3）直肠给药

直肠给药是指通过肛门将药物（栓剂或溶液剂）送入肠管，通过直肠黏膜的迅速吸收进入体循环发挥药效，以治疗全身或局部疾病的给药方法。药物从直肠黏膜吸收起效快，可避免首过消除，但给药不方便，主要用于不能口服的患者。

2. 注射给药

（1）皮下注射给药

皮下注射是指将药物注入皮下组织，使药物通过皮下毛细血管吸收。皮下注射吸收较快且完全，但注射量有限，一般以 1～2 mL/次为宜，主要适用于水溶性制剂，刺激性强的药物不宜皮下注射。

（2）肌内注射给药

肌内注射是指将药物注入肌肉组织中，使药物通过肌内毛细血管吸收进入血液循环。肌内注射以 1～5 mL/次为宜，水溶液、混悬液、油溶液制剂等均可采用肌内注射。

（3）静脉注射和静脉滴注给药

静脉注射和静脉滴注是指将药液直接注入血管。这两种给药方式没有吸收过程，药物能迅速且准确地直接进入体循环而立即起效，特别适用于危重病症的急救治疗，但危险性较大，如用药不慎易致严重不良后果，所以对药物的剂型、配伍用药和给药速度等均有严格的要求。

此外，药物的吸收速率还与注射部位的血流量和药物的剂型有关。例如，肌肉组织的血流量明显多于皮下组织，故肌内注射比皮下注射吸收快。水溶液吸收迅速；油剂和混悬剂吸收慢，但可在注射局部形成小型储库，作用持久。

3. 吸入给药

吸入给药是指药物（气体、挥发性液体和气雾剂等）经鼻、口吸入，再经肺泡吸收进入血液循环。由于肺泡表面积大、血流丰富，故药物吸收极其迅速，但该给药途径可致呼吸道刺激等不良反应。

4. 皮肤和黏膜给药

一般情况下，完整的皮肤吸收能力较差，外用药物主要发挥局部作用。例如，膏剂可通过皮肤给药治疗局部肌肉和关节疼痛。但如果在制剂中加入促皮吸收剂（如氮酮）制成贴皮剂（如硝酸甘油透皮贴剂），可促进药物透皮吸收而发挥全身作用。黏膜给药除前述的舌下、直肠给药外，还有鼻腔黏膜给药。

（二）药物的分布

药物的分布是指药物随血液循环转运至机体各组织器官的过程。多数药物在体内的分布是不均匀的，存在明显的选择性，其影响因素主要有以下几个方面。

1. 药物与血浆蛋白的结合程度

大多数药物进入血液后可与血浆蛋白发生不同程度的可逆性结合，呈现出以下特点。

（1）结合型药物暂时失去活性

药物以结合型和游离型两种形式存在于血浆中，但只有游离型药物才能通过毛细血管到达组织细胞发挥作用。结合型药物相对分子质量大，不能通过生物膜进行跨膜转运，会暂时失去药理活性而不被代谢和排泄，成为药物在血液中的一种暂时贮存形式。当血浆中游离型药物的浓度随其分布和消除降低时，结合型药物可释放出游离型药物。因此，结合与游离两个过程保持着动态平衡。

（2）有竞争置换现象

药物与血浆蛋白的结合是非特异性的，两种或两种以上的药物可竞争性地与同一蛋白结合而发生置换现象，被置换出来的游离型药物浓度增高，药效或毒性随之增强。

（3）具有饱和性

药物与血浆蛋白的结合具有饱和性，当药物浓度过高时，与血浆蛋白的结合达到饱和，会使游离型药物浓度突然增高，药效增强或毒性增大。

2. 药物的理化性质和体液的 pH 值

药物的分子量、脂溶性和极性等理化性质均影响药物的分布。例如，脂溶性或水溶性小分子药物易透过毛细血管进入组织，而水溶性大分子或解离型药物难以透过血管壁进入组织。

各种体液的 pH 值不同，导致药物在体内分布不均匀。在生理情况下，细胞内液的 pH 值约为 7.0，细胞外液的 pH 值约为 7.4，所以弱碱性药物在细胞内的浓度略高于细胞外，弱酸性药物在细胞外的浓度略高于细胞内。提高体液的 pH 值，可促进细胞内的弱酸性药物向细胞外转运或弱碱性药物向细胞内转运。例如，弱酸性药物（如苯巴比妥）中毒时，使用碳酸氢钠碱化血液和尿液，既可促进药物由组织细胞向血液中转运，又可使肾小管对药物的重吸收减少，加速药物随尿液排出。

3. 药物与组织的亲和力

有些药物对某些组织具有特殊的亲和力，使其在该组织中的浓度明显高于其他组织，这种特殊的亲和力是药物作用部位具有选择性的重要原因。例如，碘主要分布在甲状腺组织中，链霉素主要分布在细胞外液，克林霉素则在骨髓中浓度较高。

4. 组织器官的血流量

药物吸收后可通过血液循环输送至全身各组织器官，但人体各组织器官的血流量是不均匀的，所以药物首先到达血流量大的组织器官（如心、脑、肝、肾和肺等），再向血流量小的组织器官（如皮肤和脂肪等）分布。例如，硫喷妥钠静脉注射后，首先在血流量丰富的脑中迅速发挥麻醉效应，然后向体内血流较少但脂溶性更强的脂肪组织转移。这种现象称为药物在体内的再分布。

5. 特殊屏障

药物在血液与组织器官之间转运时所受到的阻碍称为屏障。可影响药物分布的屏障主要有以下几种。

（1）血-脑屏障

脑是血流量较大的器官，但药物在其中的浓度较低，原因就是有血-脑屏障存在。血-脑屏障是血液与脑细胞、血液与脑脊液及脑组织与脑脊液之间隔膜的总称。血-脑屏障对药物具有选择通透性，可阻止许多分子量较大的药物，以及水溶性和解离型药物通过。因此，治疗脑内疾病时，应选择易通过血-脑屏障的药物。

（2）胎盘屏障

胎盘屏障是指由胎盘将母体与胎儿血液隔离的屏障。其通透性与一般的生物膜无明显区别，对药物不具有选择通透性，几乎所有的药物均可通过胎盘屏障进入胎儿体内。有些药物可能会影响胎儿发育，甚至引起畸胎，故妊娠期间应慎用药物，以防胎儿中毒或畸形。

(三)药物的代谢

药物的代谢是指药物在体内发生化学结构改变的过程,也称生物转化。参与药物代谢的器官主要是肝脏,其次是肠、肾、肺和血浆等。药物生物转化后,其生物活性有两种变化:① 灭活(大多数),即有药理活性的药物经转化变为无药理活性的代谢物;② 活化(少数),即无药理活性或药理活性较低的药物经转化变为有药理活性的药物,或无毒或毒性小的药物经转化变为毒性大的药物。

1. 药物代谢的方式

药物在体内的生物转化方式有氧化、还原、水解和结合,其转化步骤常分为两相进行。

(1) Ⅰ相反应

Ⅰ相反应指氧化、还原和水解反应,是指机体向原形药物分子中加入或从原形药物分子中去除某个极性基团的过程,如加入或去除—OH、—COOH、—NH_2、—SH 或—CH_3 等。这类化学反应可使大部分有药理活性的药物转化为无药理活性的代谢物。

(2) Ⅱ相反应

Ⅱ相反应是指结合反应。经Ⅰ相反应的代谢物或某些原形药物,可与体内的葡萄糖醛酸、甘氨酸、硫酸盐和乙酰基等内源性物质在相应基团转移酶的催化下进行结合反应。结合后的产物药理活性降低或消失,水溶性和极性增强,易经肾脏排泄。

2. 药物代谢酶

(1) 专一性酶

专一性酶是指具有高度特异性,只能催化具有特定化学结构基团的一种或一类药物分子的酶。其主要存在于血浆、细胞质和线粒体中,常见的有胆碱酯酶、黄嘌呤氧化酶和乙酰转移酶等。

(2) 非专一性酶

非专一性酶即非特异性酶,是指存在于肝细胞微粒体的混合功能氧化酶系统,简称"肝药酶"或"药酶"。其主要的氧化酶为细胞色素 P450 酶系,这是肝内促进药物代谢的主要酶系统,可转化数百种化合物,主要具有以下特点:① 专一性低,能转化多种药物;② 个体差异较大,酶的活性和数量受遗传、年龄及疾病等多种因素的影响;③ 酶的活性有限;④ 某些药物可对酶的活性产生影响,表现为增强或抑制肝药酶的活性。

3. 药酶诱导剂与药酶抑制剂

某些药物可改变药酶的活性,影响该药本身及其他药物经药酶代谢的速度,进而影响药物的疗效。

(1) 药酶诱导剂

凡能增强药酶活性或增加药酶生成的药物称为药酶诱导剂,如苯巴比妥、苯妥英钠和利福平等。

(2) 药酶抑制剂

凡能减弱药酶活性或减少药酶生成的药物称为药酶抑制剂,如氯霉素、西咪替丁和异烟肼等。

（四）药物的排泄

药物原形及其代谢产物经排泄器官或分泌器官排出体外的过程称为药物的排泄。

药物的排泄与药效、药效维持时间及毒副作用等密切相关。例如，当药物的排泄速度增大时，血中药物量减少，药效降低，以致不能产生药效；受药物相互作用或疾病等因素影响，排泄速度降低时，血中药物量增大，此时如不调整剂量，往往会产生副作用，甚至出现中毒。

多数药物主要经肾排泄，有的也经胆道、乳腺、汗腺和肠道等排泄，挥发性药物和气体药物可从呼吸道排出。

1. 肾排泄

肾是药物排泄的主要器官，其排泄药物与以下三个过程有关。

（1）肾小球滤过

肾小球毛细血管基底膜的通透性较强，除血细胞、大分子物质及与血浆蛋白结合的药物外，大多数游离型药物及其代谢产物可经肾小球滤过进入肾小管管腔内。

（2）肾小管分泌

只有极少数的药物可经肾小管主动分泌排泄。肾小管上皮细胞内有两类主动分泌的转运系统，即有机酸转运系统和有机碱转运系统，分别转运弱酸性药物和弱碱性药物。当分泌机制相同的两类药物经同一载体转运时，还可发生竞争性抑制。例如，丙磺舒可抑制青霉素的主动分泌，使后者血药浓度增高，排泄减慢，作用时间延长，药效增强。

（3）肾小管重吸收

进入肾小管管腔内的药物中，脂溶性高、非解离型药物及其代谢产物又可经肾小管上皮细胞以脂溶性扩散的方式被动重吸收入血液。此时，若改变尿液的 pH 值，则可影响药物的解离度，从而改变药物的重吸收程度。例如，苯巴比妥、水杨酸等弱酸性药物中毒时，碱化尿液可使药物的重吸收减少，排泄增加，从而达到解毒目的。

2. 胆汁排泄

药物在肝内代谢后，可生成极性大、水溶性高的代谢物，从胆道随胆汁排至十二指肠，然后随粪便排出体外。经胆汁排泄的药物，其在胆道内的血药浓度高，可用于治疗胆道疾病。例如，红霉素和四环素等抗菌药物可用于治疗胆道感染。

有些药物经胆汁排泄后，可在小肠再次被吸收，经肝脏进入血液循环，药物在肝脏、胆汁和小肠间的这种循环称为肝肠循环。肝肠循环多的药物半衰期长，药效持久，如洋地黄毒苷和地高辛等。

3. 乳汁排泄

乳汁呈弱酸性且含脂质多，脂溶性高的药物和弱碱性药物（如吗啡和阿托品等）可自乳汁排出，故哺乳期妇女应慎重用药，以免对婴幼儿产生不良影响。

4. 其他

有些药物还可经唾液、汗液和泪液等排出，挥发性药物和全身麻醉药可通过肺呼气排出体外。

项目一 药理学基础理论

医药先锋

刘昌孝：不忘初心，矢志不移，深研"药动"六十载

刘昌孝，中国工程院院士，药理学家，药代动力学家。

青年时代，刘昌孝院士的理想就是做对社会有用的栋梁之才，成就一番大事业。风华正茂的大学时代，他热爱中药和传承，选择了医学院的药学学科，毕业后致力于药代动力学研究，六十年如一日，不改初心，不负使命。

这位被尊称为中国"药代动力学巨擘"的科学家，一生最斐然的业绩是药代动力学的"五个第一"：1968年，建立起我国第一个药代动力学实验室，并于1975年率先将药代动力学用于新药评价；1980年，出版了国内第一本药代动力学专著《药代动力学》，在已鉴定的药代程序中提出模型优化和数据批处理方案，使之应用遍及国内数百个单位；1995年，建立了国内第一个部级药代动力学重点实验室；2003年，建立了国内第一个省部共建国家药代动力学重点实验室，同年当选为中国工程院院士，成为中国药代动力学的学科开拓者和学科带头人、药代动力学当之无愧的"开山鼻祖"。

除上述五个"第一"外，刘昌孝院士还先后承担了包括863、973、国家科技攻关、国家新药基金项目和国家自然科学基金重点项目等在内的50多项国家和省部级重大研究项目，带领团队完成近150种新药的药代动力学研究，获得国际、国家和省部级科技成果奖励40余项，在国内外发表论文400多篇，出版中英文学术专著18本。其个人担任的职务、获得的荣誉称号更是不计其数。

但是，刘昌孝院士的注意力从未在此停留过。他认为，成绩只代表过去，荣誉不过是一场走秀。耄耋之年，刘昌孝院士依然担当重任，厚积薄发，活跃在医药研究的大舞台，他所提出的中药药代标志物概念和中药质量标志物理论，整体引领了中药高质量的研究开发，对人类健康做出了突出贡献，获得了"中药药代动力学和质量研究的终身成就奖""循证中医药终身成就奖"。

刘昌孝院士已在药学殿堂奋斗了六十多个春秋。在这漫漫求索历程中，他始终不忘初心，矢志不移，荣辱起伏甘做"草根"，为中国的药学事业砥砺前行！

（资料来源：人民网，有改动）

三、体内药量变化的时间过程

（一）血药浓度变化的时间过程

药物在体内的吸收、分布、生物转化和排泄，是一个连续变化的动态过程，其与药物作用起始的快慢、维持时间的长短、药物的治疗作用或毒副反应密切相关。药动学重要参数的计算，能够反映血药浓度随着时间变化的动态规律，对指导临床合理用药有重要的意义。

1. 药时曲线及其意义

血药浓度-时间曲线是指给药后，在不同时间采集血样并测定其药物浓度，以血药浓度为纵坐标、时间为横坐标，所绘制的血药浓度随时间动态变化的曲线，简称"药时曲线"或"时量曲线"，如图1-7所示。血药浓度随时间变化的规律称为时量关系。若以药物效应为纵坐标，则为时效曲线，药物效应随时间变化的规律称为时效关系。

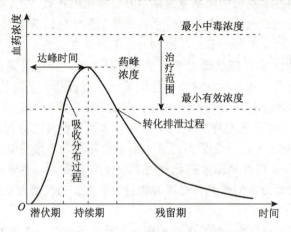

图1-7 一次口服给药的时量曲线

时量曲线的升段反映药物的吸收分布过程，此时药物的吸收速度大于消除速度，吸收快的药物升段坡度陡。曲线最高点为峰浓度（C_{max}），此时吸收速度与消除速度相等。曲线的降段反映药物消除过程，此时药物的吸收速度小于消除速度，坡度反映消除的速度。从时量曲线可得出：① 潜伏期，是指给药后到开始呈现疗效或达到有效血药浓度的时间（静脉给药一般无潜伏期）；② 达峰时间（t_{max}），是指药物在体内达到高峰浓度的时间；③ 持续期，是指药物维持最小有效血药浓度或基本疗效的持续时间；④ 残留期，是指体内药物降至最小有效浓度以下至自体内完全消除的时间；⑤ 曲线下面积（AUC），是指时量曲线下所覆盖的面积，其大小反映药物吸收的总量。

2. 药物消除动力学过程

（1）一级消除动力学

一级消除动力学是指单位时间内按恒定的比例消除药物的过程，又称恒比消除。一级消除动力学的特点有：① 药物的消除速率与血药浓度成正比；② 时量曲线下降部分在半对数坐标纸上呈直线，故又称为线性消除，如图1-8所示；③ 药物的消除半衰期（$t_{1/2}$）是恒定的，不随血药浓度的变化而变化；④ 当机体消除功能正常，用药量又未超过机体的最大消除能力时，绝大多数药物都是按一级消除动力学消除的。

（2）零级消除动力学

零级消除动力学又称恒量消除，即单位时间内药物以一个恒定的数量进行消除，与血药浓度无关。当机体消除功能下降或用药量超过机体的最大消除能力时，机体消除达饱和，此时药物按零级动力学消除，如图1-9所示。

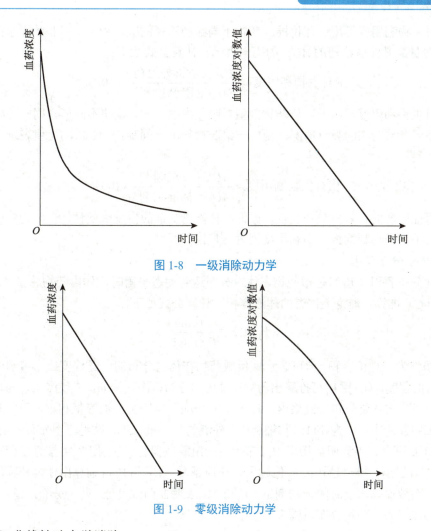

图1-8 一级消除动力学

图1-9 零级消除动力学

（3）非线性动力学消除

非线性动力学消除是指某些以主动转运或易化扩散方式转运，或者降解受酶活力限制的药物（如苯妥英钠、阿司匹林和华法林等），在小剂量时按一级消除动力学消除，而在大剂量时会出现饱和现象，按零级消除动力学消除。

（二）药物代谢动力学的基本参数

1. 生物利用度

生物利用度（F）用以描述药物吸收进入血液循环的量和速度，又称全身利用度，是评价药物制剂优劣的重要参数。颗粒大小、晶型、充填剂的紧密度、赋形剂的差异、生产工艺及给药途径等都可以影响生物利用度。其计算公式如下：

$$生物利用度F(\%) = \frac{吸收进入体循环的药量}{给药量} \times 100\%$$

根据供试制剂、标准制剂和给药途径的不同，生物利用度可分为绝对生物利用度和相对生物利用度。

绝对生物利用度可用于评价同一药物不同给药途径的吸收程度，用非血管途径给药的 AUC 与等量静脉注射给药的 AUC 的比值表示。计算公式如下：

$$绝对生物利用度 = \frac{AUC(血管外给药)}{AUC(静脉给药)} \times 100\%$$

相对生物利用度可用于评价药物剂型对吸收率的影响，反映不同厂家同一种制剂或同一厂家不同批号药物的吸收情况，用同一给药途径下不同制剂 AUC 的比值表示。计算公式如下：

$$相对生物利用度 = \frac{AUC(供试制剂)}{AUC(标准制剂)} \times 100\%$$

为保证用药的有效性和安全性，评价各种药物制剂的生物等效性，在药物的质量标准中，已有不少药物制剂将生物利用度列为质量控制标准。

2. 表观分布容积

表观分布容积（V_d）是指药物在体内分布达到动态平衡时，体内药物总量（D）按血药浓度（C）推算，理论上占有的体液容积。计算公式如下：

$$V_d(L) = \frac{D(mg)}{C(mg/L)}$$

V_d 虽然为一理论容积，但可客观地反映药物在体内分布的广泛程度或与组织中生物大分子结合的程度：① 用 V_d 可推算出药物在体内的分布范围。例如，V_d 为 5 L，与血浆容量相近，说明药物主要分布于血浆内；V_d 为 10~20 L，与细胞外液容量相近，说明药物主要分布于细胞外液中；V_d 为 40 L，与细胞内、外液的总容量相近，说明药物分布于全身体液；V_d 为 100 L 以上，则说明药物集中分布于某一组织或器官。② 用 V_d 可推算出药物的排泄速度。V_d 值越小，排泄越快；V_d 值越大，排泄越慢。③ 用 V_d 可推算出体内药物的总量或达到某一有效血药浓度时的药物剂量。V_d 值大，表明血药浓度低，药物分布广泛；V_d 值小，表明血药浓度高，药物分布范围窄。

> **医药智库**
>
> #### 人体体液的组成
>
> 人体的体液包括细胞外液和细胞内液，约占机体总质量的 60%，细胞外液和细胞内液的比例约为 1∶2。其中，细胞外液又可进一步分为血管内的血浆和血管外的组织间隙液（简称"组织液"），两者比例约为 1∶3。例如，一个体重为 70 kg 的成人，其体液约为 42 L，细胞外液约为 14 L，细胞内液约为 28 L，血浆约为 3.5 L，组织液约为 10.5 L。

3. 半衰期

（1）半衰期的概念

半衰期（$t_{1/2}$）通常指血浆半衰期，即血浆中药物浓度下降一半所需要的时间。它反映药物在体内的消除速度。多数药物按一级消除动力学方式消除，因此半衰期是一个常数，计算公式为 $t_{1/2} = 0.693/k$。式中，k 为消除速率常数。

（2）半衰期的临床意义

① 药物分类的依据：根据半衰期长短，可将药物分为短效药、中效药和长效药。

② 拟定给药间隔时间：通常给药间隔时间约为一个半衰期。所以，半衰期长，给药间隔时间长；半衰期短，给药间隔时间短。肝肾功能不全时，药物在体内的消除减慢，易发生蓄积中毒，应适当减少用药剂量或延长给药间隔时间。

③ 预测达到稳态血药浓度的时间：按恒量、恒定间隔时间给药，经 4～5 个半衰期可达到稳态血药浓度。

④ 预测药物基本消除的时间：一次给药后经 4～5 个半衰期，药物从体内消除达 96% 以上，可认为药物已基本消除。

> **病例分析**
>
> 患儿，男，5岁，受凉后出现精神萎靡、厌食、打喷嚏和流鼻涕，体温 39 ℃。给予对乙酰氨基酚 300 mg 冲服，1 h 后体温降至 37.5 ℃。
>
> 请思考：
>
> 已知对乙酰氨基酚的 $t_{1/2}$ 为 4 h，若患儿在服药 3 h 后又发热至 38.6 ℃，能否再次给予其对乙酰氨基酚退热？为什么？

4. 稳态血药浓度

血浆中的药物浓度即血药浓度。通常，药物作用强弱与血药浓度成正比，所以监测血药浓度是保障临床安全、有效用药的重要依据。为保证疗效，避免毒性反应，临床治疗常采用多次给药以维持有效血药浓度。如果以半衰期为给药间隔时间，一般经 4～5 个半衰期，从体内消除的药量和进入体内的药量相等，血药浓度维持在一个相对稳定的水平，称为稳态血药浓度（C_{ss}）。当病情危急需要迅速达到有效血药浓度时，可采用首次加倍剂量的方法（一次负荷法），使血药浓度迅速上升达到稳态血药浓度，如图 1-10 所示。例如，抗菌药物磺胺嘧啶就采用首剂量加倍的给药方法。

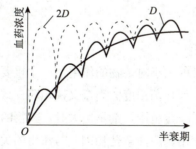

D —每个 $t_{1/2}$ 的给药量；$2D$ —首剂量加倍。

图 1-10　首剂量加倍对稳态血药浓度的影响

5. 清除率

清除率（CL）是指单位时间内从体内清除的药物表观分布容积数，即在单位时间内有多少容积体液中的药物被清除，通常指肝、肾及其他清除途径的总清除率。计算公式如下：

$$CL = k \cdot V_d \text{ 或 } CL = 0.693 V_d / t_{1/2}$$

单位是 mL/（min·kg）或 L/h。

由上面的公式可以得出，清除率与消除速率常数及表观分布容积成正比，单位时间内清除的药量等于清除率与血药浓度的乘积。每种药物均有其不受血药浓度影响的正常 CL 值，测定 CL 可反映肝、肾功能是否正常。肝、肾功能不全的患者，药物的代谢和排泄减慢，应适当调整剂量或延长用药间隔时间，以免过量蓄积而引起毒性反应。

> **医药智库**
>
> **肾清除率**
>
> 肾清除率是指单位时间内肾脏清除药物的血浆容积，它可以由尿中药物浓度和单位时间尿量的乘积与当时血浆药物浓度的比值计算。正常成人的肾清除率为 125 mL/min。若药物的肾清除率超过 125 mL/min，表示有肾小管分泌；低于 125 mL/min，表示有肾小管重吸收。但有些药物同时有两种情况存在，因此应根据具体情况具体分析。
>
> 老年人及肾功能不全患者的肾血流量、肾小球滤过率和肾小管分泌功能均明显降低，使药物的肾清除率降低，容易导致不良反应，因此应根据肾清除率调整给药方案。

探索三　影响药物作用的因素

药物的作用常受到多种因素的影响而发生量或质的变化。这些因素归纳起来包括两个方面：一是药物方面的因素，二是机体方面的因素。在临床用药时，必须考虑可能影响药物作用的各种因素，只有做到用药个体化，才能收到良好的效果。

一、药物方面的因素

（一）剂量

剂量即用药的分量。剂量的大小对药物的作用可产生重要影响。药物剂量的大小决定药物吸收后血药浓度的高低，而血药浓度的高低又决定药理效应。在一定范围内，剂量越大，药物的效应越强。但超过一定范围，剂量增大时，药物的效应也不会继续增强，反而会产生毒性反应。因此，临床用药应注意药物剂量与作用的关系，严格掌握用药剂量，切不可随意增加，特别是剧毒药。

（二）剂型

同一药物的不同制剂，可因药物在体内的吸收程度和速度（生物利用度）不同，而产生不同的药效。一般来说，液体剂型药物比固体剂型药物吸收快，固体剂型药物的吸收速度由快到慢的顺序一般为胶囊剂＞片剂＞丸剂。肌内注射时，药物吸收速度由快到慢的顺序为水溶液＞混悬剂＞油剂。即使同一药物、同一剂型，也会因药厂、批号、制备工艺和辅料的不同而影响药物的吸收和生物利用度。

（三）给药途径

不同的给药途径可直接影响药物作用的快慢和强弱，有时甚至影响药物作用的性质。一般情况下，药物的吸收速度由快到慢依次为静脉注射＞吸入＞舌下＞肌内注射＞皮下注射＞口服＞直肠给药＞皮肤、黏膜给药。给药途径不同，有时还会改变药物作用的性质，例如，硫酸镁口服具有导泻和利胆作用，肌内注射具有抗惊厥和降压作用，而外敷则具有消肿止痛作用。

（四）给药时间和次数

给药时间可以影响药物的疗效，临床用药时，需视具体药物和病情而定。一般情况下，饭前服药吸收较好，起效较快；饭后服药吸收较差，起效较慢；易受胃酸影响的药物宜饭前服用；对胃有刺激的药物宜饭后服用；催眠药宜在临睡前服用；降糖药胰岛素应在餐前注射。

> **医药智库**
>
> #### 时辰药理学
>
> 在一定时间内进行有节律的活动是生物界的一种普遍现象，人类研究最多的也最为肯定的是昼夜节律，如人的体温、血压、肾上腺皮质激素分泌及尿液排泄等的昼夜节律。同样，机体对药物的敏感性也存在昼夜间的差异。例如，洋地黄治疗心功能不全，夜间用药的敏感性比白天高数倍；糖皮质激素早晨给药，对肾上腺皮质分泌功能的抑制作用比其他时间给药要小；硝酸甘油抗心绞痛的作用是早上强、下午弱，故早晨给药更有效。这种研究昼夜节律对药物作用和体内过程影响的科学称为时辰药理学。

（五）药物相互作用

药物相互作用是指两种或多种药物同时或先后使用时，鉴于药动学或药效学的原因，改变了原有的药理效应或毒性反应。药物相互作用可产生两种结果：① 协同作用，指联合用药使药效相加或增强，例如，青霉素与链霉素合用可使抗菌谱扩大、抗菌效应增强；② 拮抗作用，指联合用药使原有药效减弱或消失，例如，胰岛素与普萘洛尔合用，胰岛素的降血糖作用减弱。

1. 药物在体外的相互作用

药物在体外的相互作用是指药物在体外配伍发生理化反应，导致药物变质、药效降低、药物失效，甚至产生毒性，也称配伍禁忌。例如，氢化可的松注射液（乙醇溶液）与氯化钾注射液（水溶液）混合时，可产生氢化可的松沉淀；庆大霉素与羧苄西林混合时，可使庆大霉素失去抗菌活性。注射剂在混合使用或大量稀释时尤易发生理化反应，因此静脉滴注时应特别注意配伍禁忌。

2. 药物在体内的相互作用

临床上应用单一药物治疗难以奏效时，常常联合应用两种或两种以上的药物，以提高疗效或减少不良反应。当两种或两种以上的药物联合使用时，不可避免地会出现药物间的相互作用，包括药动学方面的相互作用和药效学方面的相互作用。

（1）药物在药动学方面的相互作用

药动学过程包括吸收、分布、代谢和排泄四个环节。联合用药时，药物在胃肠道吸收、与血浆蛋白结合、经肝脏代谢及经肾脏排泄的过程均会受到其他药物的影响，使药物在作用部位的浓度发生改变，导致药物效应增强或减弱，作用时间缩短或延长。例如，抗酸药可减少氨苄西林的吸收；苯妥英钠可从血浆蛋白结合部位置换出华法林，使其抗凝作用增强，甚至引起出血；苯巴比妥使可的松代谢加速，作用减弱；碳酸氢钠可促进苯巴比妥从肾脏排泄，解除其毒性。

（2）药物在药效学方面的相互作用

药物在药效学方面的相互作用是指一种药物对另一种药物药理效应的影响。这种相互作用有以下几种形式。

1）协同作用

协同作用是指两药合用引起的效应大于单用效应的总和。其可分为：① 相加作用，即两药合用的效应是两药单用效应的代数和，例如，抗心绞痛采用硝酸甘油与普萘洛尔合用，抗心绞痛作用相加而各药剂量相应减少，不良反应降低；② 增强作用，即两药合用的效应大于两药单用效应的总和，例如，复方磺胺甲噁唑（SMZ）与甲氧苄啶（TMP）合用，不仅可使抗菌作用明显增强，而且可延缓耐药性的产生；③ 增敏作用，是指一种药物可使组织或受体对另一种药物的敏感性增强，例如，呋塞米可使血钾降低，从而使强心苷作用敏感，容易出现心脏毒性反应。

2）拮抗作用

拮抗作用是指两药合用的效应小于它们分别作用的总和。其可分为：① 竞争性拮抗作用，即两种药物在共同的作用部位或受体上产生拮抗作用，例如，吗啡与纳洛酮合用可产生拮抗作用；② 非竞争性拮抗作用，是指两种药物不作用于同一部位或受体，这种拮抗现象不被药物剂量加大所逆转，例如，阿托品与乙酰唑胺合用时，可减弱后者的降血压作用。

医药智库

生理性拮抗与药理性拮抗

生理性拮抗指两种药物作用于不同部位或受体，但产生相反的生理效应。例如，吗啡中毒产生的中枢抑制，可被呼吸中枢兴奋药尼可刹米所拮抗。

药理性拮抗指两种药物在共同的作用部位或受体上产生拮抗作用，如吗啡与纳洛酮合用时产生的拮抗作用。

二、机体方面的因素

（一）年龄

机体的某些生理功能，如体液和体重的比例，肝、肾功能，内分泌功能和血浆蛋白总量等，可因年龄不同而存在一定的差异，尤其在老年人和儿童这两个群体中体现得尤为突出。一般所说的剂量是指 18～60 岁成年人的药物平均剂量。

1. 老年人

老年人通常是指 60 岁以上的群体，随着年龄的增长，机体各器官功能逐渐减退，特别是肝、肾功能减弱，对药物的代谢和排泄能力下降，消除速率减慢，对药物的耐受性较差，因此，老年人的用药剂量一般为成人的 3/4。此外，老年人对中枢神经抑制药、心血管系统药和非甾体抗炎药等药物比较敏感，用药时要特别注意。

2. 儿童

儿童正处于生长发育阶段，尤其是新生儿和早产儿，各器官的生理功能及自身调节功能尚未发育完善，肝脏代谢能力和肾脏排泄能力较差，对药物的敏感性较高，易发生毒性反应。例如，新生儿肝脏葡萄糖醛酸转移酶结合能力尚未发育完善，应用氯霉素易发生蓄积中毒。因此，儿童临床用药应尤其谨慎。

（二）性别

一般情况下，男性和女性对药物的反应无明显差异，但女性患者在月经期、妊娠期、哺乳期等特殊时期用药应特别慎重。例如，月经期、妊娠期不宜服用导泻药和抗凝药，以免盆腔充血、月经增多、流产或早产；妊娠早期应禁用抗代谢药、抗肿瘤药、苯妥英钠及性激素等可能致畸的药物；临产前应禁用抗凝血药、抗血小板药和影响子宫平滑肌收缩的药物等；哺乳期应注意药物是否会进入乳汁而对乳儿产生不良影响。

（三）遗传因素

遗传基因的差异是构成药物作用差异的决定性因素。这种差异主要表现为种属差异、种族差异和个体差异。

1. 种属差异

人与动物之间和动物与动物之间的差异称为种属差异。例如，吗啡对人、犬、大鼠和小鼠表现为行为抑制，而对猫、马和虎则表现为兴奋作用。

2. 种族差异

不同种族的人群对药物的代谢和反应有着显著差别。乙酰转移酶是许多药物（如磺胺类、异烟肼和对氨基水杨酸等）在体内的共同代谢酶，根据药物在体内的乙酰化代谢速度，可将人群分为快代谢型和慢代谢型，黄种人多为快代谢型，而白种人则多为慢代谢型。

3. 个体差异

在基本条件相同（如性别、年龄、体重等）的情况下，多数患者对药物的效应基本相似，但有少数患者对药物反应有所不同，这种个体与个体之间的差异称为个体差异。个体差异主要表现在质和量两个方面的显著差异，多与遗传因素有关。质的差异表现为过敏反应和特异质反应，量的差异则表现为高敏性和耐受性。

高敏性是指个体对药物特别敏感，应用较小剂量即可呈现强大的药理作用，甚至出现中毒。耐受性是指个体对药物敏感性降低、反应减弱的现象，此时必须加大给药剂量才能产生原有的药理作用。耐受性可分为：① 先天耐受性，即极少数患者在初次用药即可发生的耐受性，与其体内的酶系统异常有关，属于遗传因素；② 后天耐受性，即反复使用某种药物后出现的耐受性，可能与酶的诱导作用、人体组织对药物产生适应性等因素有关；③ 快速耐受性，即在短时间内反复用药数次而产生的耐受性。

（四）病理状态

疾病可改变机体对药物的敏感性，也会改变药物的体内过程，从而影响药物的效应。例如，肝、肾功能不全可影响药物的生物转化和排泄，使药物作用加强或作用时间延长，甚至发生毒性反应。

影响药效的食物

（五）心理因素

患者的心理状态在一定程度上可影响药物的治疗效果。研究表明，使用安慰剂治疗某些疾病（如高血压、头痛和神经症等）可获得30%～50%的疗效。影响患者心理变化的因素主要有患者的文化素养、疾病性质和人格特征，以及医护人员的言语、表情、态度、暗示、技术操作熟练程度和工作经验等。因此，医护人员应主动关心、爱护患者，帮助患者减轻心理负担，增强患者战胜疾病的信心，使患者以积极乐观的态度对待疾病并配合治疗，以取得良好的治疗效果。

医药智库

安慰剂

安慰剂是一种"模拟药物"，其物理特性（如外观、大小、颜色、剂型、质量、味道和气味）与试验药物相同，但不含试验药物的有效成分。安慰剂在新药研究方面具有重要作用，通过双盲安慰剂对照试验（一组患者服用试验药物，一组患者服用安慰剂，但研究者和患者都不知道谁服用安慰剂，谁服用试验药物），可排除假阳性疗效或假阳性不良反应。

项目一 药理学基础理论

医药前沿

个体化用药有了基因"身份证":全球首个"基因脸谱"发布

由中南大学湘雅三医院和湖南云视合作研发的个体化用药基因电子身份证——"基因脸谱"App,在长沙正式发布。这是全球首个能将个体化用药理论转化为临床用药实践的信息化软件。通过"基因脸谱",可实现一种全新、及时、便利的个体化用药应用场景,有望打通基因导向个体化用药的"最后一公里"。

医学研究表明,遗传因素是影响药物个体差异的主要因素。20世纪80年代,中国工程院院士周宏灏团队即启动了遗传药理学和药物基因组学研究,并在国际上首次提出和证实了药物反应的种族差异,系统研究了其发生机制,在我国率先提出和推动"量体裁衣"个体化药物治疗。

尽管如此,个体化用药在临床上的推广仍十分有限。"基因脸谱"研发项目负责人、中南大学湘雅三医院教授阳国平介绍,其推广困难的原因,包括使用场景不方便、不能及时指导用药、医生难以跟踪最新药物基因学新知识等。

针对这些临床转化难题,阳国平团队整合了药物基因组学、临床医学、临床药学及生物信息学等多学科专业人员,在周宏灏院士的指导下,经三年时间成功研发出"基因脸谱"和"精准用药知识库"。

团队依据多份药物基因组学应用指南及权威文献,筛选出个体终生不会改变的胚系突变相关基因位点300个。通过云计算、数据融合、分诊算法、加密算法等信息学技术,形成了"基因脸谱"。

个体检测300个基因位点后,将结果导入"基因脸谱",即形成个人的个体化用药基因"身份证"。此后,在个体用药物前,通过"基因脸谱"扫描药物名称,便可通过后台"精准用药知识库"迅速获取个体化用药建议。这既可大幅降低个体易感导致的药物不良反应发生,也能为医生提供更精准的决策参考。

"'基因脸谱'是预防药源性疾病的一项创新性技术,也是一种预防前移、'主动健康'的新路径。下一步,我们会持续迭代开发,并积极推进它的应用推广,助力个体化用药。"阳国平说。

(资料来源:中国科技网,有改动)

以测验效

一、单项选择题

1. 在药物的基本作用中,凡能使机体组织器官原有功能水平提高或增强的作用称为( )。

　　A. 兴奋作用　　B. 抑制作用　　C. 局部作用　　D. 全身作用
　　E. 直接作用

2. 与剂量无关的不良反应是（　　）。
   A. 副作用　　B. 后遗效应　　C. 毒性作用　　D. 致癌性
   E. 变态反应
3. 药物作用的选择性取决于（　　）。
   A. 药物剂量的大小　　B. 药物脂溶性的高低
   C. 药物解离常数的大小　　D. 组织器官对药物的敏感性
   E. 药物在体内的吸收
4. 肌内注射阿托品治疗肠绞痛时，引起的口干属于（　　）。
   A. 治疗作用　　B. 副作用　　C. 毒性反应　　D. 变态反应
   E. 后遗效应
5. 药物作用的双重性是指（　　）。
   A. 既有对因治疗作用，又有对症治疗作用
   B. 既有副作用，又有毒性反应
   C. 既有治疗作用，又有不良反应
   D. 既有局部作用，又有全身作用
   E. 既有原发作用，又有继发作用
6. 患者服用苯巴比妥次日出现困倦、头昏等现象，这属于（　　）。
   A. 副作用　　B. 毒性作用　　C. 药物的依赖性　　D. 特异质反应
   E. 后遗效应
7. 评价药物安全性大小的最佳指标是（　　）。
   A. 半数致死量　　B. 效价强度　　C. 效能　　D. 治疗指数
   E. 极量
8. 甲药对某受体有亲和力，无内在活性；乙药对该受体有亲和力，有内在活性。下列关于甲药和乙药的说法，正确的是（　　）。
   A. 甲药为完全激动药，乙药为拮抗药
   B. 甲药为拮抗药，乙药为完全激动药
   C. 甲药为部分激动药，乙药为完全激动药
   D. 甲药为完全激动药，乙药为部分激动药
   E. 甲药为拮抗药，乙药为部分激动药
9. 能引起等效反应所需的药物剂量称为（　　）。
   A. 效能　　B. 常用量　　C. 效价　　D. 治疗量
   E. 安全范围
10. 下列选项中，不属于受体特性的是（　　）。
    A. 兴奋性　　B. 饱和性　　C. 可逆性　　D. 特异性
    E. 多样性
11. 下列关于药物主动转运的说法，错误的是（　　）。
    A. 消耗能量　　B. 需要载体　　C. 有饱和现象　　D. 顺浓度差转运
    E. 有竞争抑制现象

12. 药物的体内过程是指（　　）。
    A．药物在靶细胞或组织中的浓度变化
    B．药物在血液中的浓度变化
    C．药物在肝脏中的生物转化和肾脏排出
    D．药物的吸收、分布、代谢和排泄
    E．药物与血浆蛋白结合、经肝代谢和经肾排泄
13. 舌下给药的目的是（　　）。
    A．经济方便　　　　　　　　B．防止药物被胃液破坏
    C．吸收规则　　　　　　　　D．避免首过消除
    E．副作用少
14. 药物与血浆蛋白结合后（　　）。
    A．排泄加快　　　　　　　　B．作用增强
    C．代谢加快　　　　　　　　D．更易透过血-脑屏障
    E．暂时失去药理活性
15. 不存在吸收过程的给药途径是（　　）。
    A．静脉注射　　B．皮下注射　　C．肌内注射　　D．口服给药
    E．肺部给药
16. 药物经血液循环转运到各组织器官的过程指的是（　　）。
    A．药物的吸收　　B．药物的分布　　C．生物利用度　　D．恒量消除
    E．恒比消除
17. 药物的一级消除动力学消除是指（　　）。
    A．药物完全消除至零
    B．单位时间内消除恒量的药物
    C．药物的吸收量与消除量达到平衡
    D．药物的消除速率常数为零
    E．单位时间内消除恒定比例的药物
18. 药物的生物利用度是指（　　）。
    A．药物能通过胃肠道进入肝门静脉循环的分量
    B．药物吸收进入体循环的快慢
    C．药物吸收进入体内达到作用点的分量
    D．药物吸收进入体循环的程度和速度
    E．药物吸收进入体循环后经肾排出的百分率
19. 若某药的半衰期为6 h，那么通常情况下，该药一天的用药次数是（　　）。
    A．1次　　　　B．2次　　　　C．3次　　　　D．4次
    E．5次
20. 某患者口服苯妥英钠几周后又加服氯霉素，测得该患者苯妥英钠血浆浓度明显升高。出现这种现象的原因是（　　）。
    A．氯霉素使苯妥英钠吸收增加

B. 氯霉素抑制肝药酶，使苯妥英钠代谢减少

C. 氯霉素和苯妥英钠竞争与血红蛋白结合，使游离苯妥英钠增加

D. 氯霉素增加苯妥英钠的生物利用度

E. 氯霉素诱导肝药酶，使苯妥英钠代谢增加

21．药物吸收达到稳态血药浓度，意味着（　　　）。

A. 药物作用最强

B. 药物的吸收过程已完成

C. 药物的消除过程正开始

D. 药物的吸收速度与消除速度达到平衡

E. 药物在体内的分布达到平衡

22．在碱性尿液中，弱酸性药物（　　　）。

A. 解离多，重吸收少，排泄快　　　B. 解离少，重吸收多，排泄快

C. 解离多，重吸收多，排泄快　　　D. 解离少，重吸收多，排泄慢

E. 解离多，重吸收少，排泄慢

23．药物在肝脏的生物转化不属于Ⅰ相反应的是（　　　）。

A. 氧化　　　B. 还原　　　C. 水解　　　D. 结合

E. 去硫

24．口服制剂中，吸收最快的是（　　　）。

A. 胶囊剂　　　B. 丸剂　　　C. 片剂　　　D. 缓释剂

E. 控释剂

25．联合用药时药物效应减弱，称为（　　　）。

A. 协同作用　　　B. 互补作用　　　C. 增强作用　　　D. 拮抗作用

E. 相加作用

26．与变态反应有关的机体方面的因素是（　　　）。

A. 年龄因素　　　B. 性别因素　　　C. 遗传因素　　　D. 病理状态

E. 精神因素

二、病例分析题

1．患者，男，28岁，因急性上呼吸道感染就诊。查体：体温39 ℃，咳嗽，咽部充血，扁桃体肿大。给予注射用阿莫西林钠3 g静脉滴注，1 h后患者出现尿频、尿痛，肉眼观察有血尿。尿常规：鲜红色，尿蛋白（+/-），红细胞（+++），白细胞（+）。

请对上述病例进行分析：

患者出现这种现象的原因可能是什么？应如何避免此类事件的发生？

2．患儿，男，4岁，高热、咳嗽、咽痛。查体见咽红、扁桃体Ⅱ度肿大，血常规见白细胞计数升高，诊断为小儿扁桃体炎，给予头孢他啶口服治疗。

请对上述病例进行分析：

已知头孢他啶的半衰期约为2 h，每日给一定治疗量，血药浓度达稳态血药浓度须经过多长时间？

项目一　药理学基础理论

以行践学

安全用药，健康同行

【活动背景】"头疼吃点止疼药""嗓子疼吃点消炎药""发烧吃点退烧药"，在大众眼里，似乎生活中的头疼脑热都可以在家里的小药箱中迅速找到对策。但是，用药真的可以只凭经验吗？据统计，全球有近三分之一的患者是因不合理用药而死亡的，可见大众对用药存在着严重的误区。有人曾将家庭用药误区总结为以下十点：时间错位，药量过大，时段偏小，时断时续，疗程不足，当停不停，突然停药，随意换药，多多益善，以病试药。

【活动内容】请以小组为单位，以"安全用药，健康同行"为主题制作安全用药科普手册，将安全用药知识传递给更多大众，为大众合理安全用药保驾护航。具体要求如下：

（1）结合背景资料和本项目所学知识安排科普内容，可查阅相关资料进行适当拓展。

（2）保证结构清晰合理，内容准确无误，文字通俗易懂，版式精美大气。

以评促优

将对本项目的学习成果评价填入表 1-2 中。

表 1-2　项目学习成果评价表

班级			组号		
姓名			学号		
项目名称					
评价项目	评价标准	分值	评分		
			自评分	师评分	
知识	熟练背诵不良反应、效能、治疗指数、受体、首过消除、肝药酶、稳态血药浓度、半衰期和生物利用度的概念	15			
	掌握药物的两个基本作用	10			
	明确药物剂量和剂型等对药物作用的影响	10			
	熟悉药物的量效关系和意义	5			
	熟悉药物的作用机制	5			
	熟悉药物的吸收、分布、代谢、排泄的基本规律和影响因素	5			
	熟悉各种给药途径的特点	5			
	熟悉机体因素对药物作用的影响	5			

续表

评价项目	评价标准	分值	评分	
			自评分	师评分
能力	能够积极主动地指导大众合理安全用药,防止不良反应的发生	15		
	能够利用药物的半衰期确定用药间隔时间	10		
素质	具备安全用药理念和个性化用药理念	10		
	具有团队精神,能够与小组成员高效沟通和协作	5		
合计		100		
总分(自评分×40%+师评分×60%)				
自我评价				
教师评价				

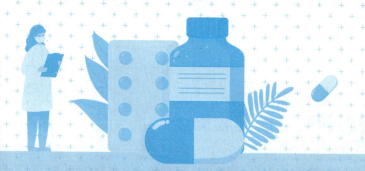

项目二

作用于传出神经系统的药物

定靶导向

知识目标

- 熟悉传出神经系统药物的作用方式。
- 了解传出神经系统药物的分类。
- 掌握毛果芸香碱、新斯的明、阿托品、肾上腺素、去甲肾上腺素、异丙肾上腺素和普萘洛尔的药理作用、临床应用、不良反应及注意事项。
- 熟悉卡巴胆碱、毒扁豆碱、山莨菪碱、东莨菪碱、多巴胺、麻黄碱、间羟胺和酚妥拉明的药理作用、临床应用、不良反应及注意事项。
- 了解其他传出神经系统药物的药理作用、临床应用、不良反应及注意事项。

能力目标

- 能够根据疾病的性质，合理选择传出神经系统药物。
- 能够利用所学知识正确开展用药咨询服务，指导患者安全合理用药。

素质目标

- 了解唐希灿院士为我国药物研发和中医药发展做出的巨大贡献，树立人民至上、生命至上的理念，培养大胆探索、勇于创新的科学精神。
- 了解低浓度阿托品暂停网售的事例，树立对人民生命安全高度负责的理念。

以问导学

患者，男，52岁，因急性胃肠炎腹痛急诊入院，给予阿托品 0.3 mg 口服，每日3次。服用4天后，患者出现右眼球胀痛，视物模糊，眼内压升高，经检查诊断为急性闭角型青光眼。医嘱：停服阿托品，局部滴用毛果芸香碱。

请思考：
1. 阿托品治疗胃肠绞痛的机制是什么？
2. 阿托品为何会引起青光眼？用毛果芸香碱进行治疗的依据是什么？

探索一　传出神经系统药物概述

传出神经是指传导来自中枢的冲动以支配效应器活动的神经，根据神经末梢释放的递质不同，主要分为胆碱能神经和去甲肾上腺素能神经两大类。传出神经系统药物通过直接或间接影响传出神经的化学传递过程而改变效应器官的功能活动。

一、传出神经系统药物的作用方式

（一）影响递质

有些药物可通过影响递质生物转化而产生效应，如抗胆碱酯酶药通过抑制胆碱酯酶而阻碍 ACh 水解，使突触间隙 ACh 含量增加，激动胆碱受体而发挥拟胆碱作用。有些药物可通过影响递质的合成、贮存、释放或摄取而产生效应，如麻黄碱和间羟胺可促进 NA 的释放而发挥拟肾上腺素作用；利血平通过抑制去甲肾上腺素能神经末梢内囊泡膜对 NA 的摄取，使囊泡内 NA 逐渐减少以至耗竭，从而发挥拮抗去甲肾上腺素能神经的作用。

什么是神经递质

> **医药智库**
>
> ### 传出神经释放的递质
>
> 传出神经释放的递质主要有乙酰胆碱（ACh）和去甲肾上腺素（NA）。
>
> **1. 乙酰胆碱**
>
> ACh 主要在胆碱能神经末梢生物合成。胆碱能神经末梢内的胆碱和乙酰辅酶 A，在胆碱乙酰化酶的催化下合成 ACh，ACh 形成后即进入囊泡与 ATP、蛋白多糖共同贮存于囊泡中。当神经冲动到达神经末梢时，囊泡中的 ACh 以胞裂外排的方式释放至突触间隙，与突触后膜上的胆碱受体结合，并使效应器产生生理效应。在呈现作用的同时，数毫秒内即被突触间隙中的胆碱酯酶（AChE）水解为胆碱和乙酸。
>
> **2. 去甲肾上腺素**
>
> NA 主要在去甲肾上腺素能神经末梢生物合成。酪氨酸是合成 NA 的基本原料，从血液循环进入神经元后，经酪氨酸羟化酶催化生成多巴，再经多巴脱羧酶的催化生成多巴胺（DA），后者进入囊泡中，经多巴胺 β-羟化酶的催化，转变为 NA。NA 形成后，与 ATP 及嗜铬颗粒蛋白结合，贮存于囊泡中，以避免被胞质中的单胺氧化酶（MAO）破坏。当神经冲动到达去甲肾上腺素能神经末梢时，囊泡中的递质以胞裂外排的方式释放至突触间隙，释放的 NA 在呈现作用的同时，75%～95%被突触前膜再摄取，大部分重新贮存于囊泡中，以供再次释放。部分未进入囊泡的 NA 可被胞质中线粒体膜上的 MAO 所破坏。非神经组织（如心肌、平滑肌等）也能摄取 NA，递质被摄取后由细胞内的儿茶酚-O-甲基转移酶（COMT）和 MAO 代谢破坏。

（二）直接作用于受体

某些传出神经系统药物能直接与胆碱受体或肾上腺素受体结合而产生效应。凡与受体结合后能激动受体，产生与递质相似的效应的药物称为受体激动药或拟似药，如胆碱受体激动药和肾上腺素受体激动药。与受体结合后不能激动受体，反而阻碍递质与受体结合，产生与递质相反的效应的药物，称为受体阻滞药或拮抗药，如胆碱受体阻滞药和肾上腺素受体阻滞药。

> **医药智库**
>
> ### 传出神经系统的受体及其效应
>
> 传出神经系统的受体根据与其选择性结合的递质或药物，主要分为胆碱受体和肾上腺素受体。
>
> **1. 胆碱受体与效应**
>
> 能选择性地与乙酰胆碱结合的受体称为胆碱受体，可分为毒蕈碱型受体（简称"M 受体"）和烟碱型受体（简称"N 受体"）两类。
>
> （1）毒蕈碱型受体及其效应
>
> 能选择性地与毒蕈碱结合的受体称为毒蕈碱型受体，主要位于副交感神经节后纤维所支配的效应器细胞膜上。根据不同组织 M 受体对 ACh 亲和力的不同，将 M 受体分为 M_1、M_2、M_3、M_4 和 M_5 五种亚型。M_1 受体主要分布在胃壁细胞、自主神经节和中枢神经系统等处，激动时可引起胃酸分泌增加、NA 分泌减少、中枢兴奋等；M_2 受体主要分布于心脏，激动时可引起心肌收缩力减弱、心率减慢和传导减慢等；M_3 受体主要分布于胃肠壁、膀胱壁、支气管平滑肌、胃肠及膀胱括约肌、血管内皮和腺体等处，激动时可引起胃肠壁、膀胱壁、支气管平滑肌收缩，胃肠及膀胱括约肌舒张，瞳孔缩小，血管扩张和腺体分泌增加等。M 受体激动所产生的效应称为 M 样作用。
>
> （2）烟碱型受体与效应
>
> 能选择性地与烟碱结合的受体称为烟碱型受体。N 受体根据不同的分布部位可分为 N_N（N_1）和 N_M（N_2）受体两种亚型。N_N 受体分布于自主神经节突触后膜和肾上腺髓质，激动时可引起神经节兴奋、肾上腺髓质分泌增加；N_M 受体位于骨骼肌，激动时可引起骨骼肌收缩。N 受体激动所产生的效应称为 N 样作用。
>
> **2. 肾上腺素受体及其效应**
>
> 能与去甲肾上腺素或肾上腺素结合的受体称为肾上腺素受体，分为 α 肾上腺素受体（简称"α 受体"）和 β 肾上腺素受体（简称"β 受体"）。
>
> （1）α 受体与效应
>
> α 受体可分为 $α_1$ 和 $α_2$ 受体两种亚型。$α_1$ 受体主要分布于血管平滑肌、瞳孔开大肌、胃肠和膀胱括约肌等处，激动时可引起血管收缩、瞳孔扩大、胃肠和膀胱括约肌收缩等；$α_2$ 受体主要分布于去甲肾上腺素能神经末梢、胰岛 β 细胞、血小板和血管平滑肌等处，激动时可引起 NA 释放减少、胰岛素分泌减少、血小板聚集和血管收缩等。

(2) β受体与效应

β受体可分为 β_1、β_2 和 β_3 受体三种亚型。β_1 受体主要分布于心脏，激动时可引起心率加快、传导加速、心肌收缩力增强等；β_2 受体主要分布于支气管平滑肌、骨骼肌血管、冠状血管和肝等处，激动时可引起支气管平滑肌松弛、血管平滑肌舒张、糖原分解和血糖升高等；β_3 受体分布于脂肪组织，激动时可引起脂肪分解。

二、传出神经系统药物的分类

根据传出神经系统药物的作用性质及对受体的选择性，可将其如表 2-1 所示进行分类。

表 2-1　传出神经系统药物的分类

激动药	阻滞药
胆碱受体激动药	胆碱受体阻滞药
（1）M、N 受体激动药（卡巴胆碱）	（1）M 受体阻滞药
（2）M 受体激动药（毛果芸香碱）	非选择性 M 受体阻滞药（阿托品）
（3）N 受体激动药（烟碱）	M_1 受体阻滞药（哌仑西平）
抗胆碱酯酶药（新斯的明）	（2）N 受体阻滞药
肾上腺素受体激动药	N_N 受体阻滞药（樟磺咪芬）
（1）α、β 受体激动药（肾上腺素）	N_M 受体阻滞药（泮库溴铵）
（2）α 受体激动药	肾上腺素受体阻滞药
α_1、α_2 受体激动药（去甲肾上腺素）	（1）α 受体阻滞药
α_1 受体激动药（去氧肾上腺素）	α_1、α_2 受体阻滞药（酚妥拉明）
α_2 受体激动药（可乐定）	α_1 受体阻滞药（哌唑嗪）
（3）β 受体激动药	α_2 受体阻滞药（育亨宾）
β_1、β_2 受体激动药（异丙肾上腺素）	（2）β 受体阻滞药
β_1 受体激动药（多巴酚丁胺）	β_1、β_2 受体阻滞药（普萘洛尔）
β_2 受体激动药（沙丁胺醇）	β_1 受体阻滞药（阿替洛尔）
	β_2 受体阻滞药（拉贝洛尔）

探索二　拟胆碱药

胆碱受体激动药和胆碱酯酶抑制药合称拟胆碱药，是一类与胆碱能神经递质 ACh 作用相似的药物。

一、胆碱受体激动药

(一) M、N胆碱受体激动药

卡巴胆碱

卡巴胆碱为人工合成的拟胆碱药,作用与ACh相似。其化学性质较稳定,不易被水解,作用时间较长,但选择性差、作用广泛、副作用较多,且阿托品对它的解毒效果差,故较少用于全身治疗,目前主要用法如下:① 局部滴眼,用于青光眼治疗和白内障摘除术时缩瞳;② 局部注射,用于人工晶状体植入、白内障摘除和角膜移植等眼科手术时缩瞳。禁用于视网膜脱离、心律失常、心动过缓、低血压、癫痫、甲状腺功能亢进症、帕金森病、支气管哮喘和消化性溃疡等患者。

(二) M胆碱受体激动药

毛果芸香碱

毛果芸香碱是从毛果芸香属植物叶子中提取的生物碱,现已可人工合成,其水溶液稳定。

药理作用

毛果芸香碱能直接激动M受体,产生M样作用,对眼和腺体的作用最为明显。

1. 对眼的作用 毛果芸香碱溶液滴眼,可产生缩瞳、降低眼内压和调节痉挛等作用,如图2-1所示。

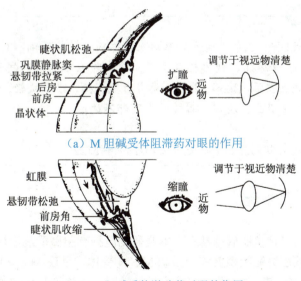

图2-1 M胆碱受体阻滞药和M胆碱受体激动药对眼的作用

（1）缩瞳：本药能直接激动瞳孔括约肌上的 M 受体，使瞳孔括约肌收缩，瞳孔缩小。

（2）降低眼内压：本药通过缩瞳作用使虹膜向中心方向收缩、后根部变薄，前房角间隙扩大，房水易于通过巩膜静脉窦流入血液循环，从而使眼内压降低。

（3）调节痉挛：本药能激动睫状肌环状纤维上的 M 受体，使睫状肌向瞳孔中心方向收缩，故悬韧带松弛，晶状体因本身弹性而自然变凸，屈光度增加，从而使远距离的物体不能成像在视网膜上，导致视近物清楚而视远物模糊。

2. 对腺体的作用　本药能激动腺体的 M 受体，使腺体分泌增加，其中以汗腺和唾液腺分泌增加最为明显。

临床应用

1. 治疗原发性青光眼　青光眼患者可出现头痛、视力减退等症状，严重时甚至可失明。原发性青光眼包括闭角型青光眼和开角型青光眼。前者表现为前房角狭窄，阻碍房水回流而使眼内压升高；后者表现为小梁网和巩膜静脉窦变性或硬化，阻碍房水回流而使眼内压升高。毛果芸香碱对闭角型青光眼疗效较好，可使患者瞳孔缩小、前房角间隙扩大、房水易于回流，从而使眼内压降低，缓解或消除相关症状。对于开角型青光眼，在早期也有一定疗效。

原发性青光眼的症状

2. 治疗虹膜炎　本药与扩瞳药交替使用，可使虹膜收缩和舒张交替进行，防止虹膜与晶状体粘连。

不良反应及注意事项

本药吸收过量可致 M 样症状，如流涎、多汗、腹痛和支气管痉挛等，可用阿托品对抗。滴眼时应压迫内眦，以免药液流入鼻腔经鼻黏膜吸收而引起全身不良反应。

病例分析

患者，女，52 岁，2 个月前开始感到左眼疼痛、视物模糊，3 天前突然感到左侧头部剧烈疼痛、眼球疼痛、视力极度下降，诊断为左眼急性闭角型青光眼，遵医嘱用 2%毛果芸香碱点左眼。用药 2 h 后，患者自觉头痛、眼胀减轻，视力有所恢复，但 4 h 后突然出现全身不适、流泪、心悸、上腹部不适。

请思考：

患者出现上述症状的原因可能是什么？应如何处理？

二、胆碱酯酶抑制药

胆碱酯酶抑制药又称抗胆碱酯酶药，本类药物能抑制胆碱酯酶活性，使乙酰胆碱水解减少，导致乙酰胆碱在突触间隙蓄积而激动 M、N 受体，呈现 M 样和 N 样作用。按药物与胆碱酯酶结合后水解速度的快慢，可分为易逆性胆碱酯酶抑制药和难逆性胆碱酯酶抑制药。前者如新斯的明、毒扁豆碱等，后者主要为有机磷酸酯类杀虫药，具有毒理学意义。

（一）易逆性胆碱酯酶抑制药

新斯的明

体内过程

新斯的明脂溶性低，口服吸收差。本药不易通过血-脑屏障，无明显的中枢作用；滴眼时不易透过角膜，对眼的作用很弱。

药理作用

新斯的明可抑制胆碱酯酶，使乙酰胆碱蓄积而呈现M样和N样作用。其作用具有选择性，对腺体、眼、心血管和支气管平滑肌的兴奋作用弱，对膀胱平滑肌和胃肠平滑肌的兴奋作用较强，对骨骼肌的兴奋作用最强。

临床应用

1. 治疗重症肌无力　皮下或肌内注射本药能迅速改善症状，除严重和紧急情况需注射给药外，一般多采用口服给药。
2. 改善术后腹胀和尿潴留　本药可增强胃肠道平滑肌和膀胱逼尿肌的张力，促进排气和排尿。
3. 治疗阵发性室上性心动过速　本药可通过M样作用，使心率减慢。
4. 解救非去极化型肌松药中毒　本药适用于非去极化型肌松药（详见本项目探索三）过量中毒的解救，但禁用于去极化型肌松药过量中毒。

> **医药智库**
>
> ### 重症肌无力
>
> 重症肌无力是一种自身免疫性疾病，多数患者血清中有抗胆碱受体，可导致胆碱受体数目减少，发生神经-肌肉传递功能障碍，当骨骼肌经过短暂重复的活动后，出现肌无力症状，可表现为四肢无力、咀嚼和吞咽困难、眼睑下垂，严重者可出现呼吸困难。

不良反应及注意事项

治疗量时，不良反应较少；大剂量可引起恶心、呕吐、腹泻、流泪、流涎等；过量可引起胆碱能危象，导致肌无力症状加重甚至呼吸肌麻痹。

癫痫、心绞痛、室性心动过速、心律失常、窦性心律过缓、血压下降、机械性肠梗阻、尿路梗阻和支气管哮喘等患者禁用。

> **病例分析**
>
> 患者，男，45岁，因胃溃疡行全麻术下胃次全切除术后70 h。患者自诉腹气胀不适，术后尚未排气。检查见患者上腹略显膨隆，无压痛和反跳痛，叩诊呈鼓音，肠鸣音6次/min。

> 请思考：
> 可选用何种药物为患者进行治疗？依据是什么？

毒扁豆碱

毒扁豆碱是从毒扁豆种子中提取的一种生物碱，亦可人工合成。

药理作用及临床应用

本药脂溶性高，易透过血-脑屏障，滴眼时易透过角膜。吸收后，外周作用与新斯的明相似，表现为M、N胆碱受体激动作用；中枢作用表现为小剂量兴奋，大剂量抑制。本药吸收作用选择性较低，毒性大，全身使用较少，多眼内局部应用，作用较毛果芸香碱强而持久，缩瞳作用和降低眼内压作用可持续1~2天，主要用于治疗青光眼。

不良反应及注意事项

本药滴眼后可使睫状肌强烈收缩而致有头痛、眼痛，且刺激性强，故患者不易耐受，不宜久用。滴眼时需压迫内眦，以免药物吸收中毒。

溴吡斯的明

溴吡斯的明的作用类似于新斯的明，起效缓慢，作用时间较长，主要用于治疗重症肌无力，亦可用于治疗术后腹胀和尿潴留。不良反应与新斯的明相似，但发生率较低。

医药先锋

唐希灿：谦谦君子志悬壶，依依本草济苍生

唐希灿院士是我国著名的药理学家，立足于我国丰富的植物资源与中医药长期积累的宝贵用药经验，长期致力于中草药内作用于神经系统的活性成分研究，深入探讨其作用机理并开发成药物用于临床治疗，为我国中药药理学、药物评价、中药现代化发展做出了卓越贡献。

20世纪60年代初，唐希灿院士对中国石蒜科植物内分离得到的活性成分"加兰他敏"进行开发研究，用于治疗神经系统疾患引起的多种肌无力，研究成果被收入国家药典及医学院校药理学教科书，并获得中国首次颁发的工业新产品奖二等奖。20世纪70年代初，唐希灿院士又从国内轮环藤植物中首次发现"氯甲左箭毒"，填补了我国在肌肉松弛药研究领域的空白，此研究成果于1982年获国家科技发明三等奖。20世纪70年代中期，唐希灿院士对中药乌头植物内分离的多种生物碱的止痛、抗炎作用进行了深入研究，将其中的有效成分成功开发用于治疗肿瘤疼痛、关节炎及牙疼等疾患，研究成果分别获得国家科技发明三等奖和国家科技进步三等奖。20世纪80年代初，唐希灿院士又通过建立简便、快速、有效的动物模型，引导植物化学家在短期内从草药蛇足石杉内分离到新的强效、高选择性乙酰胆碱酯酶

项目二 作用于传出神经系统的药物

抑制剂石杉碱甲,并成功开发用于治疗阿尔茨海默病,该项研究工作先后获国家科技发明二等奖和国家自然科学二等奖。

唐希灿院士面向人民生命健康重大需求,大胆探索,勇于创新,深入挖掘中医药宝库中的精华,为健康中国注入动力;致力于构建中药创新研发的理论、科学模式和关键技术,让现代科技为中医药赋能;积极为我国药物研发和中医药发展建言献策,充分彰显了一位战略科学家的远见卓识。

(资料来源:中国工程院官网,有改动)

(二)难逆性胆碱酯酶抑制药

本类药主要为有机磷酸酯类药物,如美曲磷脂、马拉硫磷(4049)、敌敌畏、内吸磷(1059)及化学毒气沙林、塔崩等。有机磷酸酯类药物脂溶性高,毒性很强,可经胃肠道、呼吸道、皮肤和黏膜吸收引起中毒。主要用作农业杀虫剂,有的可用作环境卫生杀虫剂,在使用过程中应注意防护,以免中毒。

探索三 抗胆碱药

一、M 胆碱受体阻滞药

(一)阿托品类生物碱

阿托品

阿托品是从颠茄、洋金花和莨菪等植物中提取的一种生物碱,现已能人工合成。

体内过程

本药口服易吸收,作用 1 h 达峰值,持续 3～4 h;注射给药起效更快,半衰期为 2～4 h;眼部局部应用时,作用可达数日。其吸收后分布广泛,可通过血-脑屏障和胎盘屏障,80%以上经肾排泄,少量可随乳汁和粪便排泄。

药理作用

1. **抑制腺体分泌** 本药对汗腺和唾液腺的抑制作用最强,小剂量即可使其分泌减少;对支气管腺体抑制作用较强;大剂量也能抑制胃液分泌,但因胃酸分泌受多种因素的影响,所以对胃酸分泌影响较小。

2. **对眼的作用** 本药对眼的作用与毛果芸香碱的作用相反,局部给药或全身给药均可出现,且维持时间较长。

(1)扩瞳:本药能阻滞瞳孔括约肌上的 M 受体,引起瞳孔括约肌松弛,使去甲肾上腺素能神经支配的瞳孔开大肌功能占优势,导致瞳孔扩大。

（2）升高眼内压：瞳孔扩大使虹膜退向四周外缘，导致前房角间隙变窄，妨碍房水回流入巩膜静脉窦，造成眼内压升高。

（3）调节麻痹：本药能阻滞睫状肌上的 M 受体，睫状肌松弛而退向边缘，使悬韧带拉紧，晶状体变为扁平，屈光度降低，导致视远物清楚、视近物模糊不清，这一作用称为调节麻痹。

3．松弛内脏平滑肌　本药通过阻滞内脏平滑肌上的 M 受体，能松弛多种内脏平滑肌，对过度兴奋或痉挛状态的平滑肌作用尤为显著。其中对胃肠平滑肌及膀胱逼尿肌的解痉作用较强，对胆道、输尿管和支气管的作用较弱，对子宫平滑肌影响较小。

4．对心血管的作用

（1）加快心率：较大剂量能阻滞窦房结的 M 受体，解除迷走神经对心脏的抑制，使心率加快。心率加快的程度取决于迷走神经的张力，对迷走神经张力高的青壮年，其心率加快作用明显，对婴幼儿和老年人影响较小。

（2）加快房室传导：本药可拮抗迷走神经过度兴奋所致的房室传导阻滞和心动过缓，使房室传导加快。

（3）扩张血管：一般治疗量对血管和血压均无明显影响。大剂量可引起血管扩张，解除小血管痉挛，增加组织的血液灌注量，改善微循环。扩血管作用与其阻滞 M 受体无关，可能是阿托品引起体温升高后的代偿性散热反应，也可能是阿托品直接舒张血管的作用。

5．兴奋中枢神经　治疗剂量（0.5～1 mg）对中枢作用不明显；较大剂量（1～2 mg）可轻度兴奋延髓和大脑；5 mg 时中枢兴奋明显加强；中毒剂量（10 mg 以上）可产生幻觉、定向障碍、运动失调和惊厥等明显的中枢中毒症状，严重时由兴奋转为抑制。

> 临床应用

1．解除平滑肌痉挛　本药对胃肠绞痛及膀胱刺激症状疗效较好；对胆绞痛和肾绞痛单用疗效较差，常与哌替啶等镇痛药合用。此外，也可用于治疗遗尿症。

2．抑制腺体分泌　本药用于麻醉前给药，以减少呼吸道腺体及唾液腺分泌，防止分泌物阻塞呼吸道及吸入性肺炎的发生。也可用于严重盗汗及流涎症。

3．眼科应用

（1）治疗虹膜睫状体炎：用 0.5%～1% 的阿托品局部滴眼，可松弛瞳孔括约肌和睫状肌，使其活动减少，得到充分休息，有助于炎症消退；与缩瞳药交替使用，还可预防虹膜与晶状体的粘连。

（2）验光配镜：眼内滴入阿托品，可使睫状肌松弛，晶状体充分固定，从而可以准确测定晶状体的屈光度。阿托品的调节麻痹作用可维持 2～3 天，扩瞳作用可持续 1～2 周，视力恢复过于缓慢，临床现只用于儿童验光，因为儿童的睫状肌调节功能较强，可使阿托品充分发挥其调节麻痹作用。

4．治疗缓慢型心律失常　阿托品常用于迷走神经过度兴奋所致的心动过缓、房室传导阻滞等缓慢型心律失常。

5．抗休克　在补足血容量的基础上，阿托品可用于抢救暴发型流行性脑脊髓膜炎、中毒性菌痢和中毒性肺炎等所致的感染性休克。对休克伴有高热或心率加快者不宜使用。

6. 解救有机磷酸酯类中毒 阿托品可迅速、有效地缓解有机磷酸酯类中毒的 M 样症状，是特效的对症治疗药。

不良反应及注意事项

本药不良反应常见口干、视近物模糊、畏光、心悸、皮肤干燥潮红、排尿困难和体温升高等不良反应，停药后均可逐渐消失；过量中毒时除上述外周症状加重外，还可出现中枢的表现，如焦虑、失眠、不安、幻觉、谵妄、躁狂甚至惊厥等以兴奋为主的症状；严重中毒由兴奋转为抑制，出现昏迷及呼吸麻痹。

青光眼、前列腺肥大和幽门梗阻患者禁用。老年人及妊娠期、哺乳期妇女慎用。

医药前沿

"近视神药"低浓度阿托品暂停网售

2022 年，多地互联网医院叫停院内制剂 0.01%阿托品滴眼液网售，引起社会广泛关注。这一滴眼液曾一度风靡网络，许多家长认为该滴眼液对青少年近视具有缓解作用，并称其为"近视神药"。那么，低浓度阿托品滴眼液真是"近视神药"吗？

并非适用于所有近视患者

现有实验数据显示，阿托品滴眼液可能是作用于多靶点、通过多种途径延缓近视进展的。它的主要功能有两方面：一是控制眼轴增长。眼轴增长就会加速近视的发展，所以控制眼轴过快增长是防控近视很重要的一环，而阿托品滴眼液可缓解巩膜缺氧、脉络膜血流灌注压增加，从而抑制眼轴增长。二是放松眼部肌肉。阿托品滴眼液能阻滞胆碱能神经对睫状肌和瞳孔括约肌的支配作用，有效缓解眼部肌肉痉挛和疲劳，放松眼睛，进而达到控制近视发展的效果。

近年来，确实有研究发现，低浓度的阿托品滴眼液可以延缓儿童近视的发展。不过，阿托品滴眼液有特定的临床适应证，并不适用于所有近视患者。从年龄上来看，该药品使用人群应为 4 周岁至青春期的近视患者，但小于 6 周岁的儿童若用此药需进行更加严密的监控和随访；从度数上看，阿托品滴眼液适用于每年等效球镜度数增长超过 50 度的人群；此外，有高度近视遗传史等快速进展危险因素的人群也可在医生指导下使用该药物。因此，患者选择药物要综合考量其有效性、副作用、适应证和禁忌证等。

具有一定的副作用

在 2020 年 5 月国家卫健委举办的新闻发布会上，北京同仁医院副院长、眼科主任魏文斌表示，低浓度阿托品滴眼液不是"神药"，有一部分儿童使用后会出现怕光、近距离视物不清、药物过敏等情况，还有一部分孩子即便使用了低浓度阿托品滴眼液也不能够有效控制近视的发展。因此，专家不建议自行使用低浓度阿托品滴眼液。

专家表示，通过"互联网医院渠道+院内制剂资质"方式开具低浓度阿托品滴眼液，可能存在处方审核不严、扩大使用范围、加大随访观察难度的风险。低浓度阿托品滴眼液暂停网售有利于规范阿托品滴眼液的使用。目前，国内获批的阿托品滴眼液都是以院内制剂形式获批的，暂停线上销售，凭借处方才能购买阿托品滴眼液，相当于加强了医生的把关作用，有利于监控用药效果，规范管理青少年的近视诊疗流程，也符合全病程管理要求。

魏文斌表示，不要只依赖眼药水来防控青少年近视，减少近距离用眼、注意用眼姿势、增加户外运动才是防控近视最重要的方法。

（资料来源：中国科技网，有改动）

山莨菪碱

山莨菪碱是从我国特产茄科植物山莨菪中提取的一种生物碱，常简称"654"。其天然品称为654-1，人工合成品称为654-2。本药具有与阿托品类似的药理作用，主要具有以下特点：① 抑制唾液分泌和扩瞳作用仅为阿托品的1/20～1/10；② 不易通过血-脑屏障，故其中枢兴奋作用很弱；③ 对血管平滑肌和内脏平滑肌的解痉作用选择性较高。主要用于感染性休克，也可用于内脏绞痛，如胃肠平滑肌痉挛、胆道疼痛等。不良反应及注意事项与阿托品相似，但其毒性较低。

东莨菪碱

东莨菪碱是从洋金花、颠茄、莨菪等植物中提取的一种生物碱，其外周抗胆碱作用与阿托品相似。与阿托品相比，其具有以下作用特点：① 抑制腺体分泌、扩瞳和调节麻痹作用较阿托品强，对胃肠平滑肌和心血管系统的作用较阿托品弱；② 对中枢神经系统有抑制作用。本药主要用于：① 麻醉前给药，效果优于阿托品；② 预防晕动病；③ 治疗帕金森病。不良反应与阿托品相似。

医药智库

晕动病

晕动病，即俗称的"晕车""晕船""晕机"等，是指交通工具等的摇摆、颠簸、旋转、加速运动等刺激人耳的前庭感受器导致人体对运动状态错误感知而引起的一系列生理反应，主要表现为恶心、呕吐、头晕、出冷汗等。

（二）阿托品的合成代用品

1. 合成扩瞳药

后马托品

后马托品是短效 M 受体阻滞药，与阿托品相比，其扩瞳及调节麻痹作用较弱，维持时间较短，适用于眼底检查和验光。

托吡卡胺

托吡卡胺的扩瞳和调节麻痹作用强，起始作用迅速，维持时间短，主要用于眼底检查和验光。

2. 合成解痉药

溴丙胺太林

溴丙胺太林口服吸收不完全，食物可影响其吸收，因此宜在饭前 0.5～1 h 服用。其具有与阿托品相似的 M 受体阻滞作用，作用特点如下：① 对胃肠平滑肌上的 M 受体选择性较高，解除胃肠平滑肌痉挛的作用强而持久，并能减少胃酸分泌；② 不易透过血-脑屏障，中枢作用不明显。本药主要用于治疗胃、十二指肠溃疡，胃肠痉挛和妊娠呕吐。不良反应与阿托品相似，但较少。

二、N 胆碱受体阻滞药

（一）N_N 胆碱受体阻滞药

N_N 胆碱受体阻滞药能选择性地与神经节细胞上的 N_N 受体结合，阻滞 ACh 与 N_N 受体结合，从而阻滞神经冲动在神经节中的传递，故也称神经节阻滞药。

因交感神经对血管的支配占优势，用本类药后可阻滞交感神经节上的 N_N 胆碱受体，引起血管舒张，使外周阻力降低而使血压迅速下降。可用于麻醉时控制血压，以减少手术出血。代表药有美卡拉明（美加明）、樟磺咪芬等。

（二）N_M 胆碱受体阻滞药

N_M 胆碱受体阻滞药能与神经肌肉接头处运动终板膜上 N_M 胆碱受体结合，阻滞神经冲动向肌肉传递，导致骨骼肌松弛，故又称骨骼肌松弛药。根据作用机制不同，可将其分为去极化型肌松药和非去极化型肌松药两类。

1. 去极化型肌松药

去极化型肌松药与神经肌肉接头后膜的 N_M 受体结合后，被胆碱酯酶水解较 ACh 慢，故产生与 ACh 相似但较为持久的去极化作用，神经肌肉接头后膜失去了对 ACh 的反应性，从而导致骨骼肌松弛。

本类药物的特点如下：① 肌肉松弛作用快而短，易于控制；② 用药后可出现短暂的肌束颤动；③ 连续用药可产生快速耐受性；④ 胆碱酯酶抑制药可增强此类药的肌肉松弛作用，故其中毒时不可用新斯的明类药物解救；⑤ 治疗量无神经节阻滞作用。

琥珀胆碱

体内过程

琥珀胆碱口服不吸收，作用维持时间短，必须连续注射给药。进入体内后可被肝和血浆中的假性胆碱酯酶迅速水解，水解后肌松作用明显减弱直至消失。极少部分以原形排出，大部分以代谢产物的形式随尿液排出。

药理作用

本药作用快而短暂，静脉注射后首先出现肌束颤动，1 min 内转为松弛，约 2 min 肌松作用达高峰，5 min 内作用消失，静脉滴注可延长其作用时间。肌松作用从颈部肌肉开始，逐渐波及肩胛、腹部、四肢及面部、舌、咽喉和咀嚼肌，最后作用于呼吸肌，但对呼吸肌的麻痹作用不明显。

临床应用

本药可用于气管内插管及气管镜、食管镜检查等短时操作，也可静脉滴注用作全麻时辅助药。

不良反应及注意事项

1. **呼吸肌麻痹**　常见于过量、静脉滴注过快或遗传性胆碱酯酶活性低下者，应用本药时需备有人工呼吸机。

2. **术后肌痛**　因本药在产生肌松作用前有短暂的肌束颤动，故有 25%～50% 的患者诉说术后肩胛部、胸部肌肉疼痛，一般 3～5 天可自愈。

3. **血钾升高**　由于肌肉持久去极化可释放 K^+，使血钾升高，故禁用于高血钾患者，如广泛性软组织损伤、大面积烧伤、肾功能不全、脑血管疾病及恶性肿瘤患者等。

4. **眼内压升高**　本药能使眼外肌收缩，造成眼内压升高，故青光眼、白内障患者禁用。

2. 非去极化型肌松药

非去极化型肌松药与神经肌肉接头后膜的 N_M 受体结合，竞争性地阻滞 ACh 对 N_M 受体的作用，使骨骼肌松弛。

本类药物的特点如下：① 肌肉松弛作用起效慢，维持时间长；② 肌肉松弛前无肌束颤动；③ 抗胆碱酯酶药可拮抗其肌肉松弛作用，故过量中毒时可用新斯的明解救；④ 具有一定的神经节阻滞作用，可引起血压下降；⑤ 连续用药不产生快速耐受性。

泮库溴铵

泮库溴铵为人工合成的长效非去极化型肌松药，其肌松作用强，起效快（4～6 min），维持时间长（2～3 h），蓄积性小，治疗量无神经节阻滞作用和促进组胺释放作用，主要用于各种手术维持肌松和气管插管等。因有轻度抗组胺作用和促进儿茶酚胺释放作用，可引起心率加快和血压升高。

此外，非去极化型肌松药还有哌库溴铵、阿曲库铵、阿库氯铵等。

探索四　拟肾上腺素药

拟肾上腺素药是一类能与肾上腺素受体结合并激动该受体，产生肾上腺素样作用的药物，又称肾上腺素受体激动药。根据对肾上腺素受体选择性的不同，可将此类药物分为 α、β 受体激动药，α 受体激动药和 β 受体激动药三类。

一、α、β 受体激动药

肾上腺素

肾上腺素（AD）是肾上腺髓质分泌的主要激素，药用肾上腺素由家畜（牛、羊等）肾上腺提取或人工合成。

体内过程

本药口服易被碱性肠液和肝破坏，故口服无效；一般采用皮下注射，因其收缩血管作用而吸收缓慢，作用可维持 1 h 左右；肌内注射吸收迅速，维持时间较短，10～30 min；静脉注射立即生效，但作用仅维持数分钟。

肾上腺素

药理作用

1. **兴奋心脏**　本药能激动心肌、传导系统和窦房结的 $β_1$ 受体，使心肌收缩力增强、心率加快、传导加速和心输出量增加。若剂量过大或静脉注射速度过快，可引起心律失常，甚至心室颤动。

2. **舒缩血管**　本药能激动血管平滑肌的 $α_1$ 受体及 $β_2$ 受体，使以 $α_1$ 受体占优势的皮肤、黏膜和内脏血管收缩，以 $β_2$ 受体占优势的骨骼肌血管和冠状动脉舒张。对脑及肺血管收缩作用较弱。

3. **影响血压**　本药对血压的影响与其用药剂量有关：① 治疗量可激动 $β_1$ 受体，使心脏兴奋，心输出量增加，故收缩压升高；由于激动 $β_2$ 受体，使骨骼肌血管舒张作用抵消或超过了皮肤、黏膜和内脏血管的收缩作用，故舒张压不变或略下降，脉压增大，有利于组织器官的血液灌注。② 较大剂量除强烈兴奋心脏外，还可使血管平滑肌的 α 受体兴奋占优势，血管收缩效应超过血管舒张效应，外周阻力增加，收缩压和舒张压均升高。

4. **扩张支气管**　本药能激动支气管平滑肌上的 $β_2$ 受体，使支气管平滑肌舒张；并能抑制肥大细胞释放过敏性物质，如组胺等；还可兴奋 α 受体，使支气管黏膜血管收缩，有利于消除支气管黏膜水肿。

5. 促进代谢 本药能激动肝细胞膜上的 β_2 受体和 α 受体,促进肝糖原分解和糖原异生,加速脂肪分解,使血糖和游离脂肪酸升高。在治疗量时,可使组织耗氧量增加。

临床应用

1. 治疗心搏骤停 因溺水、急性传染病、心脏传导阻滞、药物中毒、麻醉或手术意外等引起的心搏骤停,在配合心脏按压、人工呼吸、纠正酸中毒等措施的同时,可用肾上腺素静脉注射或心室内注射。

2. 治疗过敏性休克 本药是抢救过敏性休克的首选药。肾上腺素通过收缩血管、改善心功能、升高血压、解除支气管平滑肌痉挛、减轻支气管黏膜水肿和抑制过敏介质释放等作用,可迅速缓解过敏性休克的临床症状。一般皮下注射或肌内注射,危急病例也可用生理盐水稀释后缓慢静脉注射。

医药智库

休 克

休克是由各种病因引起的急性循环功能障碍,使组织血液灌流量严重不足,导致细胞损伤、重要器官功能代谢紊乱和结构损害的全身性病理过程。根据病因不同,休克大致可分为失血性休克、创伤性休克、感染性休克、心源性休克和过敏性休克五类。尽管不同类型休克的病因不同,但有效灌流量减少使微循环发生障碍,是多数休克发生的共同病理生理学特征。因此,休克的主要临床表现为血压下降、面色苍白、皮肤湿冷、脉搏细速、神志淡漠甚至昏迷等。多数抗休克药物均有加强心肌收缩力、升高血压和改善微循环的作用。

3. 治疗支气管哮喘 本药可用于控制支气管哮喘急性发作,皮下注射或肌内注射后数分钟内奏效,作用强,但维持时间短。

4. 与局麻药配伍 在局部麻醉药(简称"局麻药")中加入少量肾上腺素,可使注射部位血管收缩,延缓局麻药的吸收,延长麻醉时间,并可降低局麻药吸收中毒的发生率。但手指、足趾、阴茎等处手术时,不宜加用肾上腺素,以免引起局部组织缺血坏死。

5. 局部止血 当鼻黏膜或牙龈出血时,可将浸有 0.1% 肾上腺素溶液的棉球或纱布填塞于出血处,使血管收缩而止血。

不良反应及注意事项

治疗量即可出现心悸、烦躁、失眠、头痛、出汗和血压升高等。剂量过大或静脉注射速度过快时,可使血压骤升,有发生脑出血的危险。兴奋心脏,增加心肌耗氧量,可引起心律失常,甚至心室纤颤,故应严格掌握剂量,密切观察患者的血压、脉搏及情绪变化。高血压、脑动脉硬化、器质性心脏病、糖尿病及甲状腺功能亢进者禁用。

多巴胺

多巴胺是体内去甲肾上腺素生物合成的前体,药用多巴胺多为人工合成品。

体内过程

本药口服易被破坏而失活,一般采用静脉给药。在体内迅速被 COMT 及 MAO 催化代谢而失活,故作用时间短暂。不易透过血-脑屏障,故不产生中枢作用。

药理作用

1. **兴奋心脏** 本药能激动心脏 β_1 受体,使心肌收缩力增强、心输出量增加。治疗量对心率影响不明显,大剂量可加快心率,但较少引起心律失常。

2. **舒缩血管** 治疗量能激动多巴胺受体(D_1 受体),使肾和肠系膜血管扩张;大剂量时则以 α 受体的兴奋作用占优势,皮肤、黏膜、肾及肠系膜血管均收缩。

3. **升高血压** 治疗量可使收缩压升高,舒张压不变或略升;但大剂量则使收缩压、舒张压均升高。

4. **改善肾功能** 治疗量可激动肾 D_1 受体,使肾血管扩张、肾血流量增加,还可直接抑制肾小管对钠的重吸收,排钠利尿;大剂量可通过激动肾血管 α 受体使肾血管收缩、肾血流量减少。

临床应用

1. **抗休克** 本药可用于治疗各种休克,尤其适用于伴有心肌收缩力减弱、尿量减少而血容量已补足的休克。用药前应注意补充血容量和纠正酸中毒。

2. **治疗急性肾衰竭** 与利尿药合用治疗急性肾衰竭,可增加尿量,改善肾功能。

不良反应及注意事项

不良反应偶见恶心、呕吐。如剂量过大或滴注过快可出现心动过速、心律失常和肾血管收缩引起的肾功能下降等。一旦发生,应减慢滴注速度或停药。室性心律失常、闭塞性血管病、心肌梗死、动脉硬化和高血压等患者慎用。

麻黄碱

麻黄碱是从中药麻黄中提取的生物碱,现已人工合成,口服易吸收,也易通过血-脑屏障。吸收后大部分以原形经肾排出,一次给药可维持 3~6 h。

本药能直接激动 α 和 β 受体,还可促进去甲肾上腺素能神经末梢释放 NA,间接产生拟肾上腺素的作用。与肾上腺素相比,其具有以下特点:① 性质稳定,可以口服;② 兴奋心脏、收缩血管、升高血压和扩张支气管的作用较肾上腺素温和、缓慢而持久;③ 中枢兴奋作用明显,易引起精神兴奋、不安、失眠和呼吸兴奋等;④ 短期内反复应用易产生快速耐受性。临床主要用于:① 预防和治疗轻症支气管哮喘;② 防治硬膜外麻醉和蛛网膜下腔麻醉引起的低血压;③ 解除鼻黏膜充血、水肿所引起的鼻塞。

剂量较大能出现精神兴奋、不安、震颤和失眠等中枢兴奋症状,加服苯巴比妥或苯海拉明可以减轻。注意事项同肾上腺素。

病例分析

患者,男,20 岁,因支原体肺炎入院,静脉输注头孢类抗生素时,突然出现恶心、呕吐、发绀、大汗淋漓。考虑为过敏性休克,立即停药。

请思考：
应首选哪种药物为该患者进行治疗？选用的依据是什么？

二、α 受体激动药

去甲肾上腺素

去甲肾上腺素（NA）是由去甲肾上腺素能神经末梢释放的递质，肾上腺髓质也有少量分泌，现已可人工合成。

体内过程

本药口服易在消化道内被破坏，不易吸收。皮下或肌内注射因血管剧烈收缩易引起局部组织坏死，一般采用静脉滴注给药。不易通过血-脑屏障。进入体内的 NA 很快被去甲肾上腺素能神经末梢摄取或被肝和其他组织的 COMT 和 MAO 代谢而作用短暂。

药理作用

本药对 α 受体的激动作用较强，对 $β_1$ 受体的激动作用较弱，对 $β_2$ 受体几乎无作用。

1. **收缩血管** 本药能激动血管平滑肌上的 $α_1$ 受体，使全身小动脉和小静脉产生强大的收缩效应，以皮肤、黏膜血管收缩最明显，其次是肾血管。对脑、肝、肠系膜和骨骼肌血管也呈收缩反应。因心脏兴奋使心肌的代谢产物腺苷增加，故冠状血管舒张、冠状动脉血流量增加。

2. **兴奋心脏** 本药能激动心脏 $β_1$ 受体，使心肌收缩力增强、心率加快、传导加速。但在整体情况下，心率可因血管收缩而反射性减慢。

3. **升高血压** 小剂量静脉滴注，因兴奋心脏，心输出量增加，使收缩压升高；由于血管收缩不剧烈，舒张压升高不多，故脉压增大。较大剂量时因血管强烈收缩，外周阻力明显增高，故收缩压、舒张压均明显升高，脉压变小。

临床应用

1. **治疗休克和低血压** 目前本药在休克的治疗中已不占重要地位，仅限于治疗早期神经源性休克、过敏性休克、应用血管扩张药无效的感染性休克和药物中毒（如氯丙嗪、酚妥拉明等）引起的低血压。

2. **治疗上消化道出血** 将本药 1～3 mg 适当稀释后口服，可使食管和胃黏膜血管收缩，产生局部止血作用。

不良反应及注意事项

1. **局部组织缺血坏死** 静脉滴注时间过长、药物浓度过高或药液漏出血管，可因局部血管剧烈收缩而引起组织缺血性坏死。如发现药液外漏或滴注部位皮肤苍白，应立即更换滴注部位，局部热敷，并以普鲁卡因或酚妥拉明做局部浸润注射，以扩张血管。

2. **急性肾衰竭** 用药时间过久或剂量过大，可使肾血管剧烈收缩，导致少尿、尿闭和急性肾衰竭，故用药期间尿量至少应保持在每小时 25 mL 以上。

高血压、动脉硬化症、器质性心脏病、少尿及尿闭等患者禁用。

间羟胺

间羟胺性质较稳定，在体内不易被 MAO 破坏，作用维持时间较长，主要激动 α 受体，对 β 受体作用弱，可促进去甲肾上腺素能神经末梢释放 NA。与 NA 比较，间羟胺的主要特点如下：① 收缩血管、升高血压的作用较弱而持久；② 对肾血管收缩作用较弱，不易引起急性肾衰竭；③ 对心率影响不明显，不易引起心律失常，有时可因血压升高而反射性地使心率减慢；④ 给药方便，可静脉滴注，也可肌内注射。本药常作为 NA 的良好代用品，用于休克早期或其他低血压。

去氧肾上腺素

去氧肾上腺素和甲氧明均为人工合成品，主要激动 $α_1$ 受体，作用较 NA 弱而持久。其具有以下特点：① 收缩血管，升高血压，可用于防治全身麻醉时某些药物所致的低血压；② 反射性兴奋迷走神经而使心率减慢，可用于治疗阵发性室上性心动过速；③ 去氧肾上腺素还可激动瞳孔开大肌上的 $α_1$ 受体，使瞳孔扩大，可作为快速短效的扩瞳药，用于眼底检查。与阿托品比较，其扩瞳作用弱而短暂，起效快，一般不引起眼内压升高和调节麻痹。

三、β 受体激动药

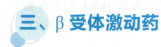

异丙肾上腺素为人工合成品。

体内过程

本药口服易被破坏而失活，气雾吸入或舌下给药吸收较好，亦可静脉滴注。吸收后可被肝、肺等组织中的 COMT 代谢，作用持续时间较肾上腺素长。

药理作用

1. **兴奋心脏** 本药激动心脏 $β_1$ 受体，可使心肌收缩力增强、心率加快、传导加速、心输出量增加和心肌耗氧量增加。与肾上腺素比较，异丙肾上腺素加快心率、加速传导的作用较强，对正常起搏点兴奋作用强，也可引起心律失常，但较少产生心室颤动。

2. **舒张血管** 本药激动 $β_2$ 受体，可使骨骼肌血管和冠状血管明显舒张，对肾和肠系膜血管舒张作用较弱。

3. **影响血压** 因兴奋心脏，心输出量增加而外周血管舒张，使外周阻力下降，故收缩压升高而舒张压下降，脉压增大。

4. **扩张支气管** 本药能激动 $β_2$ 受体，松弛支气管平滑肌，作用强于 AD；也可抑制组胺等过敏物质释放，但对支气管黏膜血管无收缩作用。

5. 影响代谢 本药能促进糖原和脂肪分解，使血糖和血中游离脂肪酸浓度升高，增加组织耗氧量。

临床应用

1. 治疗支气管哮喘 以舌下或气雾给药用于控制支气管哮喘的急性发作，疗效快而强。

2. 治疗房室传导阻滞 本药具有强大的加速房室传导作用，采用舌下含化或静脉滴注给药，可治疗Ⅱ、Ⅲ度房室传导阻滞。

3. 治疗心搏骤停 本药心室内注射，适用于心室自身节律缓慢、高度房室传导阻滞或窦房结功能衰竭等引起的心搏骤停。

4. 抗休克 在补充血容量的基础上，因本药能兴奋心脏，增加心输出量，并扩张血管，改善微循环，故可治疗中心静脉压高、心输出量低的感染性休克。

不良反应及注意事项

本药不良反应常见心悸、头痛、头晕等。当支气管哮喘患者已明显缺氧时，易致心律失常，诱发心肌梗死。长期反复应用易产生耐受性，加大剂量，有可能产生严重的心律失常，甚至因心室颤动而猝死，故应严格控制剂量。

冠心病、心肌炎和甲状腺功能亢进等患者禁用。

多巴酚丁胺

多巴酚丁胺能选择性地激动 $β_1$ 受体，使心肌收缩力增强，增加心输出量，对心率影响不明显，主要用于治疗心肌梗死并发的心功能不全。口服无效，一般采用静脉滴注给药，连续用药可产生快速耐受性。梗死型心肌病患者禁用。

探索五　抗肾上腺素药

抗肾上腺素药又称肾上腺素受体阻滞药，是一类能与肾上腺素受体结合，本身不激动或较少激动肾上腺素受体，却能阻滞去甲肾上腺素能神经递质或肾上腺素受体激动药与受体结合，而产生拮抗效应的药物。根据对肾上腺素受体的选择性不同，可将本类药物分为 α 受体阻滞药，β 受体阻滞药和 α、β 受体阻滞药三类。

一、α 受体阻滞药

α 受体阻滞药能选择性地与 α 受体结合，阻滞去甲肾上腺素能神经递质及肾上腺素受体激动药与 α 受体结合而发挥作用。它们能将肾上腺素的升压作用翻转为降压作用，这种现象称为"肾上腺素升压作用的翻转"，这是因为 α 受体阻滞药选择性地阻滞与血管收缩有关的 α 受体，但不影响与血管舒张有关的 $β_2$ 受体，使肾上腺素的血管收缩作用被取消，而血管舒张作用得以充分表现出来。

（一）非选择性α受体阻滞药

1．短效型α受体阻滞药

酚妥拉明

体内过程

酚妥拉明（立其丁）口服吸收差，生物利用度低，常采用肌内注射或静脉给药。药物在体内消除迅速，作用维持时间较短，肌内注射作用快，但维持时间仅30~45 min。大多以无活性的代谢物从尿中排泄。

药理作用

1．**舒张血管** 静脉注射本药，可阻滞血管平滑肌上的$α_1$受体，并直接松弛血管平滑肌，使皮肤、黏膜和内脏血管等舒张，外周阻力降低，血压下降。

2．**兴奋心脏** 由于血压下降，机体可反射性地兴奋交感神经，又因阻滞去甲肾上腺素能神经末梢突触前膜的$α_2$受体，使去甲肾上腺素释放增多而使心脏兴奋，主要表现为心肌收缩力增强、心率加快、心输出量增加，同时心肌耗氧量也增加。

3．**其他** 本药还具有一定的拟胆碱作用，可使胃肠道平滑肌兴奋。此外，还具有拟组胺作用，使胃酸分泌增加，皮肤颜面潮红等。

临床应用

1．**治疗外周血管痉挛性疾病** 本药可治疗肢端动脉痉挛性疾病（如雷诺病）、血栓闭塞性脉管炎等外周血管痉挛性疾病。

2．**治疗去甲肾上腺素静脉滴注外漏** 局部浸润注射本药，可拮抗去甲肾上腺素的血管收缩作用，防止局部组织缺血坏死。

3．**诊治肾上腺嗜铬细胞瘤** 本药可用于嗜铬细胞瘤的鉴别诊断，也可用于嗜铬细胞瘤引起的高血压危象治疗及术前准备。

4．**治疗休克** 在补足血容量的基础上，利用酚妥拉明舒张血管，降低外周阻力，增加心输出量，改善微循环，改善休克状态时的组织血液灌注，纠正缺氧状态，治疗感染性休克。

5．**治疗充血性心力衰竭和急性心肌梗死** 酚妥拉明能扩张血管，降低外周阻力，减少回心血量，减轻心脏前、后负荷和左心室充盈度，使心输出量增加，缓解心力衰竭和肺水肿症状。

> **医药智库**
>
> ### 嗜铬细胞瘤
>
> 嗜铬细胞瘤是由嗜铬细胞所形成的肿瘤，肿瘤细胞大多来源于肾上腺髓质，少数来源于肾上腺外的嗜铬细胞。典型表现为阵发性高血压伴有心动过速、头痛、出汗及面色苍白。上述症状发作期间，若血中或尿中儿茶酚胺或其代谢产物显著增高，则提示为嗜铬细胞瘤。

不良反应及注意事项

1. 胃肠反应 本药可引起恶心、呕吐、腹痛、腹泻及胃酸分泌增多,胃溃疡患者慎用。

2. 心血管反应 本药可引起心动过速和直立性低血压,静脉给药应缓慢以防止心率加快、心律失常和心绞痛。冠心病患者慎用。

妥拉唑林

妥拉唑林作用与酚妥拉明相似,但阻滞 α 受体作用较弱,拟胆碱作用和拟组胺样作用较强。其临床上主要用于外周血管痉挛性疾病的治疗,局部浸润注射以拮抗静脉滴注去甲肾上腺素外漏引起的缩血管作用。不良反应与酚妥拉明相似,但发生率较高。

2. 长效型 α 受体阻滞药

酚苄明

酚苄明为长效 α 受体阻滞药,阻滞 α 受体作用强大而持久。

体内过程

本药口服吸收差,生物利用度低。因局部刺激性强,不能肌内或皮下注射,仅采用静脉给药。本药脂溶性高,大剂量用药可蓄积于脂肪组织,然后缓慢释放,并且消除速度缓慢,一次给药,作用可维持 3~4 天。

药理作用

本药能阻滞 α 受体,扩张血管,降低外周阻力,使血压下降。其特点为作用缓慢、强大而持久。

临床应用

本药主要用于治疗外周血管痉挛性疾病,也可用于嗜铬细胞瘤术前准备或并发高血压危象、感染性休克及前列腺增生的治疗。

不良反应及注意事项

本药可引起直立性低血压、心动过速、鼻塞、口干和嗜睡等,也可出现腹部不适、恶心、呕吐等胃肠道反应。冠心病和肾功能不全者慎用。

(二)选择性 α 受体阻滞药

1. 选择性 α_1 受体阻滞药

本类药物可选择性地阻滞 α_1 受体,而对突触前膜 α_2 受体作用弱,故降压时较少产生反射性心率加快,现多用于治疗高血压。常用药物有萘哌地尔、哌唑嗪、多沙唑嗪和特拉唑嗪等。

2. 选择性 α_2 受体阻滞药

育亨宾

育亨宾能选择性地阻滞中枢和外周突触前膜 α_2 受体,促进去甲肾上腺素能神经末梢释放去甲肾上腺素，使心率加快、血压升高。其目前主要用作科研的工具药，也可用于治疗男性性功能障碍及糖尿病患者的神经病变。

二、β受体阻滞药

（一）β受体阻滞药的分类

β受体阻滞药能选择性地与β受体结合，竞争性地阻滞去甲肾上腺素能神经递质或肾上腺素受体激动药与β受体结合，而产生拮抗β受体激动的效应，又称β受体拮抗药。根据其对β受体不同的选择性，可分为β_1、β_2受体阻滞药，β_1受体阻滞药和α、β受体阻滞药，如表2-2所示。

表2-2 受体阻滞药分类及药理学特性

药物分类	作用效价	内在拟交感活性	膜稳定作用	血浆半衰期/h
β_1、β_2受体阻滞药				
普萘洛尔	1	-	+	3～5
噻吗洛尔	5～10	-	-	3～5
吲哚洛尔	5～10	++	+	3～4
纳多洛尔	0.5	-	-	10～20
β_1受体阻滞药				
美托洛尔	0.5～2	-	-	3～4
阿替洛尔	0.5～1	-	-	5～8
醋丁洛尔	0.3	+	+	2～4
α、β受体阻滞药				
拉贝洛尔	0.3	±	-	4～6

注：1. 将普洛萘尔的作用效价设为1。
　　2. "++"表示强，"+"表示较强，"-"表示无。

（二）β受体阻滞药的共性

药理作用

1. β受体阻滞作用

（1）对心脏的影响：本类药物可阻滞心脏β受体，使心肌收缩力减弱，心率和房室传导减慢，心输出量减少，心肌耗氧量降低。

（2）对血管的影响：由于心脏受到抑制，心输出量减少，反射性兴奋交感神经，引起血管收缩和外周阻力增加，使肝、肾和骨骼肌等血流量减少，冠状血管血流量也降低。

（3）收缩支气管平滑肌：本类药物可阻滞支气管平滑肌 β_2 受体，使支气管平滑肌收缩，可诱发和加重支气管哮喘。

（4）抑制肾素释放：本类药物通过阻滞肾小球旁器细胞的 β_1 受体，抑制肾素的释放，从而使血压降低。

2．膜稳定作用 某些 β 受体阻滞药能降低神经或心肌细胞膜对 Na^+ 的通透性，从而稳定神经细胞膜和心肌细胞膜，产生局麻作用和奎尼丁样作用，称为膜稳定作用。因该作用所需剂量远高于临床治疗量，故无临床意义。

3．内在拟交感活性 有些 β 受体阻滞药（如吲哚洛尔、醋丁洛尔等）与 β 受体结合后，尚有微弱的激动 β 受体作用，称为内在拟交感活性。这种作用较弱，一般被其 β 受体阻滞作用所掩盖，不易表现出来。

临床应用

1．治疗心律失常 本类药物对多种原因引起的快速型心律失常均有效，尤其是对交感神经兴奋性过高、甲状腺功能亢进等引起的窦性心动过速疗效较好，也可用于运动或情绪激动所引发的室性心律失常。

2．治疗心绞痛和心肌梗死 本类药物对心绞痛有良好的疗效。长期应用可降低心肌梗死复发率和猝死率。

3．治疗高血压 本类药物是治疗高血压的常用药物，能使高血压患者的血压下降，并伴有心率减慢。

4．治疗充血性心力衰竭 在心肌状况严重恶化之前早期应用本类药物，能缓解某些充血性心力衰竭的症状，改善其预后。

5．辅助治疗甲状腺功能亢进症 本类药物通过降低基础代谢率、减慢心率、控制激动不安等症状，可有效控制甲状腺危象症状。

6．其他 普萘洛尔适用于偏头痛、肌震颤、肝硬化所致的上消化道出血等；噻吗洛尔局部用药治疗青光眼，疗效与毛果芸香碱相近或较优，且无缩瞳和调节痉挛等不良反应；本类药也可用于嗜铬细胞瘤和肥厚型心肌病。

不良反应及注意事项

1．一般不良反应 常见恶心、呕吐、轻度腹泻等消化道症状。偶见过敏反应，如皮疹、血小板减少等。

2．心脏抑制 本类药物阻滞心脏的 β_1 受体，可导致心功能抑制，尤以窦性心动过缓、房室传导阻滞、心功能不全等患者较为敏感，甚至造成严重心功能不全、肺水肿、房室传导完全阻滞或心搏骤停等，故应特别注意。

3．诱发或加重支气管哮喘 由于阻滞支气管平滑肌 β_2 受体，使支气管平滑肌收缩，可诱发或加重哮喘，故支气管哮喘患者禁用。

4．外周血管收缩和痉挛 因本类药物对血管平滑肌 β_2 受体的阻滞作用，可使外周血管收缩，引起皮肤苍白或发绀、四肢发冷等，出现雷诺症状或间歇性跛行，甚至造成肢端溃疡和坏死。

5. 停药反跳现象 长期应用本类药物突然停药，可使疾病原有症状重现甚至加重，此作用多与β受体上调有关。因此，长期用药者不宜突然停药，须逐渐减量停药。

6. 其他 本类药物可抑制交感神经兴奋，掩盖低血糖所引起的心动过速、出汗等症状，使其不能被及时察觉，故糖尿病患者应用胰岛素期间应予以注意。

严重心功能不全、窦性心动过缓、重度房室传导阻滞和支气管哮喘等患者禁用，心肌梗死、肝功能不全者慎用。

（三）常用β受体阻滞药

1. β₁、β₂受体阻滞药

普萘洛尔

体内过程

普萘洛尔（心得安）口服吸收快而完全，首过消除明显，生物利用度约为30%；静脉注射后，90%与血浆蛋白结合。本药脂溶性高，易通过血-脑屏障和胎盘，也可分布于乳汁中，主要在肝脏内代谢，代谢物90%经肾脏排泄。不同个体口服相同剂量时，血药浓度高峰可相差20倍，故临床用药剂量应个体化。

药理作用

本药对β₁、β₂受体均有较强的阻滞作用，无内在拟交感活性。阻滞β₁受体，可使心肌收缩力减弱，心率减慢，心输出量减少，冠脉血流量降低，心肌耗氧明显减少，血压下降；阻滞β₂受体，可使支气管平滑肌收缩，诱发或加重哮喘的急性发作。

临床应用

本药主要用于治疗室上性和室性心律失常、心绞痛、高血压和甲状腺功能亢进等。

不良反应及注意事项

本药常见不良反应有恶心、呕吐、轻度腹泻；还可引起急性心功能不全，诱发和加重支气管哮喘等；偶可出现药疹、血小板减少等过敏反应；长期用药突然停药可出现反跳现象，使原有病情恶化。

哮喘，过敏性鼻炎，急性心力衰竭，窦性心动过缓，重度房室传导阻滞，心源性休克，低血压，已洋地黄化而心脏高度扩大、心率又较不平稳的患者禁用。

2. β₁受体阻滞药

美托洛尔

美托洛尔可选择性地阻滞β₁受体。口服吸收完全，生物利用度为40%。临床用于治疗各型高血压、心绞痛及室上性心律失常。偶见胃部不适、眩晕、头痛、疲乏、失眠等。哮喘患者不宜大剂量应用；中重度房室传导阻滞、严重窦性心动过缓、对洋地黄无效的心衰患者及孕妇禁用。

三、α、β受体阻滞药

本类药物选择性不高，对α受体和β受体均有阻滞作用，对β受体阻滞作用比对α受体阻滞作用强。代表药物为拉贝洛尔。

拉贝洛尔

体内过程

拉贝洛尔口服吸收后部分被首过消除，生物利用度为20%~40%，个体差异大。约有99%的药物在肝代谢，只有少量经肾排泄。

药理作用

本药可同时阻滞α受体和β受体，对β受体的阻滞作用比α受体强，阻滞$β_1$受体和$β_2$受体的作用比普萘洛尔弱，并具有较弱的内在拟交感活性和膜稳定作用。与普萘洛尔相比，本药具有降压作用出现较快、减慢心率较弱、扩张血管明显和肾血流量增加等特点，故有利于降血压和抗心绞痛。

临床应用

本药主要用于治疗中、重度高血压及心绞痛，静脉注射或静脉滴注也可用于高血压危象。

不良反应及注意事项

本药一般不良反应有眩晕、乏力、恶心等，大剂量可引起直立性低血压。支气管哮喘及心功能不全者禁用，小儿、孕妇及脑出血患者禁止静脉注射。此外，本药注射液不能与葡萄糖氯化钠注射液混合进行静脉滴注。

以测验效

一、单项选择题

1. 毛果芸香碱调节痉挛的机制是激动（　　）。
   A. 瞳孔括约肌上的M受体
   B. 晶状体上的M受体
   C. 睫状肌上的M受体
   D. 悬韧带上的M受体
   E. 睫状肌上的N_2受体

2. 青光眼患者的首选治疗药物是（　　）。
   A. 东莨菪碱　　B. 阿托品　　C. 苯海索　　D. 毛果芸香碱
   E. 新斯的明

3. 新斯的明不能应用的情况是（　　）。
   A. 腹气胀、尿潴留
   B. 重症肌无力
   C. 阵发性室上性心动过速
   D. 琥珀胆碱中毒
   E. 筒箭毒碱中毒

4. 新斯的明兴奋胃肠道平滑肌的作用机制是通过（　　）。
   A．直接作用于受体　　　　　　B．影响 ACh 的释放
   C．影响 ACh 的生物合成　　　　D．影响 ACh 的代谢
   E．影响 ACh 的贮存

5. 毒扁豆碱滴眼引起头痛的原因可能是（　　）。
   A．睫状肌收缩过强　　　　　　B．眼压升高
   C．眼压降低　　　　　　　　　D．颅内压升高
   E．脑血管扩张

6. 新斯的明对下列效应器作用最强的是（　　）。
   A．骨骼肌　　B．心脏　　C．血管　　D．腺体
   E．眼

7. 新斯的明过量可致（　　）。
   A．中枢兴奋　　　　　　　　　B．中枢抑制
   C．胆碱能危象　　　　　　　　D．窦性心动过速
   E．青光眼加重

8. 阿托品用药过量致急性中毒时，可选择的治疗药物是（　　）。
   A．山莨菪碱　　　　　　　　　B．毛果芸香碱
   C．东莨菪碱　　　　　　　　　D．氯解磷定
   E．去甲肾上腺素

9. 阿托品对眼睛的作用是（　　）。
   A．扩瞳、升高眼内压和调节麻痹　　B．扩瞳、降低眼内压和调节麻痹
   C．扩瞳、升高眼内压和调节痉挛　　D．缩瞳、降低眼内压和调节痉挛
   E．缩瞳、升高眼内压和调节痉挛

10. 阿托品用于全身麻醉前给药的主要作用是（　　）。
    A．解除胃肠平滑肌痉挛　　　　B．防止休克
    C．抑制呼吸道腺体分泌　　　　D．抑制排便、排尿
    E．防止心律失常

11. 阿托品主要用于（　　）。
    A．感染中毒性休克　　　　　　B．神经源性休克
    C．心源性休克　　　　　　　　D．低血容量性休克
    E．过敏性休克

12. 能够治疗晕动病和帕金森病的药物是（　　）。
    A．哌仑西平　　B．东莨菪碱　　C．阿托品　　D．后马托品
    E．山莨菪碱

13. 山莨菪碱可抗感染性休克，主要是因为它能（　　）。
    A．扩张小血管，改善微循环　　B．解除支气管平滑肌痉挛
    C．解除胃肠平滑肌痉挛　　　　D．兴奋中枢
    E．降低迷走神经张力，使心率加快

14．与阿托品的作用相比较，东莨菪碱最显著的特点是（　　）。
   A．可松弛支气管平滑肌　　　　　　B．可松弛胃肠平滑肌
   C．可抑制腺体分泌　　　　　　　　D．具有中枢抑制作用
   E．可扩瞳和升高眼内压

15．下列选项中，不属于东莨菪碱临床应用范围的是（　　）。
   A．放射病呕吐　　B．晕车或晕船　　C．肌肉疼痛　　D．麻醉前给药
   E．感染性休克

16．服用阿托品后出现不良反应时，一般最先出现（　　）。
   A．眼蒙　　　　B．心悸　　　　C．口干　　　　D．失眠
   E．腹胀

17．为了延长局麻药的局麻作用和减少不良反应，可加用（　　）。
   A．肾上腺素　　　　　　　　　　　B．去甲肾上腺素
   C．异丙肾上腺素　　　　　　　　　D．麻黄碱
   E．多巴胺

18．对抗硬脊膜外麻醉所致的低血压，可选用（　　）。
   A．麻黄碱　　　B．肾上腺素　　C．去甲肾上腺素　　D．多巴胺
   E．间羟胺

19．多巴胺增加肾血流量的主要机制是（　　）。
   A．兴奋多巴胺受体　　　　　　　　B．兴奋 β_1 受体
   C．兴奋 α_1 受体　　　　　　　　　D．兴奋 β_2 受体
   E．直接扩张肾血管平滑肌

20．肾上腺素对心肌耗氧量的影响主要是（　　）。
   A．使心肌收缩力加强，心率减慢，耗氧减少
   B．使心肌收缩力加强，耗氧增多
   C．使冠状动脉血流增加，耗氧、供氧平衡
   D．使骨骼肌血管扩张，外周阻力降低，耗氧减少
   E．使传导加快，心率加快，耗氧减少

21．可通过滴鼻治疗鼻塞的药物是（　　）。
   A．异丙肾上腺素　　　　　　　　　B．去甲肾上腺素
   C．麻黄碱　　　　　　　　　　　　D．多巴胺
   E．多巴酚丁胺

22．过量最易引起心动过速和心室颤动的药物是（　　）。
   A．肾上腺素　　B．多巴胺　　C．异丙肾上腺素　　D．麻黄碱
   E．间羟胺

23．下列关于肾上腺素对血管作用的说法，错误的是（　　）。
   A．收缩皮肤、黏膜和血管　　　　　B．扩张肾血管
   C．微弱收缩脑和肺的血管　　　　　D．扩张骨骼肌血管
   E．舒张冠状血管

24. 与肾上腺素相比，麻黄碱的作用特点是（　　）。
    A．升压作用弱、持久、易产生耐受性
    B．可口服，无耐受性和中枢兴奋作用
    C．作用较弱，维持时间短
    D．作用较强，维持时间短
    E．无耐受性，维持时间长

25. 急、慢性鼻炎和鼻窦炎引起鼻充血时，可用于滴鼻的药物是（　　）。
    A．去甲肾上腺素　　　　　　　　B．麻黄碱
    C．异丙肾上腺素　　　　　　　　D．阿托品
    E．肾上腺素

26. 去甲肾上腺素能神经兴奋时不具有的效应是（　　）。
    A．心脏兴奋　　　　　　　　　　B．收缩小静脉
    C．支气管平滑肌收缩　　　　　　D．皮肤和黏膜血管收缩
    E．肾脏血管收缩

27. 去甲肾上腺素常用的给药方法是（　　）。
    A．肌内注射　　B．皮下注射　　C．口服　　D．静脉注射
    E．静脉滴注

28. β受体激动药的临床应用不包括（　　）。
    A．支气管哮喘急性发作　　　　　B．房室传导阻滞
    C．心搏骤停　　　　　　　　　　D．感染性休克
    E．甲状腺功能亢进

29. 支气管哮喘急性发作时，应选用（　　）。
    A．异丙肾上腺素气雾吸入　　　　B．麻黄碱口服
    C．氨茶碱口服　　　　　　　　　D．色甘酸钠口服
    E．阿托品肌注

30. 酚妥拉明使血管扩张的机制是（　　）。
    A．直接扩张血管和阻滞 $α_1$ 受体　　B．扩张血管和激动 $α_1$ 受体
    C．阻滞 $α_1$ 受体　　　　　　　　　D．激动 β 受体
    E．直接扩张血管

31. 治疗外周血管痉挛性疾病可选用（　　）。
    A．$α_1$ 受体阻滞药　　　　　　　　B．$α_1$ 受体激动药
    C．$β_2$ 受体阻滞药　　　　　　　　D．$β_1$ 受体激动药
    E．M 受体阻滞药

32. 可用于治疗心肌梗死和充血性心力衰竭的药物是（　　）。
    A．哌唑嗪　　B．育亨宾　　C．酚妥拉明　　D．酚苄明
    E．肾上腺素

33. 酚妥拉明过量引起血压下降时，可采取的治疗措施是（　　）。
    A．肾上腺素静脉滴注　　　　　　B．肾上腺素皮下注射

C．异丙肾上腺素静脉注射　　　　　D．去甲肾上腺素皮下注射
E．大剂量去甲肾上腺素静脉滴注

34．去甲肾上腺素静滴外漏时，可选用的治疗药物是（　　）。
A．异丙肾上腺素　　　　　　　　　B．山莨菪碱
C．酚妥拉明　　　　　　　　　　　D．氯丙嗪
E．多巴胺

35．普萘洛尔的药理作用不包括（　　）。
A．抑制心脏　　　　　　　　　　　B．减慢心率
C．减少心肌耗氧量　　　　　　　　D．收缩血管
E．直接扩张血管产生降压作用

36．β肾上腺素受体阻滞药可（　　）。
A．抑制胃肠道平滑肌收缩　　　　　B．使支气管平滑肌收缩
C．加快心脏传导　　　　　　　　　D．升高血压
E．促进糖原分解

37．对开角型青光眼疗效较好的药物是（　　）。
A．噻吗洛尔　　　B．普萘洛尔　　　C．纳多洛尔　　　D．拉贝洛尔
E．索他洛尔

38．β受体阻滞药诱发哮喘加重的原因是（　　）。
A．促进组胺释放　　　　　　　　　B．阻滞β受体，引起支气管平滑肌收缩
C．拟胆碱作用　　　　　　　　　　D．拟组胺作用
E．阻滞α受体

39．对α和β受体均有阻滞作用的药物是（　　）。
A．阿替洛尔　　　B．吲哚洛尔　　　C．拉贝洛尔　　　D．普萘洛尔
E．美托洛尔

40．普萘洛尔和美托洛尔的区别是（　　）。
A．抑制糖原分解　　　　　　　　　B．哮喘患者慎用
C．用于治疗原发性高血压　　　　　D．对β受体选择性的差异
E．没有内在拟交感活性

41．对心绞痛和高血压均有效的药物是（　　）。
A．普萘洛尔　　　B．硝酸甘油　　　C．哌唑嗪　　　　D．可乐定
E．氯沙坦

二、病例分析题

1．患者，男，52岁，因剧烈眼痛、头痛、恶心、呕吐来院急诊。查体：睫状体出血，角膜水肿，前房浅，瞳孔中度开大，呈竖椭圆形，眼压升高。房角镜检查：房角关闭。诊断：闭角型青光眼急性发作。

请对上述病例进行分析：

应为该患者选用何种药物进行治疗？使用此药有哪些注意事项？

2. 患者，女，14 岁，注射青霉素之后出现四肢发凉、发绀、面色苍白、表情淡漠、脉搏细速、尿量减少和血压下降。

请对上述病例进行分析：

（1）该患者最可能的临床诊断是什么？

（2）应选用何种药物对该患者进行救治？该药物的作用机制是什么？

3. 患者，女，66 岁，因右下肺炎、感染中毒性休克急诊住院，当即给予青霉素和去甲肾上腺素静脉滴注。滴注过程中发现滴注部位皮肤苍白、发凉，患者自诉局部皮肤有疼痛感。

请对上述病例进行分析：

应选用何种药物对该患者进行治疗？该药物的作用机制是什么？

以行践学

全面分析，谨慎用药

【活动背景】患者，男，58 岁，因头晕、头痛 2 个月就诊。既往支气管哮喘病史 20 余年，测血压 168/96 mmHg，初步诊断为原发性高血压。给予普萘洛尔降压治疗。

【活动内容】请结合本项目所学知识，分析上述用药是否合理。若不合理，请给出合理的用药建议。

以评促优

将对本项目的学习成果评价填入表 2-3 中。

表 2-3 项目学习成果评价表

班级		组号	
姓名		学号	
项目名称			
评价项目	评价标准	分值	评分	
			自评分	师评分
知识	熟悉传出神经系统药物的作用方式	10		
	明确毛果芸香碱、新斯的明、阿托品、肾上腺素、去甲肾上腺素、异丙肾上腺素和普萘洛尔的药理作用、临床应用、不良反应及注意事项	20		
	熟悉卡巴胆碱、毒扁豆碱、山莨菪碱、东莨菪碱、多巴胺、麻黄碱、间羟胺和酚妥拉明的药理作用、临床应用、不良反应及注意事项	10		

续表

评价项目	评价标准	分值	评分	
			自评分	师评分
能力	能够根据疾病的性质，合理选择传出神经系统药物	20		
	能够指导患者安全合理使用传出神经系统药物	10		
	能够正确处理传出神经系统药物的不良反应	10		
素质	具有对人民生命安全高度负责的理念	10		
	具备临床思辨能力，能够将理论与实际相联系	10		
合计		100		
总分（自评分×40%+师评分×60%）				
自我评价				
教师评价				

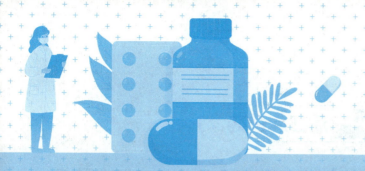

项目三

作用于中枢神经系统的药物

定靶导向

知识目标

- 熟悉局麻药的作用和给药方法。
- 掌握解热镇痛抗炎药的共性。
- 掌握常用局麻药、苯二氮䓬类、苯妥英钠、卡马西平、丙戊酸钠、氯丙嗪、吗啡、哌替啶、左旋多巴、左旋多巴增效药、苯海索、尼可刹米和洛贝林的药理作用、临床应用、不良反应及注意事项。
- 熟悉其他中枢神经系统药物的药理作用、临床应用、不良反应及注意事项。

能力目标

- 能够根据药物的作用特点和适应证合理选择中枢神经系统药物,并规范使用。
- 能够正确观察、分析中枢神经系统药物的疗效,正确处理药物的不良反应。

素质目标

- 了解我国抗癫痫协会发布"CAAE癫痫地图"的事例,感受科学魅力,激发创新热情。
- 了解帕金森病和阿尔茨海默病的新疗法,认识医疗水平对生命健康的重要性,强化提升专业水平,守护人民健康的意识。

以问导学

患者,女性,45岁,因上腹部剧烈绞痛并放射至右肩及腹部,伴有恶心、呕吐、腹泻等症状前来就诊。入院后诊断为胆石症、慢性胆囊炎。

请思考:

1. 为缓解胆绞痛,可选用何种药物为患者进行治疗?
2. 使用此类药物时应注意哪些事项?

探索一　局部麻醉药

局部麻醉药是一类能在用药局部暂时、完全、可逆性地阻滞神经冲动产生和传导的药物。局麻药可使患者在意识清醒的状态下暂时丧失局部的痛觉等感觉，作用消失后，患者的神经功能即可立即恢复。

一、局部麻醉药的作用

神奇的麻醉

（一）局麻作用

局麻药可直接阻滞神经细胞膜的 Na^+ 通道，使 Na^+ 内流受阻，阻止动作电位的产生和神经冲动的传导，从而产生局麻作用。局麻效果与神经纤维直径的大小和有无髓鞘有关，一般来说，细神经纤维比粗神经纤维更易被阻滞，无髓鞘的神经纤维比有髓鞘的神经纤维更敏感。局麻时，先是痛觉消失，然后是冷觉、温觉、触觉、压觉依次消失，最后是运动麻痹。作用结束后，神经冲动传导的恢复则按相反顺序进行。

（二）吸收作用

1. 抑制中枢神经系统

局麻药吸收后可抑制中枢神经元，表现为先兴奋后抑制。首先抑制对药物敏感的中枢抑制性神经，引起脱抑制而出现兴奋现象，表现为眩晕、焦虑不安、肌束震颤甚至惊厥，随后抑制中枢兴奋性神经元，引起中枢神经广泛抑制，致昏迷、呼吸麻痹，因呼吸衰竭而死亡。

2. 抑制心脏

局麻药对心肌有直接抑制作用，可降低心肌兴奋性，使心肌收缩力减弱、心脏传导减慢，甚至可引起心脏停搏。

3. 扩张血管

局麻药可通过抑制交感神经而使血管扩张，不仅会降低血压，还会加速吸收使血药浓度升高，增加中毒概率。因此，注射用药时常加入少量肾上腺素，以收缩局部血管，预防吸收中毒，亦可减少手术大出血。

> **医药智库**
>
> ### 局部麻醉的给药方法
>
> **1. 表面麻醉**
>
> 表面麻醉又称黏膜麻醉，是指将穿透性较强的局麻药直接滴、喷或涂于黏膜表面，使黏膜下感觉神经末梢麻醉，如图 3-1 所示。表面麻醉适用于眼、鼻、口腔、咽喉、气管和尿道等黏膜部位的浅表手术或检查，常选用黏膜穿透力强的局麻药，如丁卡因、利多卡因等。
>
>
>
> 局部麻醉的给药方法

2. 浸润麻醉

浸润麻醉是指将局麻药注入手术切口部位的皮内、皮下或手术野附近深部组织，使局部神经末梢被药液浸润而麻醉，如图3-1所示。浸润麻醉适用于浅表小手术，常选用毒性较低的局麻药，如普鲁卡因、利多卡因、布比卡因、罗哌卡因等。

3. 传导麻醉

传导麻醉又称神经干阻滞麻醉，是指将局麻药注射于外周神经干附近，阻滞神经冲动传导，使该神经支配的区域麻醉，如图3-1所示。传导麻醉适用于四肢、面部、口腔等手术，常选用毒性较低的局麻药，如普鲁卡因、利多卡因、布比卡因、罗哌卡因等。

4. 蛛网膜下腔麻醉

蛛网膜下腔麻醉又称腰麻，是指将局麻药经低位腰椎间隙注入蛛网膜下腔，麻醉该部位的脊神经根，如图3-1所示。蛛网膜下腔麻醉适用于下腹部、盆腔、肛门及下肢的手术，常用药物有丁卡因、利多卡因、布比卡因等。腰麻时应注意药液比重和患者体位，避免药液扩散进入颅腔而麻痹"生命中枢"延髓。

5. 硬脊膜外腔麻醉

硬脊膜外腔麻醉又称硬膜外麻醉，是指将局麻药注入硬脊膜外腔，使通过硬脊膜外腔穿出椎间孔的神经根麻醉，如图3-1所示。硬脊膜外腔麻醉适用于从颈部至下肢的多种手术，特别适用于上腹部手术，常选用利多卡因、普鲁卡因、布比卡因、罗哌卡因等。

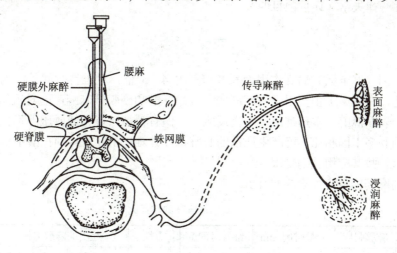

图3-1 局部麻醉方法示意图

二、常用局部麻醉药

普鲁卡因

普鲁卡因（奴佛卡因）为短效局麻药，其毒性较小，见效快，维持时间短，加用肾上腺素可延长其作用时间。本药在临床广泛应用于浸润麻醉、传导麻醉、腰麻和硬膜外麻醉，因对黏膜的穿透力弱，一般不用于表面麻醉。此外，也可用于损伤部位的局部封闭。本药过量应用可引起中枢神经系统和心血管系统的毒性反应；偶可引起过敏反应，用药前应做皮试。

丁卡因

丁卡因（地卡因）与普鲁卡因相比，具有麻醉效力强、毒性大、穿透力强、作用快、作用维持时间长等特点，属长效局麻药。由于本药毒性大、吸收迅速，因此禁用于浸润麻醉；由于其黏膜穿透力强，主要用于眼科、耳鼻喉科和口腔科手术的表面麻醉，也可用于传导麻醉、腰麻和硬膜外麻醉。

利多卡因

利多卡因（赛罗卡因）属中效局麻药，目前临床应用最广。与相同浓度的普鲁卡因相比，其起效快、作用强而持久，毒性和穿透力介于普鲁卡因与丁卡因之间，且对组织无刺激性，对血管无扩张作用，在临床上适用于各种麻醉，有"全能局麻药"之称。本药不易引起过敏反应，可用于对普鲁卡因过敏者，但因其药液易弥散，麻醉范围难控制，故用于腰麻时需慎重，应注意药液比重和患者体位。此外，利多卡因尚有抗心律失常作用，可用于治疗室性心律失常（详见项目四）。

布比卡因

布比卡因（麻卡因）局麻作用为利多卡因的 4～5 倍，且维持时间长，为一种长效、强效局麻药，在临床上主要用于浸润麻醉、传导麻醉和硬膜外麻醉，因对组织穿透力弱，故不适用于表面麻醉。本药常用量不良反应少，偶有精神兴奋、低血压等不良反应，但与等效剂量的利多卡因相比，可产生严重的心脏毒性并难以治疗，特别在酸中毒和低氧血症时尤为严重，故其应用较为受限。

常用局麻药的特点如表 3-1 所示。

表 3-1 常用局麻药的特点比较

常用药	麻醉强度	起效时间/min	维持时间/h	毒性	适用的麻醉方法	其他应用
普鲁卡因	1	1～3	0.5～1	1	浸润麻醉、传导麻醉、腰麻和硬膜外麻醉	局部封闭
丁卡因	5～10	1～3	2～3	10～12	表面麻醉、传导麻醉、腰麻和硬膜外麻醉	
利多卡因	1～2	5～6	1～2	1～2	表面麻醉、浸润麻醉、传导麻醉、腰麻和硬膜外麻醉	抗心律失常
布比卡因	8～10	3～5	5～10	5～8	浸润麻醉、传导麻醉和硬膜外麻醉	

注：将普鲁卡因的麻醉强度和毒性设为 1。

医药智库

麻醉药品、精神药品处方管理规定（部分）

（1）开具麻醉药品、精神药品使用专用处方。

（2）麻醉药品注射剂仅限于医疗机构内使用，或者由医疗机构派医务人员出诊至患者家中使用。

（3）麻醉药品和第一类精神药品处方的印刷用纸为淡红色，处方右上角分别标注"麻""精一"；第二类精神药品处方的印刷用纸为白色，处方右上角标注"精二"。

（4）麻醉药品、第一类精神药品注射剂处方为一次用量，其他剂型处方不得超过3日用量，控缓释制剂处方不得超过7日用量。

（5）第二类精神药品处方一般不得超过7日用量；对于某些特殊情况，处方用量可适当延长，但医师应当注明理由。

（6）为癌痛、慢性中、重度非癌痛患者开具的麻醉药品、第一类精神药品注射剂处方不得超过3日用量；其他剂型处方不得超过7日用量。

（7）对于需要特别加强管制的麻醉药品，盐酸二氢埃托啡处方为一次用量，药品仅限于二级以上医院内使用；盐酸哌替啶处方为一次用量，药品仅限于医疗机构内使用。

（8）麻醉药品处方至少保存3年，精神药品处方至少保存2年。

（资料来源：中华人民共和国国家卫生健康委员会官网，有改动）

探索二 镇静催眠药

镇静催眠药是一类通过抑制中枢神经系统而产生镇静和催眠作用的药物。该类药物对中枢神经系统的抑制作用程度随剂量的增加而加强，小剂量可产生减轻或消除激动、焦虑不安等的镇静作用，较大剂量则可产生促进和维持类似生理性睡眠的催眠作用。按化学结构不同，可将常用的镇静催眠药分为苯二氮䓬类、巴比妥类和其他类。

一、苯二氮䓬类

苯二氮䓬类多为1,4-苯并二氮䓬的衍生物，根据作用时间的长短，可分为长效、中效和短效三类。虽然本类药物的基本药理作用相似，但在抗焦虑、镇静催眠、抗惊厥和肌肉松弛等方面各有侧重，如表3-2所示。

表3-2 常用苯二氮䓬类药物的分类及作用特点

	药物	$t_{1/2}$/h	作用特点
长效类	地西泮	20～50	抗焦虑、镇静催眠、抗惊厥、抗癫痫、中枢性肌肉松弛
	氟西泮	30～100	催眠作用强而持久，缩短快速眼动睡眠作用弱，不易产生耐受性

续表

药物		$t_{1/2}$/h	作用特点
中效类	氯氮䓬	5~30	似地西泮,但较弱
	氯硝西泮	20~40	抗惊厥、抗癫痫较佳,其他作用与地西泮相似
	硝西泮	8~36	抗焦虑、催眠、抗惊厥、抗癫痫较佳
	艾司唑仑	10~24	似硝西泮,镇静催眠作用比硝西泮强
	阿普唑仑	12~18	似地西泮,抗焦虑作用比地西泮强
短效类	三唑仑	1.5~5.5	催眠作用强而短,依赖性强

体内过程

本类药物口服吸收迅速而完全,肌内注射吸收慢且不规则,欲快速显效时,应静脉注射。本类药物与血浆蛋白的结合率较高(地西泮与血浆蛋白的结合率可高达 95%);脂溶性高,能迅速分布于组织中并在脂肪组织中蓄积;可透过胎盘影响胎儿,也可经乳汁分泌使乳儿嗜睡;主要在肝脏代谢,经由肾排泄。

药理作用及临床应用

1. **抗焦虑** 小剂量本类药物即具有良好的抗焦虑作用,能显著改善患者的紧张、忧虑、恐惧和烦躁不安等焦虑症状,从而缓解因焦虑引起的心悸、出汗、震颤等生理功能的改变,是临床上治疗各种原因引起的焦虑症的首选药。一般于用药 1 周后见效,4~6 周疗效显著。

2. **镇静催眠** 本类药物随着剂量增大,出现镇静催眠作用,能够缩短入睡潜伏期、减少夜间觉醒次数和延长睡眠时间。其具有以下特点:① 治疗指数高,安全范围大,对呼吸、循环抑制弱,过量也不引起全身麻醉;② 对快速眼动睡眠(REMS)影响小,连续应用停药后反跳现象轻;③ 对肝药酶无诱导作用,耐受性轻;④ 依赖性、戒断症状较轻。

本类药物作为临床治疗失眠的首选药,应用广泛,入睡困难者一般选用短效、中效类药物,易惊醒或早醒者选用中效、长效类药物,肝病和老年患者常选用不需要经肝代谢的劳拉西泮和奥沙西泮。地西泮还可用于麻醉前给药,静脉注射给药还可用于心脏电击复律前或内镜检查前。

医药智库

睡眠时相

正常生理性睡眠可分为非快速眼动睡眠(NREMS)和快速眼动睡眠(REMS)两个时相。整个睡眠过程中,这两个时相周期性交替出现。非快速眼动睡眠状态下伴有慢速眼动,各种感觉功能减退,骨骼肌反射活动和肌紧张减退,自主神经功能普遍下降,但胃液分泌和发汗功能增强,生长素分泌明显增多。快速眼动睡眠是以快速眼球运动为特点的睡眠期,此期大脑活动活跃而身体松弛,具体表现为多梦、肌张力降低、呼吸和心跳不规则。

项目三　作用于中枢神经系统的药物

3．抗惊厥、抗癫痫　本类药物有较强的抗惊厥作用，临床用于治疗破伤风、子痫、小儿高热惊厥及药物中毒性惊厥。地西泮静脉注射是治疗癫痫持续状态的首选药，对于其他类型的癫痫发作则以硝西泮和氯硝西泮疗效较好。

4．中枢性肌肉松弛　本类药物具有较强的中枢性肌肉松弛作用，但一般不影响正常活动，临床用于治疗大脑麻痹、脑血管意外及脊髓损伤等引起的中枢性肌肉强直和关节局部病变、腰肌劳损等引起的肌肉痉挛。

不良反应及注意事项

本类药物毒性小，安全范围大，很少因用量过大引起死亡。

1．后遗效应　治疗量连续用药可出现嗜睡、头昏、乏力和记忆力下降，亦称宿醉现象。长效类尤易发生。大剂量可致头痛、共济失调和意识障碍，严重时可引起昏迷、呼吸抑制。

2．耐受性和依赖性　本类药物虽无明显的肝药酶诱导作用，但长期仍可产生一定的耐受性，一般在连续用药4周后即可产生，需增加剂量。久用可产生依赖性，一般在连续应用4~12个月即可产生。停药时可出现反跳现象和戒断症状，与巴比妥类相比，戒断症状发生较轻、较迟。因此，用药应从小剂量开始，尽可能应用能控制症状的最低剂量；避免长期用药，宜短期、间断或交替用药，连续用药不超过3~4周，每周用药2~4次，一种药物使用不超过2周；停药时应逐渐减小剂量，避免出现反跳现象和戒断症状。

医药智库

反跳现象和戒断症状

反跳现象又称撤药综合征，是指突然停药或减量过快时原病复发或恶化。

戒断症状是指停止或减少使用某些药物后出现的特殊心理生理综合征，表现为兴奋、失眠、流泪、流涕、出汗、震颤、呕吐、腹泻，甚至虚脱、意识丧失等。

3．急性中毒　口服过量或静脉注射速度过快可致急性中毒，表现为昏迷、呼吸及循环抑制，甚至导致呼吸和心跳停止。故静脉注射速度宜缓慢，注射后应监测患者的脉搏、血压和呼吸。急性中毒后可用苯二氮䓬类受体阻滞药氟马西尼（安易醒）解救，能有效改善急性中毒所致的呼吸及循环功能的抑制（血液透析对苯二氮䓬类药物无效）。

4．其他　偶见过敏反应，表现为皮疹、白细胞减少等；长期用药有致畸作用。

妊娠期和哺乳期妇女，急性青光眼、重症肌无力、严重肝肾损害、呼吸功能不全的患者禁用；婴幼儿、年老体弱者、驾驶员、高空作业者和严重抑郁症者慎用。

二、巴比妥类

巴比妥类是巴比妥酸的衍生物。根据作用出现的时间及维持时间的长短，可将本类药物分为长效、中效、短效和超短效四类，如表3-3所示。

表 3-3　巴比妥类药物的分类及临床应用

类别	药物	显效时间/h	维持时间/h	临床应用
长效	苯巴比妥	0.5～1	6～8	抗惊厥、抗癫痫
中效	异戊巴比妥	0.25～0.5	3～6	抗惊厥、镇静催眠
短效	司可巴比妥	0.25	2～3	抗惊厥、镇静催眠
超短效	硫喷妥钠	立即（静脉注射）	0.25	静脉麻醉

体内过程

本类药物口服、肌内注射都易吸收，吸收后迅速分布于全身，易通过胎盘屏障。药物进入脑组织的快慢主要取决于其脂溶性高低，这决定了药物的起效速度。脂溶性高的药物，如硫喷妥钠，极易通过血-脑屏障，静脉注射后立即起效，但因迅速自脑组织转移至肌肉与脂肪组织，故作用维持时间短，仅十几分钟，在肝内全部代谢，经肾排出。脂溶性低的药物，如苯巴比妥，即使静脉注射，也需要 30 min 才起效，以原形经肾排出，因排出缓慢，故作用维持时间较长。尿液 pH 值对苯巴比妥的排出影响较大，碱化尿液时，苯巴比妥解离增多，肾小管重吸收减少，促进药物的排出，是临床上解救苯巴比妥中毒的重要措施之一。

药理作用及临床应用

本类药物随剂量由大到小，相继出现镇静、催眠、抗惊厥和麻醉作用。

1. **镇静、催眠**　小剂量即产生镇静作用，中等剂量可产生催眠作用，但安全性远不及苯二氮䓬类药物，易产生耐受性和依赖性，故临床上已不作为镇静催眠药常规使用。

2. **抗惊厥、抗癫痫**　大于催眠剂量时有抗惊厥作用，临床用于小儿高热、破伤风、子痫、脑膜炎、脑炎及中枢兴奋药中毒引起的惊厥。急救时可选用异戊巴比妥静脉注射。苯巴比妥亦有抗癫痫作用，可用于治疗癫痫大发作及癫痫持续状态。

3. **麻醉**　硫喷妥钠常用于静脉麻醉或诱导麻醉，适用于小手术或内镜检查等。

4. **其他**　与解热镇痛药配伍，能增强其作用；可诱导肝药酶，加速胆红素代谢，故可用于治疗新生儿高胆红素血症。

不良反应及注意事项

1. **后遗效应**　次晨可出现头晕、困倦、嗜睡、精神不振及定向障碍等宿醉现象。

2. **耐受性**　短期反复用药可产生耐受性，可能与药物诱导肝药酶加速自身代谢及神经组织对巴比妥类产生适应性有关。

本类药物是肝药酶诱导剂，在加速自身代谢的同时，还可加速其他药物（如香豆素类口服抗凝药、糖皮质激素、性激素、口服避孕药、强心苷、苯妥英钠、氯霉素及四环素等药物）的代谢，减弱其作用速度，缩短其作用时间，需加大剂量才能奏效；而停用巴比妥类药物前，又必须适当减少这些药物的剂量，以免发生中毒。

3. **依赖性**　长期连续服用本类药物可使患者产生精神依赖性和躯体依赖性，突然停药后反跳现象和戒断症状严重，故必须严格控制巴比妥类药物的使用，且停药时应逐渐减量，不可骤然停药。

4．急性中毒 大剂量服用（5～10倍催眠剂量）或静脉注射过快可引起急性中毒，表现为深度昏迷、呼吸高度抑制、血压下降、体温下降、多种反射减弱或消失、休克及肾衰竭等。呼吸衰竭是致死的主要原因。中毒解救时，除了通过吸氧、保温及对症治疗来维持呼吸、循环功能外，同时应采用温生理盐水或高锰酸钾溶液洗胃、硫酸钠导泻（禁用硫酸镁）、碳酸氢钠碱化尿液、甘露醇利尿，对严重者，应采用血液透析等，以阻止药物被继续吸收或加速药物排泄。

5．过敏反应 少数人服用后可见荨麻疹、血管神经性水肿、多形性红斑、哮喘，偶致剥脱性皮炎等过敏反应。

支气管哮喘、颅脑损伤所致的呼吸抑制、严重呼吸功能不全、对本药过敏者禁用；妊娠期和哺乳期妇女、老年人，以及低血压、发热、贫血、出血性休克及心、肝、肾功能不全者等慎用。

三、其他类

水合氯醛

水合氯醛口服吸收快，约15 min起效，维持6～8 h。治疗量催眠作用强而可靠，不缩短REMS时相，无宿醉后遗效应，可用于治疗顽固性失眠或对其他催眠药无效的失眠。大剂量有抗惊厥作用，可用于子痫、破伤风及小儿高热惊厥的治疗。本药对胃刺激性强，可引起恶心、呕吐、胃炎等，须稀释后口服或灌肠，胃炎及溃疡病患者禁用；过量可损害心、肝、肾等实质性脏器，故严重心、肝、肾疾病患者禁用。久服水合氯醛可产生耐受性和依赖性。

佐匹克隆

佐匹克隆的主要特点是起效快，维持时间长，睡眠质量提高，后遗效应轻，醒后舒适，且无明显的耐受性和依赖性，亦有抗焦虑、抗惊厥和中枢性肌肉松弛作用，临床主要用于治疗各种原因引起的失眠。短期用药停药后偶可发生反跳性失眠。妊娠期妇女慎用。

唑吡坦

唑吡坦是选择性GABA受体激动剂，药理作用类似于苯二氮䓬类，具有较强的镇静催眠作用，目前是欧美治疗失眠的首选药，但其抗焦虑、抗惊厥和中枢性肌肉松弛作用较弱，用于偶发性、暂时性或慢性失眠的短期治疗。后遗效应、耐受性和依赖性轻微。唑吡坦中毒时可用氟马西尼解救。儿童、孕妇及哺乳期妇女禁用。

探索三 抗癫痫药与抗惊厥药

一、抗癫痫药

癫痫

癫痫是由于大脑局部神经元异常高频放电并向周围组织扩散导致的大脑功能短暂失调，表现为突发性、短暂性和反复性的运动、感觉、意识和（或）精神异常，多伴有脑电图异常。根据发作时的症状和不同的脑电图，抗癫痫药可分为以下几种主要类型，如表 3-4 所示。

表 3-4 癫痫发作类型、特征及治疗药物

发作类型		特征	治疗药物
全身性发作	强直-阵挛性发作（大发作）	意识突然丧失，全身强直-阵挛性抽搐，面色青紫，口吐白沫，持续数分钟	卡马西平、苯妥英钠、苯巴比妥、丙戊酸钠
	失神性发作（小发作）	多见于儿童。短暂的突然意识丧失，动作和语言中断，不倒地，无抽搐，一般持续 5～30 s	乙琥胺、氯硝西泮、丙戊酸钠
	肌阵挛性发作	可分为婴儿、儿童和青春期肌阵挛，部分肌群发生短暂的休克样抽动，持续约 1 s	首选糖皮质激素、丙戊酸钠、氯硝西泮
	癫痫持续状态	强直-阵挛性发作超过 5 min，或 2 次以上频繁发作，发作间期无清醒时间，可危及生命	地西泮、劳拉西泮、苯妥英钠、苯巴比妥
局限性发作	单纯局限性发作	一侧面部或肢体肌肉抽搐或感觉异常	卡马西平、苯妥英钠、苯巴比妥
	复杂局限性发作（精神运动性发作）	精神症状并伴有无意识动作	卡马西平、苯妥英钠、扑米酮、丙戊酸钠

目前防治癫痫发作的主要方法是长期服用抗癫痫药物。抗癫痫药物的作用机制是直接抑制脑细胞神经元的异常放电，或作用于病灶周围正常脑组织，防止异常放电的扩散。应用抗癫痫药物属于对症治疗，其用药目的仅停留在减少或阻止发作，不能有效地预防和治愈疾病。

（一）常用抗癫痫药物

苯妥英钠

体内过程

苯妥英钠（大仑丁）口服吸收慢而不规则，一般需连续服药 6～10 天才能达到有效血

药浓度。血浆蛋白结合率约为90%,易通过血-脑屏障,主要经肝药酶代谢失活,由肾排出。由于本品呈强碱性(pH=10.4),刺激性大,宜饭后服用,不宜肌内注射,可稀释后静脉注射。不同制剂的生物利用度有显著不同,且有明显的个体差异,临床用药时应注意剂量的个体化。

药理作用及临床应用

1. **抗癫痫** 本药为癫痫大发作的首选药物,具有疗效高、无催眠作用等优点(虽然对单纯部分性发作疗效也较好,但由于其血药浓度个体差异大、药物之间相互作用多、不良反应多,已经逐渐退出部分性发作的一线治疗药物);对癫痫持续状态和精神运动性发作有效;对小发作和肌阵挛性发作无效,有时甚至使小发作病情恶化。

2. **抗外周神经痛** 本药可用于治疗三叉神经痛、舌咽神经痛和坐骨神经痛等。其中对三叉神经痛疗效较好,一般服药后1～2天见效,疼痛减轻,发作次数减少,直至完全消失。

3. **抗心律失常** 本药对强心苷中毒所致室性心律失常疗效较好(详见项目四)。

不良反应及注意事项

1. **局部刺激** 本药呈强碱性,口服可引起胃肠道反应,如恶心、呕吐、食欲缺乏等,宜饭后服用。静脉注射可引起静脉炎,不可与其他药品混合,推注速度宜慢,应防止药液外漏至皮下,以免局部组织坏死。

2. **牙龈增生** 长期用药可致牙龈增生,多见于儿童和青少年,发生率为20%,与部分药物经唾液排出,刺激胶原组织增生有关,一般停药3～6个月可自行消退。应注意口腔卫生,防止牙龈炎,经常按摩牙龈可减轻症状。

3. **神经系统反应** 用药过量或用药时间过长可引起急性中毒,表现为眩晕、共济失调和眼球震颤等,严重者可出现语言障碍、精神错乱或昏迷等。

4. **血液系统反应** 本药可抑制叶酸吸收、加速叶酸代谢及抑制二氢叶酸还原酶活性,久服可导致叶酸缺乏,可致巨幼细胞贫血,宜补充甲酰四氢叶酸钙。

5. **过敏反应** 本药可致药疹、粒细胞缺乏、血小板减少和再生障碍性贫血等,偶见肝损害。用药期间应定期检查血常规和肝功能,如有异常,应及早停药。

6. **其他** 偶见致畸、肝损害、男性乳房发育、女性多毛和淋巴结肿大等,小儿长期服用易引起软骨病。

苯巴比妥

苯巴比妥(鲁米那)既能抑制病灶放电,又能抑制放电的扩散,起效快、疗效好、毒性低,对强直-阵挛性发作及癫痫持续状态疗效好,对精神运动性发作有一定疗效,对失神性发作无效。因其中枢抑制作用明显,故不作为首选药。

乙琥胺

乙琥胺口服吸收迅速而完全,有效血药浓度为40～100 μg/mL,其抗癫痫作用机制与选择性抑制丘脑神经元 T 型 Ca^{2+} 通道有关，高于治疗浓度时还可抑制 Na^+-K^+-ATP 酶及 GABA 转氨酶的作用。本药为癫痫小发作的首选药，但对其他类型的癫痫无效，治疗大、小发作混合型癫痫时，应合用苯巴比妥或苯妥英钠；常见不良反应有恶心、呕吐、胃部不适、眩晕、嗜睡和视物模糊等，偶见粒细胞减少、再生障碍性贫血等，长期用药应定期检查血象及肝功能。

丙戊酸钠

丙戊酸钠为广谱抗癫痫药，对各型癫痫均有效：对大发作的疗效不及苯妥英钠和苯巴比妥，但对后两药无效者，用本药仍有效；对小发作的疗效优于乙琥胺，但因有肝毒性，一般不作为首选药；对精神运动性发作，疗效与卡马西平相似；作为混合型癫痫治疗的首选药，亦可用于肌阵挛发作。本药不良反应较轻，常见恶心、呕吐和食欲减退；中枢神经系统反应少，主要表现为嗜睡、共济失调、乏力和震颤等；约 30% 的患者在服药几个月内出现肝毒性。

苯二氮䓬类

苯二氮䓬类药物中用于抗癫痫的药物有地西泮、硝西泮和氯硝西泮等。地西泮静脉注射显效快、疗效好、安全性高，是治疗癫痫持续状态的首选药，但静脉注射过快或剂量过大时可引起呼吸抑制，宜缓慢注射。因其可通过胎盘屏障、可随乳汁分泌，且有致畸性，故妊娠早期禁用，产前和哺乳期慎用。

卡马西平

卡马西平（酰胺咪嗪）口服吸收不规则，一般 4~8 h 血药浓度达峰值，个体差异较大，与血浆蛋白结合率约为 76%，在体内的主要代谢产物环氧化物仍有抗癫痫作用，因有肝药酶诱导作用，可加速自身代谢，多次用药后血浆半衰期会缩短。本药是单纯和复杂部分性癫痫发作的首选药，对复杂部分性发作的疗效优于其他抗癫痫药，但对失神发作、肌阵挛发作无效；此外，对躁狂症和抑郁症也有明显的疗效，还有抗外周神经痛（如三叉神经痛、舌咽神经痛等）作用。常见不良反应有头晕、恶心、呕吐、视物模糊、复视、眼球震颤等，偶见皮疹、肝功能异常、肝细胞黄疸、甲状腺功能减退等，罕见粒细胞减少和骨髓抑制、心律失常、肝衰竭、急性肾衰竭等。

（二）抗癫痫药的应用原则

1. 合理选药

根据癫痫类型合理选择抗癫痫药。苯妥英钠是癫痫大发作的首选药，对小发作和肌阵挛性发作无效；苯巴比妥是治疗全身强直-阵挛性发作、局限性发作最有效的药物，对失神发作无效；卡马西平是广谱抗癫痫药，主要用于精神运动性发作；乙琥胺对失神发作有效，对其他癫痫无效；丙戊酸钠对各型癫痫均有不同程度的疗效，对失神发作疗效好；静脉注射地西泮是治疗癫痫持续状态的首选药。

2．个体化给药

（1）剂量方面

抗癫痫药有效剂量个体差异较大，应从小剂量开始，逐渐增加剂量，以控制发作且不引起严重不良反应为宜。

（2）用法方面

对单纯型癫痫最好选用一种有效药物，如疗效不佳可联合用药或更换他药。若需两种或三种药物合用，应适当调整剂量，同时注意药物相互作用。换药时应采取过渡方式，即在原药基础上加用新药，待后者发挥疗效后，再逐步撤掉原药，否则可加剧发作，甚至诱发癫痫持续状态。

3．长期用药

应遵医嘱长期用药，一般需持续用药 2～3 年以上，方可在数月甚至 1～2 年内逐渐停药，以防反跳。长期用药要注意毒副作用，应定期检查血常规、肝功能等有关指标。

> **医药前沿**
>
> #### 首张"CAAE 癫痫地图"推出，助力癫痫分级诊疗
>
> 2021 年 10 月 29 日上午，第九届 CAAE（中国抗癫痫协会）国际癫痫论坛在厦门召开。开幕式上，中国抗癫痫协会正式对外公布"三级癫痫中心网络体系"建成。
>
> 会上，中国抗癫痫协会发布了"CAAE 癫痫地图"，这标志着中国抗癫痫事业开启了新的篇章。据悉，"CAAE 癫痫地图"由中国抗癫痫协会制作完成，旨在向广大癫痫患者和家属以及社会公众推荐专业的癫痫诊疗机构，指导规范性就医，将成为患者就医的好帮手。
>
> "CAAE 癫痫地图"以中国抗癫痫协会历时 5 年的时间打造的"三级癫痫中心网络体系"为基础，其中所列 284 家癫痫中心，包括经过行业评价的 39 家综合癫痫中心、98 家癫痫中心和 64 家癫痫专科门诊，以及待评价的 83 家单位（常务理事单位、理事单位及部分专委会委员单位），覆盖全国 31 个省市自治区。这次推出的只是 1.0 版，未来随着中国抗癫痫协会对全国癫痫中心评价工作动态化过程将不断完善。
>
> 据介绍，中国抗癫痫协会未来将会充分利用互联网技术，在癫痫专业领域内实现各级中心的互联互通，形成机构之间、医患之间的良性互动，充分发挥高级别中心的示范、引领和辐射作用，帮扶和带动基层医疗的快速发展，逐步形成多中心分级诊疗，上下级中心分工合作、相互转诊，基层中心和社区机构长程管理和服务患者，助力缓解癫痫专科医生数量不足、地区间诊疗水平差异大、规范化治疗的可及性低这些日益突出的问题，造福广大患者。
>
> （资料来源：人民网，有改动）

二、抗惊厥药

惊厥是由疾病或药物等多种原因引起的中枢神经过度兴奋而致全身骨骼肌不自主地强直性收缩的现象，多见于高热、子痫、破伤风、癫痫强直-阵挛性发作和中枢兴奋药中毒等。苯二氮䓬类、巴比妥类和水合氯醛等药物均有抗惊厥作用。硫酸镁注射给药也有抗惊厥作用。

硫酸镁

硫酸镁口服吸收少，有导泻和利胆作用；静脉或肌内注射，可产生中枢抑制、抗惊厥和降血压作用。硫酸镁的作用机制：Mg^{2+}与Ca^{2+}化学性质相似，可特异性竞争Ca^{2+}结合位点，使外周运动神经 ACh 释放减少，导致骨骼肌松弛。注射给药可用于各种惊厥，尤其对子痫作用较好；也可用于高血压危象的治疗。Mg^{2+}浓度过高可抑制延髓呼吸中枢和血管运动中枢，引起呼吸抑制、血压下降、心搏骤停而导致死亡。如发生急性中毒，应立即停药，并进行人工呼吸和缓慢静脉注射钙剂对抗。

探索四　治疗精神疾病药

精神疾病是一组严重的精神障碍，是以精神分裂症、情感性精神病为主的疾病。患者的认知、情感、意志、动作行为等精神活动均出现可持久的明显异常。

一、抗精神分裂症药

精神分裂症是一种以思维和知觉的根本性"分裂"和特征性歪曲为一般特征的精神障碍，主要的治疗药物为抗精神病药。抗精神病药能有效地缓解精神运动性兴奋、控制精神病性症状，主要用于治疗精神分裂症和其他具有精神病性症状的精神障碍。

精神分裂症

抗精神病药分为第一代抗精神病药和第二代抗精神病药。第一代抗精神病药可分为吩噻嗪类、硫杂蒽类、丁酰苯类和苯甲酰胺类等，由于不良反应（主要为锥体外系反应）较多，目前已是精神分裂症的二线用药。第二代抗精神病药主要包括氯氮平、利培酮、奥氮平、喹硫平、阿立哌唑等，与第一代抗精神病药相比，锥体外系反应较少，并且除了能缓解精神运动性兴奋和控制精神病性症状外，对社会退缩等阴性症状也有一定的治疗作用。

（一）第一代抗精神病药

1. 吩噻嗪类

氯丙嗪

体内过程

本药口服易吸收但吸收不规则，个体差异较大，且易受食物和药物（如抗胆碱药）的影响。口服 2~4 h 血药浓度可达高峰，持续 6 h 左右；肌内注射达血药浓度高峰迅速。药物进入血液后，与血浆蛋白的结合率可达 90%，易透过血-脑屏障，脑内浓度可达血浆浓度的 10 倍，并可通过胎盘屏障进入胎儿体内。药物主要经肝代谢，经肾排泄，因脂溶性较高，易蓄积于脂肪组织，故排泄缓慢，停药 2~6 周甚至半年后，仍可在尿中检出其代谢物。

药理作用

1. 对中枢神经系统的作用

（1）镇静作用：正常人服用治疗剂量可表现为安静、情感淡漠、注意力下降、对周围事物不感兴趣，在安静环境中易被诱导入睡，但易被唤醒，醒后神志清楚。氯丙嗪的镇静作用出现快，但长期使用容易产生耐受性。其作用机制可能与阻滞脑干网状结构上行激活系统的 α 受体和组胺 H_1 受体有关。

（2）抗精神病作用：在不引起过分镇静的情况下，可迅速控制精神病患者的兴奋、躁狂等症状；大剂量持续用药（6 周~6 个月），可使患者的幻觉、妄想、躁狂及精神运动性兴奋逐渐消失，理智恢复，情绪安定，生活可自理，且本药的抗精神病作用无耐受性。其作用机制与拮抗中脑-边缘系统通路和中脑-皮质系统通路的多巴胺受体有关。

（3）镇吐作用：具有较强的镇吐作用。小剂量能抑制延髓催吐化学感受区，大剂量能直接抑制呕吐中枢，用于顽固性呃逆，但对刺激前庭引起的呕吐无效。

（4）影响体温调节：对下丘脑体温调节中枢有很强的抑制作用，既可抑制产热过程又可抑制散热过程，使机体体温随环境温度变化而变化。在物理降温的配合下，氯丙嗪可使机体体温降至正常或正常以下水平；但在高温环境下，可使体温高于正常水平。

（5）加强中枢抑制药的作用：本药可增强麻醉药、镇静催眠药及镇痛药等的作用。与上述药物合用时，应适当减量，以免加重对中枢神经系统功能的抑制。

2. 对自主神经系统的作用

（1）α 受体阻滞作用：可阻滞 α 受体，翻转肾上腺素的升压效应，同时还可抑制血管运动中枢，直接舒张血管平滑肌，使血管舒张、血压下降。但因其连续应用可产生耐受性，且有较多不良反应，故不作为降压药使用。

（2）M 受体阻滞作用：有较弱的 M 受体阻滞作用，可引起口干、便秘、视物模糊等，无临床治疗意义。

3. 对内分泌系统的作用 本药可通过阻滞结节-漏斗通路的多巴胺 D_2 受体，增加催乳素的分泌，引起泌乳；抑制促性腺激素的分泌，引起排卵延迟；抑制糖皮质激素及生长激素的分泌，用于治疗巨人症。

临床应用

1. **精神分裂症** 本药对精神分裂症阳性症状的对抗效果较好，能显著缓解或消除兴奋躁动、紧张不安、幻觉、妄想等症状，但对以情感淡漠、主动性缺乏等阴性症状为主的精神分裂症疗效较差。

2. **呕吐和顽固性呃逆** 本药可用于多种疾病（如尿毒症、恶性肿瘤、放射病、胃肠炎）和药物（如吗啡、强心苷）引起的呕吐，也可用于顽固性呃逆，但对晕动病所致的呕吐无效。

3. **低温麻醉** 配合物理降温，本药可降低麻醉患者的体温，以减少机体心脏、脑等重要器官的耗氧量。

4. **人工冬眠** 本药可与异丙嗪、哌替啶等配伍组成冬眠合剂，使患者进入深睡的"冬眠"状态，从而降低机体的基础代谢率和组织耗氧量，增强机体对缺氧的耐受性，减轻机体对伤害性刺激的反应性，主要用于严重创伤、感染性休克、高热惊厥及甲状腺危象等的辅助治疗。

不良反应及注意事项

1. **一般不良反应** ① 中枢抑制症状，如嗜睡、乏力、淡漠等；② M受体阻滞症状，如视物模糊、眼内压升高、口干、便秘等；③ α受体阻滞症状，如直立性低血压（应嘱患者注射给药后平卧休息1～2h再缓慢起立）、心悸、鼻塞等。

2. **锥体外系反应** 锥体外系反应是长期大量应用氯丙嗪最常见的不良反应。其主要表现为以下几个方面：① 帕金森综合征，多见于中老年患者，表现为肌张力增高、面容呆板（面具脸）、动作迟缓、肌肉震颤和流涎等。② 急性肌张力障碍，多见于青少年患者，表现为舌、面、颈和背部肌肉痉挛，出现强迫性张口、伸舌、斜颈、呼吸运动障碍和吞咽困难。③ 静坐不能，多见于中青年患者，表现为坐立不安，反复徘徊。以上三种症状可通过减少药量、停药或使用抗胆碱药苯海索来缓解。④ 迟发性运动障碍，表现为面部、下颌、口舌不自主地节律性运动，部分伴有舞蹈手足徐动症样运动。此症状目前尚无有效缓解药物，应用抗胆碱药反可使之加重，早期及时发现停药可减轻。

3. **精神异常** 本药本身可引起精神异常，表现为兴奋、躁动、恐惧、妄想、意识障碍或抑郁、焦虑等，应注意与原有疾病相鉴别。一旦发生，应立即减量、停药或换用其他药物。

4. **过敏反应** 常见的有皮疹、光敏性皮炎等，因此用药期间应避免强光暴晒；少数患者可出现肝损害、黄疸、粒细胞减少、溶血性贫血，甚至再生障碍性贫血。

5. **内分泌系统反应** 长期用药可出现男性乳房发育，女性乳房肿大、泌乳、月经不调、闭经，生长迟缓。

6. **急性中毒** 一次吞服过量（1～2g）氯丙嗪后，患者可出现昏睡、血压下降甚至休克、心动过速、心电图异常等，甚至猝死。应立即对症治疗，升压多用去甲肾上腺素，禁用肾上腺素。

奋乃静、氟奋乃静和三氟拉嗪等吩噻嗪类药物与氯丙嗪相比，共同特点是抗精神病作用强，镇静作用较弱，锥体外系反应明显。硫利达嗪的抗精神病作用虽然较弱，但锥体外系反应为本类药中较轻者，故应用也较广泛。常见吩噻嗪类药物特点的比较如表 3-5 所示。

表 3-5　常见吩噻嗪类药物特点的比较

药物	抗精神病作用强度	镇静作用强度	锥体外系反应强度
氯丙嗪	1	+++	++
奋乃静	10	+	+++
氟奋乃静	50	+	+++
三氟拉嗪	20	++	+++
硫利达嗪	0.5～1	++	+

注：1. 将氯丙嗪的抗精神病作用强度设为 1。
　　2. "+"表示弱，"++"表示中等强度，"+++"表示强。

集思广"议"

一位躁狂型精神分裂症患者，医生给予氯丙嗪 100 mg 肌内注射。患者注射后立即如厕，20 min 后患者血压降低，头晕，站立不稳，晕倒在厕所内。医生给予肾上腺素 0.5 mg 肌内注射，结果患者血压更低，发展为休克。

医生给予处理后，患者病情为何反而加重？

2. 硫杂蒽类

氯普噻吨

氯普噻吨（泰尔登、氯丙硫蒽）的药理作用与氯丙嗪相似，但抗精神病作用和抗幻觉、妄想作用较氯丙嗪弱，镇静作用和抗抑郁、抗焦虑作用较氯丙嗪强。本药适用于以焦虑和抑郁症状为主要表现的精神分裂症和更年期精神病，也适用于焦虑性神经官能症，不良反应与氯丙嗪相似但较轻，锥体外系反应也较少。

硫杂蒽类抗精神病药还有氯哌噻吨和氟哌噻吨等。

3. 丁酰苯类

氟哌啶醇

氟哌啶醇（氟哌丁苯）的抗精神病作用强于氯丙嗪，因抗兴奋躁动、抗幻觉妄想作用显著，常用于治疗以精神运动性兴奋为主的精神分裂症和躁狂症，同时对慢性症状有较好疗效；镇静、降温、降压和抗胆碱作用较弱；镇吐作用强，可用于治疗呕吐和顽固性呃逆。本药锥体外系反应发生率高且严重；长期大剂量应用可致心律失常和心肌损伤；因有致畸报道，故妊娠期妇女禁用。

氟哌利多

氟哌利多（氟哌啶）在体内代谢快、起效快、维持时间短。本药具有较强的抗精神运动性兴奋作用，主要用于治疗精神分裂症的急性精神运动性兴奋躁狂状态；具有镇静作用和增强镇痛作用，常与镇痛药芬太尼联合应用，可使患者处于一种特殊的麻醉状态，表现为痛觉消失、精神恍惚、对环境淡漠，称为"神经安定镇痛术"，多用于外科小手术的麻醉；具有较好的抗精神紧张、镇吐、抗休克作用，可用于麻醉前给药。

（二）第二代抗精神病药

氯氮平

氯氮平（氯扎平）属苯二氮䓬类，疗效与氯丙嗪相当，但作用更迅速，多在1周内见效，且不仅对精神分裂症的阳性症状有效，对阴性症状也有一定疗效。本药几乎无锥体外系反应，但可引起粒细胞减少甚至缺乏，因此患者用药期间需定期检查血常规。

利培酮

利培酮对精神分裂症的阳性症状和阴性症状均有效，特别适用于首发急、慢性患者，对患者的认知功能障碍和继发性抑郁亦有效。由于其用量小、起效快、锥体外系反应轻，因此患者易于接受，依从性高。

五氟利多

五氟利多为口服长效抗精神病药，口服一次，药效可维持数天至1周。本药具有强而持久的抗精神病作用，适用于各型精神分裂症，尤其适用于慢性精神分裂症的维持治疗；对幻觉、妄想、退缩等症状也有较好的疗效，不良反应主要为锥体外系反应。

舒必利

舒必利为苯甲酰胺类抗精神病药。本药具有较强的抗精神病作用，无明显镇静作用和抗躁狂作用，对紧张型精神分裂症疗效较好，有"药物电休克"之称，对幻觉、妄想、淡漠、抑郁、木僵、退缩等症状也有较好的疗效；具有较强的镇吐作用，可用于治疗呕吐和消化性溃疡。可有头痛、发热、出汗、焦躁、困倦、排尿困难、运动失调等不良反应，锥体外系反应较轻。

二、抗躁狂药和抗抑郁药

躁狂是指以明显而持久的心境高涨为主的情感性精神障碍，典型表现是情感高涨、思维奔逸和活动增多；抑郁是指以心境消沉、低落为主，常伴有焦虑、激越、无价值感、自杀意念、意志减退、精神运动性迟滞的综合征。抗躁狂药和抗抑郁药通过调节脑内 5-HT、NA、DA 等的含量，发挥治疗作用。

（一）抗躁狂药

碳酸锂

碳酸锂是目前临床上最常用的抗躁狂药物，一些抗精神病药（如氯丙嗪、氟哌啶醇、氯氮平等）和抗癫痫药（如卡马西平、丙戊酸钠等）也具有抗躁狂作用。

体内过程

本药口服吸收迅速，但通过血-脑屏障进入脑组织和神经细胞速度较慢，故起效慢。本药主要经肾排泄，因锂离子可在近曲小管与钠离子竞争性重吸收，故当发生锂盐中毒时，可通过增加钠盐摄入来促进锂盐的排泄。

药理作用及临床应用

本药主要由锂离子发挥药理作用，目前认为其作用机制主要是以下途径协同作用：① 抑制神经末梢 Ca^{2+} 依赖的 NA 和 DA 的释放；② 促进神经细胞对突触间隙中 NA 的再摄取和灭活，从而使 NA 浓度降低；③ 促进 5-HT 的释放。临床主要用于治疗躁狂症，对躁狂和抑郁交替发作的双相情感障碍有很好的治疗和预防发作作用，对反复发作的抑郁症也有预防发作作用。

医药智库

双相情感障碍

双相情感障碍又称躁狂-抑郁性精神病，是指以受检者出现两次或多次心境和活动水平明显紊乱发作为特点的一种精神障碍。患者有时表现为心境高涨、精力和活动增加，有时表现为心境低落、精力减低和活动减少。其临床表现按照发作特点，可分为抑郁发作、躁狂发作和混合发作。

双相情感障碍

不良反应及注意事项

1. **一般不良反应** 用药初期可出现头晕、口干、恶心、腹泻、肢体震颤、乏力和多尿等，继续用药后可逐渐减轻或消失。

2. **抗甲状腺作用** 本药可引起甲状腺肿大或甲状腺功能低下，停药后即可恢复。

3. **毒性反应** 本药的不良反应呈剂量相关性，其治疗剂量与中毒剂量之间范围窄，血清锂浓度达到 2 mmol/L 即可引起中毒，表现为中枢神经系统功能紊乱，如意识障碍、昏迷、共济失调和癫痫发作等。一旦出现应立即停药，并适当补充 0.9%氯化钠注射液以促进锂盐的排泄。用药期间应做血锂浓度监测，当血锂上升至 1.6 mmol/L 时，应立即减量或停药。

（二）抗抑郁药

抗抑郁药既往多按化学结构进行分类，如杂环类抗抑郁药包括三环类和四环类；目前则多按功能进行分类，包括 NA 再摄取抑制药、5-HT 再摄取抑制药、5-HT 和 NA 再摄取抑制药等。不过，三环类抗抑郁药作为经典抗抑郁药，仍保留此名称。

1. 三环类抗抑郁药

丙米嗪

体内过程

丙米嗪（米帕明）口服吸收良好，2～8 h 血药浓度达高峰。药物吸收后，广泛分布于全身各组织，尤以脑、肝、肾及心脏分布较多，$t_{1/2}$ 为 10～20 h，主要经肝代谢、经肾排泄。

药理作用

1. **中枢神经系统的作用**　抑郁症患者连续服用本药后情绪提升、精神振奋、思维敏捷，但本药作用缓慢，需连续用药 2～3 周才会出现显著疗效，故不可作应急药物应用。其作用机制主要是阻滞 NA 和 5-HT 在神经末梢的再摄取，使突触间隙中两种递质的浓度增高，加强突触的传递功能，从而发挥抗抑郁作用。

2. **自主神经系统的作用**　治疗量有明显阻滞 M 胆碱受体的作用，引起阿托品样作用。

3. **心血管系统的作用**　治疗量可降低血压，致心律失常，其中以心动过速较常见，这与其抑制心肌中 NA 再摄取有关。此外，本药对心肌有奎尼丁样作用，因此心血管疾病患者慎用。

临床应用

1. **治疗抑郁症**　本药主要用于各种原因引起的抑郁症，对内源性及更年期抑郁症疗效较好，对反应性抑郁症次之，对精神分裂症的抑郁状态疗效较差。

2. **治疗小儿遗尿症**　小儿遗尿症可用本药治疗，睡前口服，疗程 3 个月为限。

不良反应及注意事项

1. **阿托品样症状**　如口干、视物模糊、眼压升高、便秘及尿潴留等。

2. **心脏毒性**　本药可致心动过速、直立性低血压、心律失常和心电图异常等。

3. **中枢神经系统反应**　中枢神经系统反应包括乏力、头痛、幻觉、肌肉震颤、共济失调、精神紊乱和癫痫样发作等。

其他极少数患者可出现皮疹、粒细胞减少及黄疸。心血管病患者慎用；前列腺肥大、青光眼、甲状腺功能亢进及肝、肾功能不全者禁用。

阿米替林

阿米替林（依拉维）是临床上常用的三环类抗抑郁药，与丙咪嗪相比，其对 5-HT 再摄取的抑制作用强于对 NA 再摄取的抑制作用，镇静作用和抗胆碱作用也较强。本药主要用于各型抑郁症或抑郁状态，对内源性抑郁症和更年期抑郁症疗效较好；对反应性抑郁症及神经症的抑郁状态亦有效；对兼有焦虑和抑郁状态的患者，疗效优于丙米嗪；亦可用于治疗小儿遗尿症。不良反应与丙米嗪少且轻。

2. NA 再摄取抑制药

马普替林

马普替林能够选择性抑制中枢神经突触前膜对 NA 的再摄取，而对 5-HT 的再摄取无影响。除抗抑郁作用外，本药兼有抗焦虑作用，可用于治疗各型抑郁症，也可用于治疗疾病或精神因素引起的抑郁状态（如产后抑郁、脑动脉硬化伴发抑郁、精神分裂症伴有抑郁等）。不良反应与三环类抗抑郁药相似，但少且轻。

同类药物还有托莫西汀、瑞波西汀等。

3. 5-HT 再摄取抑制药

氟西汀

氟西汀（百忧解）是一种强效选择性 5-HT 再摄取抑制药，比抑制 NA 再摄取作用强 200 倍。口服吸收良好，$t_{1/2}$ 为 48～72 h。对抑郁症的疗效与三环类抗抑郁药相当，常用于各种抑郁症，也可用于强迫症及神经性贪食症的治疗。不良反应轻，偶可发生恶心、呕吐、头痛、失眠、易激动、乏力、震颤、惊厥等。

同类药物还有帕罗西汀（赛乐特）、舍曲林等。

4. 5-HT 和 NA 再摄取抑制药

文拉法辛

文拉法辛对 5-HT 和 NA 的再摄取均有抑制作用，对 DA 的再摄取也有一定的抑制作用，适于治疗各型抑郁症和广泛性焦虑症。本药对 M 受体、$α_1$ 受体和组胺受体（详见项目十）均无亲和力，故不良反应较少，安全性和耐受性较好。

同类药物还有度洛西汀、曲唑酮等。

探索五　镇痛药

镇痛药是一类通过激动中枢神经系统特定部位的阿片受体而产生镇痛作用，同时又能缓解疼痛引起的不愉快情绪的药物。因其反复使用极易产生依赖性，故又称麻醉性镇痛药或成瘾性镇痛药。临床常用的镇痛药可分为阿片生物碱类镇痛药、人工合成镇痛药及其他类镇痛药。

一、阿片生物碱类镇痛药

阿片为罂粟科植物罂粟未成熟蒴果浆汁的干燥物，含有20多种生物碱。吗啡和可待因为代表药物，具有镇痛、镇咳作用。

吗 啡

体内过程

本药口服易吸收，但首过消除明显，生物利用度较低，故常采用注射给药。吸收后约有1/3与血浆蛋白结合，仅有少量可通过血-脑屏障，但足以发挥强大的中枢性镇痛作用。主要在肝脏代谢，经肾排泄，少量经胆汁和乳汁排泄，并可通过胎盘进入胎儿体内。

药理作用

1．对中枢神经系统的作用

（1）镇痛：本药具有强大的镇痛作用，一次用药可维持4~6 h，对各种疼痛均有效，对慢性持续性钝痛的疗效强于急性间断性锐痛。其镇痛机制为模拟内源性抗痛物质阿片样肽的作用，与阿片受体结合并激动该受体，从而激活体内的抗痛系统。

（2）镇静：本药能消除疼痛引起的紧张、焦虑和恐惧等情绪反应，并可产生欣快感，但欣快感也是导致成瘾性的主要原因。

（3）镇咳：本药可抑制延髓咳嗽中枢产生强大的镇咳作用，但易成瘾，故临床上常用可待因代替。

（4）抑制呼吸：治疗量即可抑制呼吸中枢，降低呼吸中枢对CO_2的敏感性，使呼吸频率减慢、肺潮气量减少。随着剂量增加，呼吸抑制作用也会增强。这也是吗啡急性中毒致死的主要原因。

2．对心血管系统的作用

吗啡可使外周血管扩张，引起直立性低血压；可因抑制呼吸引起CO_2潴留，使脑血管扩张，导致颅内压升高。

3．对平滑肌的作用

（1）对胃肠道平滑肌的作用：本药可提高胃肠道平滑肌的张力，抑制其蠕动，使胃排空延迟，肠内容物通过延缓；可抑制消化液分泌；还可抑制中枢减弱便意，因此既可引起便秘，也可用于止泻。

（2）对胆道平滑肌的作用：本药可引起胆道括约肌收缩，使胆管排空受阻，胆内压升高，从而引起上腹部不适甚至胆绞痛，可用阿托品进行缓解。

（3）对其他平滑肌的作用：本药可收缩输尿管平滑肌，提高膀胱括约肌的张力，导致尿潴留；大剂量对支气管平滑肌有收缩作用，可诱发、加重哮喘；可对抗缩宫素对子宫平滑肌的兴奋作用，使产程延长。

临床应用

1．**镇痛** 本药对各种疼痛均有效，但因有成瘾性，主要适用于其他镇痛药无效的急性锐痛，如严重创伤、烧伤和肿瘤晚期等引起的剧痛；用于内脏绞痛（如胆绞痛、肾绞痛）时，应与解痉药阿托品合用。对于心肌梗死引起的剧痛，若血压正常，也可应用，不仅可以止痛，而且具有镇静和舒张外周血管的作用，还可消除患者的焦虑不安等情绪反应，从而减轻心脏负担。

2．**心源性哮喘**　心源性哮喘是由急性左心衰竭突发肺水肿导致的呼吸困难。治疗时除应用强心苷和氨茶碱外，静脉注射本药也具有显著的效果。其作用机制如下：① 扩张外周血管，减轻心脏负荷；② 消除患者紧张不安的情绪，减少耗氧量；③ 抑制呼吸，降低呼吸中枢对 CO_2 的敏感性，缓解急促浅表呼吸。

3．**止泻**　本药可用于减轻急、慢性消耗性腹泻的症状。一般不单独用药，常选用含有吗啡成分的阿片酊或复方樟脑酊。若伴有细菌感染，应与抗菌药联用。

不良反应及注意事项

1．**一般不良反应**　治疗量可引起眩晕、嗜睡、恶心、呕吐、便秘、排尿困难、呼吸抑制等。

2．**耐受性与依赖性**　连续用药 3～5 天即可产生耐受性，此时必须加大剂量才能达到原有效果。连续用药 1～2 周可产生依赖性（成瘾性），突然停药会导致戒断症状，表现为烦躁不安、失眠、打哈欠、出汗、流泪、流涕、呕吐、腹泻、肌肉疼痛、震颤，甚至虚脱、意识丧失等。出现依赖性者常不择手段地获取吗啡（强迫性觅药行为），对家庭和社会危害极大，因此必须严格控制使用。

哪些人群不宜使用吗啡

3．**急性中毒**　本药用量过大可致急性中毒，表现为昏迷、呼吸深度抑制（3～4 次/min）、瞳孔极度缩小（针尖样），常伴有发绀、尿少、血压降低甚至休克，致死的主要原因为呼吸麻痹，需静脉注射阿片受体拮抗药（如纳洛酮），结合人工呼吸和适当给氧进行抢救。

支气管哮喘、肺心病、颅脑损伤、肝功能严重减退者，新生儿和婴儿，哺乳期和妊娠期妇女禁用。

可待因

可待因（甲基吗啡）在阿片中含量较低，约为 0.5%。口服易吸收，在肝内代谢，约 15% 的可待因脱甲基后转变为吗啡而发挥作用。本药镇痛强度为吗啡的 1/12～1/10，可用于中等程度的疼痛；无明显的镇静作用；镇咳强度为吗啡的 1/4，持续时间与吗啡相似，临床主要用于剧烈干咳。本药无便秘、尿潴留、直立性低血压等副作用，欣快感和成瘾性也较吗啡轻。

病例分析

患者，女，36 岁，因车祸致左侧胫骨骨折入院，行手术治疗。术后服用氨酚待因片（含对乙酰氨基酚 325 mg，可待因 30 mg），每 3 h 一次，效果不佳，改用氨酚氢可酮片（含对乙酰氨基酚 500 mg、二氢可待因酮 30 mg）每 4 h 一次后，患者仍诉疼痛。体征：呼吸 24 次/min、心率 110 次/min、血压 140/85 mmHg。改服吗啡 30 mg 每 4 h 一次后，疼痛缓解。

请思考：
1. 患者术后服用氨酚待因片和氨酚氢可酮片，镇痛效果为何不佳？
2. 患者改服吗啡后为何疼痛得到缓解？
3. 患者服用吗啡过程中，应如何为其进行用药指导？

二、人工合成镇痛药

吗啡镇痛作用虽然很强，但其较强的药物依赖性和呼吸抑制作用限制了其临床应用。目前，临床多用人工合成的依赖性较轻的吗啡代用品，如哌替啶、芬太尼、美沙酮及喷他佐辛等。

哌替啶

哌替啶（杜冷丁）是临床常用的吗啡代用品。

体内过程

本药口服生物利用度低，为 40%～60%，故一般注射给药，皮下或肌内注射吸收快，10 min 即可显效。可通过血-脑屏障和胎盘屏障，主要在肝代谢为哌替啶酸和去甲哌替啶（后者有中枢兴奋作用，中毒时发生惊厥可能与此有关），主要由肾排泄。

药理作用

1. **中枢神经系统** 本药的镇痛强度为吗啡的 1/10～1/8，且作用维持时间较吗啡短（仅 2～4 h）；镇静、镇咳作用较吗啡弱。
2. **心血管系统** 治疗量可引起直立性低血压及颅内压增高，机制与吗啡相似。
3. **平滑肌** 本药对胃肠平滑肌的作用均较吗啡弱，持续时间短，一般不引起便秘，也无止泻作用；对胆道、泌尿道和支气管平滑肌的作用也较弱；不影响缩宫素对子宫的兴奋作用，故不会延长产程。

临床应用

1. **镇痛** 本药镇痛作用虽较吗啡弱，但成瘾性小且产生慢，故在临床中已基本取代吗啡用于各种剧痛，如术后疼痛、创伤痛、烧伤痛等。由于其强度弱，毒性大，故不适用于晚期癌痛；用于内脏绞痛时，需与解痉药阿托品合用；可用于分娩止痛，但新生儿对此药极为敏感，易出现呼吸抑制，故临产前 2～4 h 不宜使用。
2. **心源性哮喘** 本药作用机制与吗啡相似，但效果较吗啡弱。
3. **麻醉前给药** 本药的镇静作用可消除患者手术前的紧张及恐惧情绪，减少麻醉药的用量。
4. **人工冬眠** 本药可与氯丙嗪、异丙嗪组成冬眠合剂，用于人工冬眠疗法。

不良反应及注意事项

治疗量所致不良反应与吗啡相似。其成瘾性虽比吗啡轻，但久用仍可产生，故应控制使用。过量中毒时可出现昏迷、呼吸抑制、震颤、肌肉痉挛、反射亢进，甚至惊厥，解救时除应用纳洛酮外，还需配合应用地西泮或巴比妥类抗惊厥药。

芬太尼

芬太尼为强效镇痛药，镇痛强度约为吗啡的 80 倍，起效快但维持时间短。肌内注射后 7～8 min 起效，可维持 1～2 h；静脉注射 1 min 起效，可维持 30 min。可用于各种剧痛，与麻醉药合用可减少麻醉药用量；与氟哌利多配伍可制成安定镇痛剂，用于大面积换药和小手术时镇痛。不良反应可见眩晕、恶心、呕吐等，成瘾性较轻。支气管哮喘、呼吸抑制和重症肌无力者禁用。

美沙酮

美沙酮的镇痛强度与吗啡相似，起效慢（服用后 30 min 左右起效），维持时间长，耐受性和依赖性发生慢，戒断症状轻。临床主要用于创伤、手术后或晚期癌症等引起的剧痛，因口服后再注射吗啡不再产生欣快感，故也可用于吗啡、海洛因等的成瘾脱毒治疗。不良反应可见头痛、眩晕、恶心、出汗、嗜睡等。呼吸功能不全者、中毒性腹泻者、婴幼儿、妊娠期和分娩期妇女禁用。

喷他佐辛

喷他佐辛口服和注射均易吸收。口服后约 1 h 起效，可维持 5 h 以上；肌内注射后约 15 min，血药浓度可达高峰。其镇痛作用强度约为吗啡的 1/3，呼吸抑制作用约为吗啡的 1/2；兴奋胃肠平滑肌作用与吗啡相似，但对胆道括约肌作用较弱；对心血管系统的作用不同于吗啡，大剂量可使心率加快、血压升高，这可能与其能升高血浆中儿茶酚胺的含量有关。本药适用于治疗各种慢性剧痛，因无致欣快感作用且较少产生依赖性，目前已列入非麻醉药品管理范围。本药常见不良反应为眩晕、恶心、呕吐、出汗等，大剂量可引起呼吸抑制、血压升高、心率加快等。

三、其他镇痛药

曲马多

曲马多口服和注射均易吸收，作用维持时间为 4～8 h。本药镇痛作用强度与喷他佐辛相似，镇咳作用强度为可待因的 1/2，临床主要用于中、重度急慢性疼痛，如手术、创伤、分娩和晚期癌症等导致的疼痛。不良反应较轻，可见眩晕、恶心、呕吐、口干、疲劳等，剂量过大时可引起呼吸抑制。

布桂嗪

布桂嗪（强痛定）的镇痛强度约为吗啡的 1/3，一般皮下注射后 10 min 起效，可维持

3～6 h。临床主要用于三叉神经痛、偏头痛、炎症性和外伤性疼痛、关节痛、痛经和晚期癌症引起的疼痛等。偶有恶心、头晕、困倦等不良反应，长期使用可致耐受和成瘾。

罗通定

罗通定为从防己科植物千金藤中提取的主要生物碱左旋四氢帕马丁。本药具有镇痛和催眠作用，镇痛作用比哌替啶弱，比一般解热镇痛抗炎药（详见本项目探索六）强，长期应用也不会导致成瘾。临床主要用于慢性钝痛和内脏绞痛，也可用于疼痛性失眠，且无后遗效应。不良反应轻，可见嗜睡、眩晕、乏力、恶心等。

病例分析

一肝癌患者因疼痛难忍使用吗啡缓解，连续使用 1 周后停药。次日，患者出现烦躁不安、失眠、出汗、流泪、流涕、呕吐、腹泻。

请思考：
1. 患者为何会出现上述症状？
2. 为缓解患者的痛苦，可采取何种措施？

探索六　解热镇痛抗炎药

解热镇痛抗炎药是一类具有解热、镇痛，且大多数还具有抗炎、抗风湿作用的药物。因其化学结构和抗炎机制与甾体类抗炎药糖皮质激素不同，故又称非甾体抗炎药（NSAIDs）。

一、解热镇痛抗炎药的作用

本类药物虽然化学结构不同，但是具有共同的作用机制——抑制前列腺素（PG）合成所需的环氧合酶（COX），因此它们具有以下相同的作用。

解热镇痛抗炎药的药理作用

医药智库

环氧合酶

COX 主要有 COX-1 和 COX-2 两种同工酶。COX-1 存在于血管、胃、肾等组织中，参与血管舒缩、血小板聚集、胃黏膜血流、胃黏液分泌及肾功能等的调节；COX-2 与炎症、疼痛等有关，故解热镇痛抗炎药的解热、镇痛、抗炎作用与抑制 COX-2 有关，而对 COX-1 的抑制则是其临床常见不良反应的原因。根据对 COX 的选择性，可将解热镇痛抗炎药分为非选择性 COX 抑制药和选择性 COX-2 抑制药。

（一）解热作用

下丘脑体温调节中枢通过调节产热和散热过程来维持体温的相对恒定。外热原（如病原微生物及其毒素、致炎因子、抗原抗体复合物等）可刺激中性粒细胞产生并释放内热原，内热原作用于体温调节中枢，引起该处 PG 合成和释放增多，使体温调定点上调至 37 ℃ 以上，这时机体产热增加、散热减少，出现发热。

NSAIDs 能抑制体温调节中枢 PG 合成酶的活性，减少 PG 的合成，使体温调定点恢复到正常水平，通过增加散热来降低发热患者的体温（NSAIDs 只能降低发热患者的体温，而对正常体温没有明显的影响，这有别于氯丙嗪对体温的调节作用）。

（二）镇痛作用

NSAIDs 具有中等程度的镇痛作用，镇痛强度不及麻醉性镇痛药（如吗啡等），对严重创伤性剧痛及内脏平滑肌绞痛无效；对轻度癌性疼痛有较好的镇痛作用，是"癌症三阶梯止痛疗法"中第一阶梯治疗的主要药物；对慢性钝痛（如牙痛、头痛、神经痛、肌肉痛、关节痛、月经痛等）也有良好的镇痛效果。长期应用一般不产生耐受性和成瘾性。

当组织受损或有炎症时，局部会产生和释放某些致痛化学物质，如缓激肽、PG、组胺等，这些物质会作用于痛觉感受器引起疼痛。其中，PG 既是致痛物质，又可使痛觉感受器对缓激肽等致痛物质的敏感性增加而降低痛阈。NSAIDs 可抑制炎症局部 PG 的合成，使致敏物质减少、痛阈增高，从而发挥镇痛作用。

> **医药智库**
>
> ### 癌症三阶梯止痛疗法
>
> 癌症三阶梯止痛疗法是由世界卫生组织提出的，具体内容如下：
>
> 第一阶梯：轻度疼痛患者选用非甾体抗炎药，代表药为阿司匹林、对乙酰氨基酚、布洛芬等。
>
> 第二阶梯：中度疼痛患者选用弱阿片类药，代表药为可待因，也可选用曲马多、布桂嗪等。
>
> 第三阶梯：重度疼痛患者选用强阿片类药，代表药为吗啡，多采用口服缓释剂或控释制剂，也可选用哌替啶、美沙酮、芬太尼等。

（三）抗炎、抗风湿作用

NSAIDs 除对乙酰氨基酚外都具有抗炎、抗风湿作用，能减轻炎症引起的红、肿、热、痛等症状，可用于风湿性关节炎和类风湿性关节炎发作时的治疗。

PG 是参与炎症反应的重要活性物质，不仅能扩张毛细血管、增加血管通透性，引起局部组织充血、水肿和疼痛，还能增强其他致痛致炎物质（如缓激肽、5-HT、白三烯等）的作用。NSAIDs 能抑制 PG 的合成和释放，从而发挥抗炎、抗风湿作用，但无病因治疗作用，也不能完全阻止炎症的发展及并发症的发生。

二、非选择性 COX 抑制药

（一）水杨酸类

阿司匹林

体内过程

阿司匹林（乙酰水杨酸）口服易吸收，大部分在小肠上部、小部分在胃被吸收，并被水解为水杨酸盐，水杨酸盐与血浆蛋白的结合率为 65%～90%。游离型可分布于全身各组织，包括脑脊液、关节腔、乳汁和胎盘。水杨酸盐主要经肝代谢，由肾排泄。尿液 pH 可明显影响水杨酸的排泄，当尿液呈碱性时，水杨酸盐解离度增加，重吸收减少，排泄增多。因此，当出现阿司匹林中毒时，可静脉注射碳酸氢钠碱化尿液。

药理作用及临床应用

1. **解热、镇痛** 本药解热镇痛作用较强，常用于发热和头痛、牙痛、神经痛、月经痛、肌肉关节痛等慢性钝痛，也是治疗癌症轻度疼痛的代表药物。

2. **抗炎、抗风湿** 本药抗炎、抗风湿作用较强，为风湿热、风湿性关节炎和类风湿性关节炎的首选药。较大剂量（3～4 g/d）可使急性风湿热患者于用药后 24～48 h 内退热、关节红肿和疼痛缓解，血沉减慢，全身感觉好转。因疗效迅速而确切，可作为急性风湿热的鉴别诊断。

3. **抑制血栓形成** 小剂量（50～150 mg/d）可抑制血栓素 A_2（TXA_2，为血小板聚集的诱导剂）的生成，对抗血栓形成；较大剂量则可抑制前列腺素（PGI_2，为 TXA_2 的生理性拮抗剂）的合成，反而可能促进凝血及血栓形成。因此，临床上常用小剂量阿司匹林预防心、脑血管疾病的发作，以及血管成形术及其他手术后的血栓形成。

不良反应及注意事项

短期小剂量应用时，不良反应少见且较轻；长期大剂量应用时，不良反应多且较重。

1. **胃肠道反应** 胃肠道反应最为常见，表现为上腹不适、恶心、呕吐等，长期或大剂量使用可诱发胃肠道溃疡、出血甚至穿孔。餐后服药、服用肠溶片或同服抗酸药可减轻或避免上述反应。消化性溃疡患者禁用。

> **医药智库**
>
> ### 肠溶片
>
> 肠溶片是指在普通片剂外面包裹一层丙烯酸树脂等肠溶衣材料，口服后在胃液中不崩解，而在肠液中能够崩解并释放内容物，从而发挥药效。

2. **凝血障碍** 大剂量或长期服用可抑制凝血酶原形成，引起凝血障碍，加重出血倾向，可用维生素 K 防治。严重肝损害、低凝血酶原血症、血友病、维生素 K 缺乏患者及产妇、孕妇等禁用。需手术者,术前1周应停用阿司匹林。

3. 过敏反应 少数患者可出现荨麻疹、血管神经性水肿及过敏性休克。某些哮喘患者服用阿司匹林后可诱发哮喘,称为阿司匹林哮喘,严重时可引起死亡,用肾上腺素治疗无效,可用糖皮质激素和抗组胺药治疗。

4. 水杨酸反应 剂量过大(>5 g/d)可致头痛、眩晕、恶心、呕吐、耳鸣、视力和听力减退等中毒反应,称为水杨酸反应。严重者可出现高热、谵妄、过度呼吸、酸碱平衡失调、精神错乱、昏迷,甚至危及生命。一旦发生应立即停药,并静脉滴注碳酸氢钠溶液以碱化尿液,加速水杨酸盐排泄。

5. 瑞氏综合征 儿童患病毒感染(如流感、水痘、麻疹、流行性腮腺炎等)伴发热,服用阿司匹林退热时,偶可出现以惊厥、频繁呕吐、颅内压增高、昏迷及严重肝功能异常为突出表现的瑞氏综合征(脑病合并内脏脂肪变性综合征),虽少见,但严重者可致死。因此,病毒性感染儿童禁用阿司匹林,可用对乙酰氨基酚代替。

(二)苯胺类

对乙酰氨基酚

体内过程

对乙酰氨基酚(扑热息痛)口服吸收快而完全,30~120 min 血药浓度达高峰,$t_{1/2}$ 为 1~4 h。约 95%的对乙酰氨基酚在肝内与葡萄糖醛酸或硫酸结合后失活,约 5%经肝代谢为可致肝损害的羟化物,均经肾脏排出。

药理作用及临床应用

本药的解热、镇痛作用与阿司匹林相似,但抗炎作用较弱,对血小板和凝血机制无影响。临床主要用于治疗感冒、发热、头痛、神经痛、肌肉痛,也可用于对阿司匹林过敏或不能耐受的患者。儿童感冒发热常用该药退热,疗效确切、安全。

不良反应及注意事项

治疗量短期使用不良反应少见,对胃刺激性小,不会引起出血;偶见药热、皮疹等过敏反应。长期或大剂量使用可致肝坏死或严重肾损害。

医药智库

长期大量服用维C银翘片可致肝坏死

维C银翘片的主要成分是金银花、连翘、荆芥、桔梗、甘草等中药,也含有维生素C、马来酸氯苯那敏、对乙酰氨基酚等西药,由此可见,维C银翘片既不是传统意义上的中成药,也不是西药,而是中西合用的药物。该药的功效是"疏风解表,清热解毒,用于外感风热所致的流行性感冒",但人们经常误以为其与营养补充剂维生素C的安全性一样,而大量长期服用。殊不知,该药含有对乙酰氨基酚,长期大量服用,可导致严重的肝、肾损害。

（三）吡唑酮类

保泰松

保泰松抗炎、抗风湿作用较强，但解热、镇痛作用较弱，临床主要用于风湿性及类风湿性关节炎、强直性脊柱炎，尤其对上述疾病的急性期疗效较好。本药还具有促进尿酸排泄的作用，可用于治疗急性痛风。本药不良反应发生率约为10%～20%（短期使用发生率较低），对胃肠刺激性较大，还可引起粒细胞减少、再生障碍性贫血、水钠潴留、黄疸和肝炎等。

（四）其他有机酸类

吲哚美辛

药理作用及临床应用

吲哚美辛（消炎痛）口服易吸收，是最强的前列腺素合成酶（COX）抑制剂之一，具有较强的抗炎、抗风湿和解热镇痛作用。其镇痛、抗炎作用较阿司匹林强，对炎症性疼痛有明显的镇痛作用，可用于急性和慢性风湿性、痛风性关节炎、癌性疼痛，也可用于骨关节炎、滑囊炎、腱鞘炎等，还可用于癌性发热或其他不易控制的发热等。但因本药引起的不良反应较多且严重，临床仅用于对其他药物不能耐受的患者或其他药物疗效不显著时。

不良反应及注意事项

1. **胃肠道反应** 常见恶心、呕吐、腹痛、腹泻，也可诱发或加重胃溃疡，甚至发生出血和穿孔。
2. **中枢神经系统反应** 本药可致头痛、眩晕等，若头痛持续不退，应停药。
3. **造血系统反应** 本药可引起粒细胞和血小板减少，偶有再生障碍性贫血。
4. **过敏反应** 常见皮疹和哮喘。本药与阿司匹林有交叉过敏性，对后者过敏者不宜用本药。

溃疡病、精神失常、癫痫、骨髓造血功能不全、支气管哮喘患者，以及妊娠期和哺乳期妇女等禁用。

布洛芬

布洛芬口服吸收迅速，血药浓度在服药后1.2～2.1 h可达峰值，$t_{1/2}$为1.8～2 h，可缓慢进入滑膜腔并保持较高浓度，主要经肝代谢，经肾排泄。本药具有较强的解热、镇痛、抗炎、抗风湿作用，临床主要用于风湿性及类风湿性关节炎、骨关节炎、滑囊炎，也可用于缓解轻中度疼痛，如头痛、牙痛、肌肉痛、神经痛、痛经等，还可用于普通感冒或流行性感冒引起的发热。长期用药者可出现胃肠道反应，如消化不良、胃痛、恶心、呕吐等，少数患者可出现消化性溃疡和消化道出血；偶见视力模糊和中毒性弱视，如出现应立即停药。

双氯芬酸

双氯芬酸（扶他林）口服吸收快速且完全，$t_{1/2}$ 为 1～2 h。本药具有解热、镇痛、抗炎、抗风湿作用，临床主要用于类风湿性关节炎、神经炎、癌性疼痛、术后疼痛及各种原因引起的发热等。不良反应较轻，偶见上腹部疼痛、恶心、呕吐、腹泻、头痛、头晕、皮疹、急性肾功能不全、骨髓抑制等，罕见胃肠道出血、消化性溃疡或穿孔。胃肠道溃疡、对双氯芬酸和其他非甾体抗炎药过敏者，以及妊娠初 3 个月内的妇女禁用。

吡罗昔康

吡罗昔康（炎痛喜康）口服吸收好，$t_{1/2}$ 长（平均为 50 h），每日服药 1 次即可。本药为长效抗炎镇痛药，有明显的镇痛、抗炎及一定的消肿作用，临床主要用于风湿性及类风湿性关节炎，疗效与吲哚美辛和布洛芬相似。不良反应较少，最常见的不良反应为胃肠道症状，如恶心、胃痛、食欲缺乏，剂量过大或长期服用可致消化道溃疡、出血，甚至穿孔；可见头晕、水肿、粒细胞减少、再生障碍性贫血等；偶见肝功能异常、血小板减少等。

三、选择性 COX-2 抑制药

选择性 COX-2 抑制药是一种新型 NSAIDs，虽然此类药物疗效确切、不良反应较轻且较少，但存在增加心脑血管事件的风险（已上市选择性 COX-2 抑制药的说明书上都必须有明确的警示），故其远期疗效及不良反应有待进一步验证。

塞来昔布

塞来昔布口服吸收快而完全，具有解热、镇痛、抗炎作用，主要用于急、慢性骨关节炎和类风湿性关节炎，常见不良反应为上腹疼痛、腹泻、消化不良，偶见肝、肾功能损害和视力障碍，禁用于已知对阿司匹林和磺胺类药过敏的患者。

尼美舒利

尼美舒利口服吸收迅速而完全，具有很强的解热、镇痛、抗炎作用，临床主要用于类风湿性关节炎、骨关节炎、痛经、术后痛及发热等。本药耐受性好，不良反应偶见胃灼热、恶心、胃痛、出汗、面部潮红、兴奋过度、皮疹、红斑和失眠，罕见头痛、眩晕，禁用于活动期消化性溃疡病、中重度肝功能不全、严重肾功能障碍及对本药存在高度敏感性的患者，妊娠期妇女以及 12 岁以下儿童。

探索七 治疗中枢神经系统变性疾病药

中枢神经系统变性疾病是指中枢神经系统中某些特定的神经元逐渐萎缩和丢失，导致相应结构发生病变的一组疾病，主要包括帕金森病（PD）、阿尔茨海默病（AD）、亨廷顿病（HD）和肌萎缩侧索硬化（ALS）等。本组疾病的病因多不明确，但神经细胞发生退行性病理学改变是其共同的特征。本部分内容重点介绍治疗 PD 和 AD 的药物。

一、抗帕金森病药

帕金森病（PD）又名震颤麻痹，是一种中老年人常见的缓慢进展的以运动迟缓、肌强直、震颤等为特点的中枢神经系统变性病，如图 3-2 所示。PD 是由黑质中多巴胺（DA）神经元变性、数目减少，导致多巴胺能神经功能减弱、胆碱能神经功能相对占优势，而出现的肌张力增高等一系列临床症状，如图 3-3 所示。

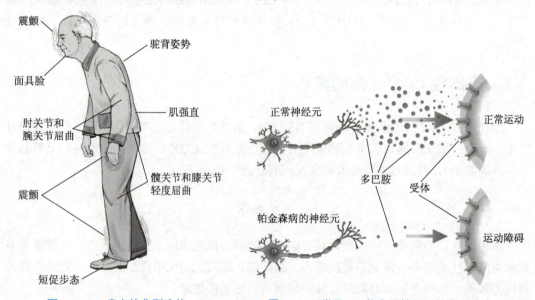

图 3-2　PD 患者的典型症状　　　　图 3-3　正常及 PD 状态下神经元的多巴胺水平

目前临床常用的抗帕金森病药主要通过增强中枢多巴胺能神经功能或降低中枢胆碱能神经功能而缓解帕金森病症状，主要可分为拟多巴胺药和中枢抗胆碱药两类，两类药合用可增强疗效。

（一）拟多巴胺药

1. 多巴胺前体药

左旋多巴

左旋多巴（L-Dopa）是酪氨酸的羟化物，为体内合成去甲肾上腺素、多巴胺的前体物质。

体内过程

本药口服后在小肠迅速吸收,绝大部分(约98%)在肝和胃肠黏膜被外周多巴脱羧酶脱羧转变成多巴胺,后者不易透过血-脑屏障,在外周组织可引起不良反应;仅有少量(约1%)的左旋多巴进入中枢神经系统,在脑内脱羧转变为多巴胺,发挥抗帕金森病作用。若同时服用外周多巴脱羧酶抑制药,可使进入中枢的左旋多巴增多,提高疗效,并减轻外周多巴胺引起的不良反应。

药理作用及临床应用

1. 抗帕金森病 本药进入中枢后,在中枢脱羧酶作用下转变为多巴胺,补充纹状体中多巴胺的不足,从而发挥抗帕金森病作用(对吩噻嗪类等抗精神病药引起的帕金森综合征无效,因此类药物能阻滞中枢多巴胺受体)。左旋多巴抗帕金森病具有以下特点:① 显效较慢,需服用2~3周才显效,1~6个月后才获最大疗效。② 疗效与疗程有关,疗程超过3个月,50%的患者获得较好疗效;疗程1年以上,疗效达75%。但应用2~3年后疗效逐渐减弱,3~5年后疗效已不显著甚至丧失。③ 对轻症和年轻患者疗效较好,对重症和老年患者疗效较差。④ 对肌肉强直和运动困难疗效较好,对肌肉震颤疗效较差。

2. 治疗肝性脑病 肝性脑病患者由于肝功能障碍,不能将蛋白质的代谢产物解毒,后者可在神经细胞内生成伪递质,取代正常递质去甲肾上腺素,使神经功能紊乱。本药在脑内转化为多巴胺后可进一步转化为去甲肾上腺素,从而改善脑功能,但该作用只是暂时性的,不能改善肝功能,故不能根治肝性脑病。

不良反应及注意事项

1. 胃肠道反应 治疗初期,约80%的患者可出现恶心、呕吐、食欲减退等,偶见溃疡、出血和穿孔。数周后能耐受,饭后服或缓慢递增剂量可减轻,多巴胺受体阻滞药多潘立酮可有效对抗。

2. 心血管反应 治疗初期,约30%的患者可出现轻度直立性低血压、心绞痛、心律失常等。

3. 神经系统反应

(1)运动障碍:部分患者长期服药可出现不自主异常运动,多见于面部肌肉群,表现为口—舌—颊抽搐、张口、伸舌、皱眉、头颈部扭动等,也可累及四肢和躯干的肌群,导致手足和躯体不自主运动,减少药量可使上述症状减轻。

(2)开—关现象:部分患者长期用药后可出现"开—关现象",即突然出现多动不安(开),而后又出现肌强直运动不能(关),两种现象交替出现,严重妨碍患者的生活,减少药量可使症状减轻。

4. 精神障碍 部分患者可出现失眠、焦虑、做噩梦、躁狂、幻觉、妄想、抑郁等,可用选择性阻滞中脑-边缘系统DA受体的药物氯氮平对抗该不良反应。

严重心血管疾病、精神病、活动性溃疡和青光眼的患者,以及妊娠期和哺乳期的妇女禁用。

> **医药前沿**
>
> **治疗帕金森病有新法，昔日的运药载体今朝成了"药"**
>
> 目前，我国有约 300 万名帕金森病患者，据世界卫生组织专家预测，到 2030 年，我国帕金森病患者数量将达到 500 万人。
>
> 目前临床上最常用的治疗方法就是多巴胺的替代法，帕金森病患者通过服用左旋多巴制剂，来补充脑内多巴胺的不足。然而补充多巴胺只是治标，它不能从根本上阻止神经元的损伤，而且随着帕金森病的进程，还可能有引起患者出现"开—关现象"等副作用。因此，除药物治疗外，科研人员也在探索一些新疗法治疗帕金森病。
>
> 在传统的纳米药物中，纳米材料多作为载体的角色出现，这种纳米药物包装过程比较烦琐，不利于实现量产。然而纳米材料不仅是递送药物和基因的良好载体，一些纳米材料还表现出神经保护作用。
>
> 二维纳米材料与生物膜相互作用后可形成影响生物膜功能的结构，驱动膜磷脂发生一系列的变化。在帕金森病中，细胞的脂质代谢是紊乱的。因此，科研人员希望通过特异性改变膜磷脂代谢，起到缓解帕金森病的作用。而且二维纳米材料是薄片状物质，可以直接与细胞膜进行相互作用，进而减少用药过程中，细胞的代谢、传递和释放所致的疗效损失。
>
> 南开大学药物化学生物学国家重点实验室薛雪研究员团队联合中国科学院过程工程研究所马光辉院士、魏炜研究员团队通过研究，用聚乙二醇（PEG）修饰二维纳米材料 P-sheet，使其停留在神经细胞表面而不被内化，最大程度与神经细胞膜结合，并通过调控细胞膜上的一种名为酰肌醇-4,5-二磷酸（PIP2）的磷脂，抑制内质网应激和神经元凋亡，从而减轻帕金森病的行为和病理症状。
>
> 这项研究证明，聚乙二醇修饰的二维纳米材料可作为新型的无药物制剂，对中脑黑质区域的多巴胺能神经元起到非侵入性的治疗作用。这项研究还详细揭示了 P-sheet 可选择性调节神经退行性疾病相关膜脂质失调的机制。这为一系列二维纳米材料在与磷脂代谢相关疾病中的应用提供了一种有效的治疗策略。
>
> （资料来源：中国科技网，有改动）

2. 左旋多巴增效药

卡比多巴

卡比多巴（α-甲基多巴）是较强的外周多巴脱羧酶抑制药，不易透过血-脑屏障，与左旋多巴合用时，可抑制外周多巴脱羧酶的活性，减少多巴胺在外周组织的生成，减轻其外周不良反应，进而使进入中枢的左旋多巴增多，提高脑内多巴胺的浓度，增强左旋多巴的疗效，故为左旋多巴的重要辅助用药。卡比多巴单用基本无效，临床上通常将其与左旋多巴以 1∶4 或 1∶10 的剂量配伍制成复方制剂。

项目三 作用于中枢神经系统的药物

司来吉兰

司来吉兰为选择性较高的中枢神经系统单胺氧化酶B（MAO-B）抑制药，口服吸收迅速，并可透过血-脑屏障，抑制纹状体中DA的降解和代谢，延长DA的作用时间。本品与左旋多巴合用可增强左旋多巴的作用，并可减轻左旋多巴引起的"开—关现象"。

3. 多巴胺受体激动药

溴隐亭

溴隐亭口服吸收迅速但不完全，小剂量可激动结节-漏斗通路DA受体，抑制催乳素和生长激素的释放，用于治疗闭经和溢乳（催乳素过高引起的）、垂体肿瘤及肢端肥大症；大剂量可激动黑质-纹状体通路的DA受体，发挥抗震颤麻痹作用，对重症患者疗效较好，因不良反应较多，常用于应用左旋多巴疗效差或对左旋多巴不能耐受的患者。本药不良反应较多，可见食欲减退、恶心、呕吐、便秘、直立性低血压、心律失常、运动困难及精神障碍症状等。

4. 促多巴胺释放药

金刚烷胺

金刚烷胺口服吸收快且完全，起效快但维持时间短，疗效优于中枢抗胆碱药但不及左旋多巴，适用于不能耐受左旋多巴的帕金森病患者。少数患者服用后可出现头痛、眩晕、食欲减退、恶心、共济失调、精神不安、抑郁等，也可出现四肢皮肤青斑、踝部水肿等。本药可致畸胎，妊娠期和哺乳期妇女禁用。

（二）中枢抗胆碱药

中枢抗胆碱药可阻滞中枢胆碱受体，减弱纹状体中乙酰胆碱的作用，因此具有一定的抗帕金森病作用。阿托品、东莨菪碱是最早用于治疗PD的胆碱受体阻滞药，但因外周抗胆碱作用引起的副作用大，目前主要使用合成的中枢抗胆碱药。

苯海索

苯海索（安坦）口服易吸收，易透过血-脑屏障，抗震颤效果好，对改善运动障碍和肌肉强直效果较差；外周抗胆碱作用弱，为阿托品的1/10～1/3。本药疗效不如左旋多巴和金刚烷胺，临床主要用于轻症和不能耐受左旋多巴的帕金森病或帕金森综合征患者，不良反应与阿托品相似但较轻，慎用于妊娠期和哺乳期妇女（可抑制乳汁的分泌），禁用于青光眼、尿潴留和前列腺肥大的患者。

二、治疗阿尔茨海默病药

老年性痴呆症可分为原发性痴呆症、血管性痴呆症和两者的混合型。其中，原发性痴呆症又称阿尔茨海默病（AD），是一种与年龄高度相关的、以进行性认知障碍和记忆力损害为主的中枢神经系统退行性疾病。其主要表现为记忆力、判断力、抽象思维等一般智力丧失，但视力、运动能力等一般不受影响，病因和发病机制尚不明确，目前认为可能与神经元变性和坏死、乙酰胆碱及其他神经递质明显减少有关。目前临床治疗AD的药物主要为胆碱酯酶抑制药和N-甲基-D-天冬氨酸（NMDA）受体拮抗药。

（一）胆碱酯酶抑制药

多奈哌齐

多奈哌齐为第二代可逆性AChE抑制药，对外周AChE的作用很小，口服吸收良好，生物利用度为100%，适用于轻度或中度AD患者认知障碍症状的治疗。本药不良反应较少，常见不良反应有恶心、呕吐、腹泻、厌食、肌痉挛和疲乏等，但多为一过性、轻度反应，继续用药可缓解；较少见头痛、头晕、幻觉、抑郁、多梦等。

加兰他敏

加兰他敏为第二代AChE抑制药，适用于治疗轻度和中度AD。本药无肝毒性，不良反应主要为用药初期（2~3周）可出现恶心、呕吐、腹泻等胃肠道反应，连续用药可逐渐消失，偶致过敏反应。

石杉碱甲

石杉碱甲是我国研制的一种可逆性AChE抑制药，口服吸收迅速而完全，易透过血-脑屏障，可改善AD患者的记忆障碍和认知功能。本药不良反应少，剂量过大时可引起恶心、腹痛、头晕、乏力、出汗、视力模糊等，个别患者可出现瞳孔缩小、呕吐、心率减慢、嗜睡等。

> **医药前沿**
>
> **纳米颗粒精准投药，可延缓阿尔茨海默病进程**
>
> 阿尔茨海默病是一种神经退行性疾病，它更为人熟知的名字是"老年痴呆症"。全球有将近4 000万阿尔茨海默病患者。科学研究表明，随着年龄增长和新陈代谢下降，人脑中金属离子聚集和乙酰胆碱失衡是诱发阿尔茨海默病的两大重要因素。这种疾病会袭击人类大脑，影响人的记忆和语言能力，甚至最基本的思维过程。目前，阿尔茨海默病尚无治愈方法，严重危害老年人的健康和生活质量。
>
> 天津大学生命科学学院常津教授团队近年来致力于探索治疗阿尔茨海默病的新型纳米药物。他们将能有效抑制金属离子聚集的氯碘羟喹和调节乙酰胆碱失衡的多奈哌齐这两种药物"同时包封"在人血清白蛋白纳米颗粒内，再通过纳米颗粒表面修饰

项目三 作用于中枢神经系统的药物

跨膜肽 TAT 和靶向制剂，以提高其入脑效率、投药准确性和脑内滞留能力。阿尔茨海默病小鼠实验结果显示，这种新型纳米药物有效改善了小鼠神经元形态学改变，挽救了小鼠记忆障碍，延缓了发病进程。

"这种新型药物利用纳米技术，首次将两种治疗药物共载于同一个纳米颗粒，实现了协同作用和联合治疗，"团队负责人常津教授表示，"我们希望提供一种高效协同和生物安全性好的阿尔茨海默病治疗新候选方案，为广大患者带来福音和希望。"

（资料来源：中国科技网，有改动）

（二）N-甲基-D-天冬氨酸受体拮抗药

美金刚

美金刚可阻滞谷氨酸浓度过高导致的神经元损伤，显著改善 AD 患者的认知能力，临床主要用于治疗中重度至重度 AD。本药常见不良反应有幻觉、意识混沌、头晕、头痛、疲倦等。

（三）M 胆碱受体激动药

占诺美林

占诺美林是 M_1 受体选择性激动药，口服易吸收，易通过血-脑屏障，大剂量可明显改善 AD 患者的认知能力和行为能力，适用于轻度和中度 AD 患者的治疗。部分患者可因胃肠道和心血管反应而中断治疗，改用皮肤给药可避免胃肠道不良反应。

病例分析

患者，男，65 岁，1 年前出现一侧手脚不能控制的抖动，且该抖动以肢体静止时明显，活动时减轻。近来又出现肢体僵硬、动作减少、步态不稳等症状。

请思考：
1. 患者最可能的诊断是什么？
2. 可选择何种药物为患者进行治疗？

探索八 中枢兴奋药和促大脑功能恢复药

一、中枢兴奋药

中枢兴奋药是一类能选择性兴奋中枢神经系统，从而提高其功能活动的药物。根据作用部位和功能不同，主要可分为大脑皮质兴奋药和呼吸中枢兴奋药两类。中枢兴奋药的选择性与剂量有关，随着剂量增加，其作用强度和范围也会增大，可引起中枢神经系统广泛兴奋，甚至可导致惊厥。

（一）大脑皮质兴奋药

咖啡因

咖啡因是从咖啡豆和茶叶中提取的一种生物碱，现已可人工合成。

药理作用及临床应用

1. **兴奋中枢神经系统** 小剂量能选择性兴奋大脑皮质，可使人睡意消失、疲劳减轻、精神振奋、思维敏捷、工作效率提高；较大剂量可直接兴奋延髓呼吸中枢和血管运动中枢（在这些中枢受抑制时作用尤为明显），使呼吸加深加快、血压升高。临床主要用于严重传染病及中枢抑制药（麻醉药、镇痛药、镇静催眠药等）过量引起的呼吸抑制和循环衰竭。

2. **收缩脑血管** 本药虽可兴奋心脏，但对脑血管有收缩作用，因此可减少脑血管的搏动。临床上多将其与解热镇痛药配伍治疗一般性头痛，与麦角胺配伍治疗偏头痛。

3. **其他作用** 本药对胆道和支气管平滑肌有较弱的松弛作用；可增加肾小球的血流量，有弱利尿作用；可刺激胃酸分泌；等等。

不良反应及注意事项

治疗量不良反应较少，较大剂量可引起激动、不安、失眠、头痛、心悸等；过量中毒可致惊厥。婴幼儿对本品敏感且高热时易发生惊厥，故应避免为婴幼儿使用含咖啡因的复方退热制剂。消化性溃疡患者禁用。

哌甲酯

治疗量的哌甲酯（利他林）可兴奋大脑皮质和皮质下中枢，作用温和，能改善精神活动，解除轻度中枢神经抑制，消除疲劳；较大剂量能兴奋呼吸中枢。临床主要用于治疗中枢抑制药过量引起的昏迷，也可用于呼吸衰竭及其他各种原因导致的呼吸抑制，还可用于治疗轻度抑郁症和儿童多动综合征。

治疗量时，本药所致的不良反应较少；剂量较大时，最常见的不良反应为食欲减退，还可见眩晕、头痛、口干、失眠、嗜睡、恶心、心悸等；久用可产生耐受性。对本药过敏、严重焦虑、紧张、激动、过度兴奋、青光眼、患结构性心脏病或其他严重心脏病者，6岁以下儿童，以及妊娠期和哺乳期妇女禁用。

（二）呼吸中枢兴奋药

尼可刹米

药理作用及临床应用

尼可刹米（可拉明）可直接兴奋延髓呼吸中枢，也可刺激颈动脉体和主动脉体化学感受器而反射性地兴奋呼吸中枢,使呼吸加深、加快(当呼吸中枢处于抑制状态时,其作用尤为显著),但其作用维持时间短,一次静脉注射给药仅可维持 5～10 min,故需反复、间歇给药。本药适用于各种原因导致的中枢性呼吸抑制,其中对阿片类药物中毒引起的呼吸抑制效果较好,对吸入麻醉药中毒次之,对巴比妥类中毒引起的呼吸抑制效果较差。

不良反应及注意事项

治疗量引起的不良反应少,可见面部刺激、烦躁不安、抽搐、恶心、呕吐等。大剂量可引起血压升高、心悸、出汗、呕吐、肌肉震颤等,甚至惊厥。治疗过程中应密切观察患者的用药反应,若出现烦躁不安等反应,应减慢滴速;若出现肌肉震颤、面部肌肉抽搐等反应,应立即停药;一旦发生惊厥,可用地西泮或短效巴比妥类药物对抗。

洛贝林

洛贝林(山梗菜碱)可刺激颈动脉体和主动脉体化学感受器而反射性地兴奋呼吸中枢,但作用时间短,仅维持数分钟。临床主要用于新生儿窒息、一氧化碳中毒引起的窒息、吸入麻醉药及其他中枢抑制药中毒引起的呼吸衰竭、肺炎和白喉等引起的呼吸衰竭。本药安全范围大,治疗量时可见恶心、呕吐、头痛、心悸等,剂量较大可导致心动过速、传导阻滞、呼吸抑制甚至惊厥。

二甲弗林

二甲弗林(回苏灵)可直接兴奋呼吸中枢,作用比尼可刹米强 100 倍,起效快,维持时间短,临床主要用于各种原因引起的中枢性呼吸抑制。本药安全性小,常见不良反应有恶心、呕吐、皮肤烧灼感等,剂量过大可导致肌肉震颤和惊厥。有惊厥病史、吗啡中毒、肝功能不全者以及妊娠期妇女禁用。

病例分析

林某,男,13 岁,1 周前出现发热、头痛、呕吐、精神不振、嗜睡,医生诊断为流行性乙型脑炎,收入院治疗。患儿今晨突然出现高热、昏迷、反复抽搐、呼吸衰竭。

请思考:

可选用何种药物为患儿进行治疗?选用依据是什么?

二、促大脑功能恢复药

吡拉西坦

药理作用及临床应用

吡拉西坦(脑复康)为脑代谢改善药,具有激活、保护和修复大脑神经细胞的作用。

本药可促进脑内 ATP 的生成，改善脑内能量代谢，提高葡萄糖的利用率；可促进乙酰胆碱合成，增强神经兴奋的传导；可抵抗物理因素和化学因素所致的脑功能损伤，改善学习和记忆能力；可改善缺氧所致的逆行性健忘。临床主要用于急性和慢性脑血管病、脑外伤、各种中毒性脑病等所致的记忆减退及轻、中度脑功能障碍，也可用于儿童智能发育迟缓。

不良反应及注意事项

可见恶心、腹胀、腹痛等胃肠道反应（症状轻重与剂量大小有关），以及头晕、头痛、失眠、兴奋等中枢神经系统反应（症状轻微且与剂量大小无关，停药后症状消失）。妊娠期妇女和新生儿禁用。

胞磷胆碱

胞磷胆碱可减少脑血流阻力，增加脑血流量而促进脑物质代谢；可增强脑干网状结构上行网状结构激活系统的机能，增强锥体系统的机能，从而改善运动麻痹。因此，其对促进大脑功能恢复和促进苏醒等具有一定的作用，适用于治疗急性颅脑外伤和脑手术所致的意识障碍，也可用于其他中枢神经系统急性损伤引起的功能和意识障碍。本药不良反应较少，偶有暂时性血压下降、失眠、兴奋、用药后发热等，停药后即可消失。对伴有脑出血、脑水肿和颅压增高的严重急性颅脑损伤患者慎用；用于脑梗死急性期有意识障碍的患者时，最好在卒中发作后的 2 周内开始用药。

以测验效

一、单项选择题

1. 丁卡因不能应用的局部麻醉方法是（　　）。
   A．表面麻醉　　　　　　　　B．浸润麻醉
   C．传导麻醉　　　　　　　　D．腰麻
   E．硬膜外麻醉

2. 普鲁卡因不能应用的局部麻醉方法是（　　）。
   A．浸润麻醉　　　　　　　　B．传导麻醉
   C．蛛网膜下腔麻醉　　　　　D．硬膜外麻醉
   E．表面麻醉

3. 局麻药的作用机制是（　　）。
   A．阻滞 K^+ 外流，阻碍神经细胞膜去极化
   B．阻碍 Ca^{2+} 内流，阻碍神经细胞膜去极化
   C．促进 Cl^- 内流，使神经细胞膜超极化
   D．阻碍 Na^+ 内流，阻碍神经细胞膜去极化
   E．阻滞乙酰胆碱的释放，影响冲动的传递

4. 下列关于利多卡因特点的说法，错误的是（　　）。
   A．安全范围大　　　　　　　　B．容易引起过敏反应
   C．有抗心律失常作用　　　　　D．可用于各种局麻给药
   E．可穿透黏膜，作用比普鲁卡因快、强、持久

5. 浸润麻醉时，在局麻药中加入肾上腺素的目的是（　　）。
   A．延长局麻作用持续时间
   B．防止麻醉过程中血压下降
   C．对抗局麻药的扩张血管作用
   D．预防过敏性休克
   E．减少局麻药的破坏

6. 焦虑症最宜选用（　　）。
   A．东莨菪碱　　B．氟哌啶醇　　C．地西泮　　D．苯巴比妥钠
   E．氯丙嗪

7. 和巴比妥类比较，苯二氮䓬类不具备（　　）。
   A．镇静作用　　　　　　　　　B．催眠作用
   C．抗惊厥作用　　　　　　　　D．中枢性肌肉松弛作用
   E．麻醉作用

8. 下列关于苯巴比妥药理作用的说法，错误的是（　　）。
   A．镇静　　　B．催眠　　　C．镇痛　　　D．抗惊厥
   E．抗癫痫

9. 苯巴比妥连续用药产生耐药性的主要原因是（　　）。
   A．重新分布，贮存于脂肪组织
   B．被血浆中假性胆碱酯酶迅速水解破坏
   C．以原形经肾脏排泄加快
   D．被血浆中单胺氧化酶迅速水解破坏
   E．诱导肝药酶使自身代谢加快

10. 下列关于地西泮体内过程的说法，错误的是（　　）。
    A．肌注比口服吸收慢且不规则
    B．代谢产物去甲地西泮仍有活性
    C．肝功能障碍时半衰期延长
    D．血浆蛋白结合率低
    E．可经乳汁排泄

11. 可用于抢救苯二氮䓬类药物过量中毒的药物是（　　）。
    A．氯丙嗪　　B．水合氯醛　　C．纳洛酮　　D．氟马西尼
    E．阿托品

12. 下列选项中，不能用于癫痫小发作治疗的是（　　）。
    A．氯硝西泮　　B．硝西泮　　C．苯妥英钠　　D．丙戊酸钠
    E．乙琥胺

13. 下列关于卡马西平的说法，错误的是（　　）。
    A．对舌咽神经痛有效
    B．对三叉神经痛有效
    C．对部分性发作为首选药
    D．对癫痫小发作的疗效仅次于乙琥胺
    E．对躁狂症有效

14. 苯妥英钠急性毒性的主要表现为（　　）。
    A．巨幼细胞贫血　　B．神经系统反应　　C．牙龈增生　　D．依赖性
    E．低钙血症

15. 硫酸镁抗惊厥的机制是（　　）。
    A．降低血钙的效应
    B．升高血镁的效应
    C．升高血镁和降低血钙的联合效应
    D．竞争性抑制钙作用，减少运动神经末梢释放乙酰胆碱
    E．进入骨骼肌细胞内拮抗钙的兴奋-收缩偶联中介作用

16. 癫痫持续状态首选的治疗药物是（　　）。
    A．硝西泮　　　B．地西泮　　　C．佐匹克隆　　　D．扎来普隆
    E．苯巴比妥

17. 下列选项中，以苯妥英钠作为治疗首选药的是（　　）。
    A．癫痫大发作　　　　　　　　B．癫痫小发作
    C．癫痫持续状态　　　　　　　D．复杂局限性发作
    E．精神运动性发作

18. 治疗癫痫大发作或局限性发作最有效的药物是（　　）。
    A．氯丙嗪　　B．地西泮　　C．乙琥胺　　D．苯妥英钠
    E．卡马西平

19. 长期大量应用氯丙嗪最常见的不良反应是（　　）。
    A．精神异常　　　　　　　　　B．急性中毒
    C．抑制唾液腺分泌作用　　　　D．锥体外系作用
    E．过敏反应

20. 氯丙嗪的降温作用不同于解热镇痛抗炎药，它是通过（　　）来降温。
    A．抑制体温调节中枢的产热功能
    B．抑制体温调节中枢的散热功能
    C．抑制体温调节中枢的调节功能
    D．增强体温调节中枢的散热功能
    E．增强体温调节中枢的产热功能

21. 下列疾病中，氯丙嗪治疗效果较好的是（　　）。
    A．抑郁症　　　B．精神分裂症　　　C．妄想症　　　D．精神紧张症
    E．焦虑症

22．下述各组药物中，属于冬眠合剂的是（　　）。
　　A．苯巴比妥+异丙嗪+吗啡　　B．苯巴比妥+氯丙嗪+吗啡
　　C．氯丙嗪+异丙嗪+吗啡　　D．氯丙嗪+异丙嗪+哌替啶
　　E．氯丙嗪+阿托品+哌替啶

23．氟奋乃静的特点是（　　）。
　　A．抗精神病、镇静作用都较强
　　B．抗精神病、镇静作用都较弱
　　C．抗精神病作用较强，锥体外系反应强
　　D．抗精神病、降压作用都较强
　　E．抗精神病作用较强，锥体外系反应较弱

24．碳酸锂主要用于治疗（　　）。
　　A．焦虑症　　B．失眠症　　C．抑郁症　　D．躁狂症
　　E．帕金森病

25．吗啡产生强大镇痛作用的机制是（　　）。
　　A．选择性抑制痛觉中枢　　B．镇静并引起欣快感
　　C．模拟内源性阿片肽的作用　　D．抑制内源性阿片肽的作用
　　E．降低痛觉感受器的敏感性

26．下列关于可待因的说法，错误的是（　　）。
　　A．镇痛维持时间与吗啡相似　　B．镇痛作用强度比吗啡弱
　　C．主要用于无痰剧烈干咳　　D．致欣快感和成瘾的强度弱于吗啡
　　E．镇静作用很强

27．吗啡的镇痛作用最适用于（　　）。
　　A．诊断未明的急腹症　　B．分娩痛
　　C．颅脑外伤所致的疼痛　　D．其他药物无效的急性锐痛
　　E．哺乳期妇女的疼痛

28．哌替啶比吗啡应用广泛的最重要原因是（　　）。
　　A．无致便秘作用　　B．镇痛作用比吗啡强
　　C．作用较慢，维持时间短　　D．依赖性和呼吸抑制较吗啡轻
　　E．对支气管平滑肌无作用

29．下列关于哌替啶的说法，错误的是（　　）。
　　A．具有镇痛、镇静作用　　B．可致欣快感
　　C．可延长产程　　D．可致恶心、呕吐
　　E．可抑制呼吸

30．下列关于阿司匹林作用与相应机制的说法，错误的是（　　）。
　　A．解热作用是抑制中枢 PG 合成
　　B．抗炎作用是抑制炎症部分 PG 合成
　　C．镇痛作用是抑制中枢 PG 合成
　　D．水杨酸反应是过量中毒的表现
　　E．预防血栓形成是抑制 TXA_2 合成

31．大剂量阿司匹林可用于（　　）。
　　A．预防心肌梗死　　　　　　　　B．预防脑血栓
　　C．预防术后血栓形成　　　　　　D．风湿性热
　　E．预防肺栓塞
32．阿司匹林中毒时，正确的处理措施是（　　）。
　　A．口服氯化钠　　　　　　　　　B．口服氯化铵
　　C．静脉滴注碳酸氢钠　　　　　　D．口服氢氯噻嗪
　　E．静脉滴注大剂量维生素C
33．下列选项中，属于阿尔茨海默病治疗药物的是（　　）。
　　A．多奈哌齐　　B．溴隐亭　　C．苯海索　　D．左旋多巴
　　E．金刚烷胺
34．下列选项中，不属于抗帕金森病药的是（　　）。
　　A．左旋多巴　　B．多巴胺　　C．苯海索　　D．溴隐亭
　　E．金刚烷胺
35．左旋多巴治疗帕金森病的机制是（　　）。
　　A．在脑内转变为DA，补充纹状体内DA的不足
　　B．提高纹状体中乙酰胆碱的含量
　　C．提高纹状体中5-HT的含量
　　D．降低黑质中乙酰胆碱的含量
　　E．阻滞黑质中的胆碱受体
36．左旋多巴治疗帕金森病初期最常见的不良反应是（　　）。
　　A．开—关现象　　　　　　　　　B．心血管反应
　　C．胃肠道反应　　　　　　　　　D．运动障碍
　　E．精神障碍
37．下列关于卡比多巴的说法，错误的是（　　）。
　　A．外周多巴脱羧酶抑制药
　　B．能提高左旋多巴的疗效
　　C．单用也具有抗帕金森病作用
　　D．能减轻左旋多巴的副作用
　　E．不易透过血-脑屏障
38．苯海索不适用于（　　）。
　　A．轻症帕金森病　　　　　　　　B．重症帕金森病
　　C．左旋多巴治疗无效者　　　　　D．不能耐受左旋多巴者
　　E．抗精神病药引起的帕金森综合征
39．新生儿窒息时宜选用（　　）进行急救。
　　A．洛贝林　　　　　　　　　　　B．二甲弗林
　　C．咖啡因　　　　　　　　　　　D．尼可刹米
　　E．阿托品

40. 下列关于咖啡因的说法，错误的是（　　）。
    A．作用部位在大脑皮质
    B．较大剂量可直接兴奋延髓呼吸中枢
    C．中毒剂量时可兴奋脊髓
    D．可收缩支气管平滑肌
    E．可直接兴奋心脏，扩张血管

41. 对吗啡急性中毒引起的呼吸抑制，首选的中枢兴奋药是（　　）。
    A．尼可刹米　　B．咖啡因　　C．哌甲酯　　D．洛贝林
    E．二甲弗林

42. 下列药物中，常与麦角胺配伍治疗偏头痛的是（　　）。
    A．二甲弗林　　B．洛贝林　　C．咖啡因　　D．贝美格
    E．尼可刹米

43. 可促进脑内 ATP 生成，改善脑内能量代谢的药物是（　　）。
    A．二甲弗林　　B．吡拉西坦　　C．哌甲酯　　D．甲氯芬酯
    E．咖啡因

44. 患儿，男，8 个月，入院时见面色潮红、口唇呈樱桃红色、脉快、昏迷，问诊时知其家内用煤炉采暖。最终诊断该患儿为 CO 中毒，可首选（　　）进行急救。
    A．洛贝林　　B．二甲弗林　　C．吡拉西坦　　D．尼可刹米
    E．哌甲酯

二、病例分析题

1. 李先生做销售工作，工作压力很大，近两个月来每天晚上总是睡不好，还胡思乱想，心烦意乱，记忆力下降，感觉身体的抵抗力越来越差，去医院求助，诊断为失眠症。
   请对上述病例进行分析：
   如果需借助药物为李先生进行治疗，那么应选择何种药物？

2. 患儿，男，9 岁。家长诉其常突然出现动作停止、眼神空洞持续 5～10 s 后骤然结束，有时不省人事、呼吸暂停、四肢抽动、面色青紫，常伴口吐白沫及舌咬伤。结合脑电图检查拟诊癫痫（强直-阵挛性发作）。医嘱：给予苯妥英钠口服，开始每日 5 mg/kg，分 2～3 次服用，按需调整至合适的维持量。
   请对上述病例进行分析：
   （1）如何指导患者正确服用苯妥英钠？
   （2）如何开展用药宣教，使患者与家属熟悉抗癫痫药物的作用特点、使用要求、不良反应和用药注意事项？

3. 许某，男，30 岁，1 年前与女友分手。近 5 个月觉得邻居都在议论他，常不怀好意地盯着他，有时对着窗外大骂，自语、自笑，整天闭门不出，常拨打 110 电话要求保护。拟诊精神分裂症。医嘱：抗精神病药治疗，给予盐酸氯丙嗪，每次 12.5～50 mg，3 次/天。
   请对上述病例进行分析：
   如何指导患者正确服用药物？

以行践学

镇痛药之"武力+智力"排行

【活动背景】 自古至今,人们一直在与疾病和疼痛抗争。经过人们的不懈努力,在与疼痛抗争的历史长河中,也可谓"药才"辈出。目前,镇痛药也可谓"三国鼎立":以吗啡为代表的阿片类镇痛药可谓兵强马壮,其拥有杜冷丁、芬太尼等镇痛强将,犹如三国中的魏国,傲视群雄;以阿司匹林为代表的 NSAIDs 深得人心,一般疼痛(如关节痛等)都可将其作为首选,而且随着塞来昔布、尼美舒利等强效镇痛药物的加盟,逐渐在急性疼痛、围手术期镇痛等领域扩展着自己的地盘,犹如三国时期的蜀国;另外还有一些辅助类的镇痛药(如卡马西平等)常联合阿片、时择联合 NSAIDs 进行联合镇痛,犹如三国时期的吴国,军中虽无举世将才,但在联合用药时又可起到举足轻重的作用。这些药物不仅武力(镇痛作用)不同,智力(不良反应)也是各异。

【活动内容】 请以小组为单位,根据本项目所学知识,结合上述资料,挑选几种有代表性的具有镇痛作用的药物,分析它们的"武力"值和"智力"水平,并进行综合排序。

以评促优

将对本项目的学习成果评价填入表 3-6 中。

表 3-6 项目学习成果评价表

班级		组号	
姓名		学号	
项目名称			

评价项目	评价标准	分值	评分	
			自评分	师评分
知识	熟悉局麻药的作用和给药方法	5		
	熟知解热镇痛抗炎药的共性	10		
	掌握常用局麻药、苯二氮䓬类、苯妥英钠、卡马西平、丙戊酸钠、氯丙嗪、吗啡、哌替啶、左旋多巴、左旋多巴增效药、苯海索、尼可刹米和洛贝林的药理作用、临床应用、不良反应及注意事项	20		
	熟悉其他中枢神经系统药物的药理作用、临床应用、不良反应及注意事项	10		

续表

评价项目	评价标准	分值	评分	
			自评分	师评分
能力	能够根据药物的作用特点和适应证合理选择中枢神经系统药物,并规范使用	15		
	能够正确观察、分析中枢神经系统药物的疗效,正确处理药物的不良反应	15		
素质	具备一定的分析判断能力和应急处置能力	10		
	能够主动关心患者,重视人文关怀,致力于提升患者的生存质量	10		
	具有团队精神,能够与小组成员高效沟通和协作	5		
合计		100		
总分(自评分×40%+师评分×60%)				
自我评价				
教师评价				

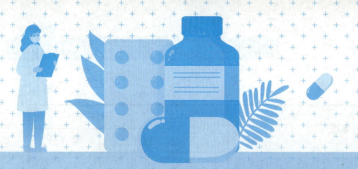

项目四

作用于心血管系统的药物

定靶导向

知识目标

- 掌握常用抗慢性心功能不全药（肾素-血管紧张素-醛固酮系统抑制药、β受体阻滞药、利尿药和强心苷类药）、抗心律失常药（钠通道阻滞药、β受体阻滞药、延长动作电位时程药和钙通道阻滞药）、抗心绞痛药（β受体阻滞药、硝酸酯类药和钙通道阻滞药）、抗高血压药（钙通道阻滞药、血管紧张素转换酶抑制药、血管紧张素Ⅱ受体阻滞药、利尿药和β受体阻滞药）和抗动脉粥样硬化药（他汀类药）的药理作用、临床应用、不良反应及注意事项。
- 熟悉其他心血管系统药的药理作用、临床应用、不良反应及注意事项。

能力目标

- 能够根据心血管系统疾病的性质，合理选用心血管系统药。
- 能够综合分析、判断心血管系统药的疗效，并能够正确处理不良反应。

素质目标

- 学习曹克将教授潜心研究通络中药防治心律失常的事迹，传承匠心精神。
- 了解我国学者在针刺敏化穴抗心绞痛研究方面取得的重要进展，感受国医魅力。
- 学习我国科学家发现动脉粥样硬化治疗新靶点的事迹，培养敢于创新的精神。

以问导学

在一些影视作品中，常可看到这样的情节：某一角色因某件事情过度激动或愤怒而突发疾病，面部表情痛苦，手捂胸口，站立不稳，家人迅速为其取来药丸服下，其症状立即得到缓解。

请思考：
1. 你见过这样的情景吗？你认为这可能是哪种疾病的表现？
2. 你知道上文中提到的"药丸"是什么药吗？这种药的药效真的这么快吗？

项目四 作用于心血管系统的药物

探索一 抗慢性心功能不全药

慢性心功能不全又称充血性心力衰竭（CHF），是指多种病因导致心室泵血功能下降而产生的以组织灌流不足、肺循环和（或）体循环淤血为主要特征的一种临床综合征。随着人们对 CHF 病理生理机制了解的逐渐深入，CHF 的治疗模式也在发生着演变：从最初单纯的"强心""利尿"到后来的"扩血管"改变血流动力学，再到现在的以神经内分泌治疗为主，延缓心肌重构。

目前，临床用于治疗 CHF 的药物主要分为以下几类：肾素-血管紧张素-醛固酮系统抑制药（血管紧张素转换酶抑制药、血管紧张素Ⅱ受体阻滞药、血管紧张素受体脑啡肽酶抑制药和醛固酮受体拮抗药）、β受体阻滞药、减轻心脏负荷药（利尿药和血管扩张药）、强心苷类药、非苷类正性肌力药和伊伐布雷定。

一、肾素-血管紧张素-醛固酮系统抑制药

（一）血管紧张素转换酶抑制药

临床用于治疗 CHF 的肾素-血管紧张素-醛固酮系统抑制药（ACEI）主要有卡托普利、依那普利、贝那普利等。

药理作用

1. **减轻心脏负荷** 本类药物可抑制 AngⅠ向 AngⅡ转化，从而降低 AngⅡ收缩血管及促进心肌细胞增生的作用；可使醛固酮分泌减少，减轻由其导致的水钠潴留，减少回心血量而减轻心脏负荷；可减少缓激肽的降解，增加缓激肽的含量，使血管扩张，减轻心脏负荷。

2. **改善血流动力学** 本类药物能扩张全身阻力血管和容量血管、降低左心室充盈压、增加肾血流量等，从而改善心功能，缓解 CHF 的症状。

3. **抑制心肌和血管的重构** AngⅡ和醛固酮是导致心肌及血管重构的重要因素，而本类药物可抑制 AngⅡ的生成、减少醛固酮的分泌。小剂量就能有效抑制和逆转心肌肥厚、心肌纤维化和血管壁增厚。

临床应用

本类药物可用于治疗临床症状严重程度不等的各类 CHF 患者，所有左室射血分数下降的慢性心衰患者必须且终身使用，除非有禁忌证或不能耐受。本类药物被证实为降低心衰患者死亡率的第一类药物，一直被公认是治疗心衰的基石，与β受体阻滞药合用有协同作用。

（二）血管紧张素Ⅱ受体阻滞药

血管紧张素Ⅱ受体阻滞药（ARB）的代表药物有氯沙坦、缬沙坦、厄贝沙坦等。本类药物能阻滞 AngⅡ与其受体结合，拮抗 AngⅡ对心血管系统的作用，短期内可扩张血管、降低外周阻力，长期应用可预防和逆转心血管重构。本类药物的抗 CHF 作用与 ACEI 相似，

但对缓激肽无影响，故不会引起刺激性干咳、血管神经性水肿等不良反应，可替代 ACEI 作为不耐受 ACEI 者的一线治疗药。

（三）血管紧张素受体脑啡肽酶抑制药

血管紧张素受体脑啡肽酶抑制药（ARNI）的代表药物是沙库巴曲缬沙坦钠。本类药物有 ARB 和脑啡肽酶抑制剂的作用，后者可升高利钠肽缓激肽和肾上腺髓质素及其他内源性血管活性肽的水平，两者协同产生扩张血管、排钠利尿和预防心肌重构的作用。

对于 NYHA 心功能Ⅱ～Ⅲ级、有症状的射血分数降低的 CHF 患者，若能够耐受 ACEI/ARB，推荐以 ARNI 替代 ACEI/ARB，以进一步减少心衰的发病率及死亡率。需要注意的是患者由服用 ACEI/ARB 转为 ARNI 前血压需稳定，并停用 ACEI 36 h，因为脑啡肽酶抑制剂和 ACEI 联用会增加血管神经性水肿的风险。

> **医药智库**
>
> #### 纽约心脏协会心功能分级
>
> 纽约心脏协会（NYHA）心功能分级（见表 4-1）是临床常用的心功能评估方法，常用于评价患者的症状随病程或治疗而发生的变化。
>
> 表 4-1　纽约心脏协会心功能分级
>
> | 分级 | 症状 |
> | --- | --- |
> | Ⅰ | 活动不受限。日常体力活动不引起明显的气促疲乏或心悸 |
> | Ⅱ | 活动轻度受限。休息时无症状，日常活动可引起明显的气促、疲乏或心悸 |
> | Ⅲ | 活动明显受限。休息时可无症状，轻于日常活动即引起显著的气促、疲乏、心悸 |
> | Ⅳ | 休息时也有症状，任何体力活动均会引起不适。如无须静脉给药，可在室内或床边活动者为Ⅳa 级；不能下床并需静脉给药支持者为Ⅳb 级 |

（四）醛固酮受体拮抗药

醛固酮受体拮抗药的代表药物为螺内酯和依普利酮。

CHF 患者体内醛固酮的浓度可明显增高（达正常浓度的 20 倍以上），大量醛固酮除保钠排钾外，尚有明显的促生长作用，可引起心房、心室和大血管的重构，加速心衰的恶化。在应用 ACEI/ARB、β 受体阻滞药的基础上加用醛固酮受体拮抗药，可防止左室肥厚时心肌间质纤维化，改善血流动力学和临床症状，明显降低 CHF 的病死率。

二、β 受体阻滞药

β 受体阻滞药虽会抑制心肌收缩力，但长期应用可以改善 CHF 的症状，改善患者的生活质量，降低病死率，目前已被推荐列为 CHF 的常规治疗用药。临床常用药物有卡维地洛、比索洛尔和美托洛尔等。

项目四 作用于心血管系统的药物

药理作用

1. 拮抗交感神经的活性 本类药物通过阻滞 β 受体，可降低交感神经的张力，拮抗儿茶酚胺对心脏的毒性作用，使心率减慢，心脏负荷减轻，心肌耗氧量减少。

2. 抑制肾素-血管紧张素-醛固酮系统 本类药物可抑制肾素分泌，减少 AngⅡ的生成和醛固酮的分泌，从而使血管扩张，水钠潴留减少，心脏的前、后负荷减轻，心血管重构改善。

3. 上调 $β_1$ 受体数量 长期应用本类药物可上调 $β_1$ 受体数量，提高 $β_1$ 受体对内源性儿茶酚胺的敏感性，改善心肌的收缩功能。

临床应用

本类药物对扩张型心肌病和缺血性心脏病引起的 CHF 疗效较好，临床应用时应从小剂量开始，并与 ACEI、利尿药、强心苷等合用。

不良反应及注意事项

本类药物对心脏有抑制作用，可出现心动过缓、房室传导阻滞、心肌收缩力减弱、血压下降等。CHF 伴支气管哮喘、严重房室传导阻滞、心动过缓、低血压、严重心功能不全者慎用或禁用。

三、减轻心脏负荷药

（一）利尿药

CHF 患者体内多有钠水潴留，对有钠水潴留证据的 CHF 患者，均应使用利尿药。利尿药可促进水和 Na^+ 的排出，从而减少血容量，减轻心脏的前负荷；可通过排钠作用减少血管壁中 Na^+ 的含量，减少 Na^+-Ca^{2+} 交换，使细胞内 Ca^{2+} 的含量减少，从而使血管平滑肌舒张，心脏的后负荷减轻。对轻度 CHF，可单用噻嗪类；对中度 CHF，可合用保钾利尿药；对重度 CHF，宜静脉注射高效能利尿药呋塞米。各利尿药的作用特点和应用详见项目八。

（二）血管扩张药

血管扩张药可减轻心脏的前、后负荷，减轻 CHF 患者的症状，其作用机制如下：① 扩张小静脉，减少静脉回心血量，减轻心脏的前负荷，从而缓解肺淤血、肺水肿等症状；② 扩张小动脉，降低外周阻力，减轻心脏的后负荷，使心输出量增加，从而缓解组织缺血、缺氧等症状。临床用于治疗 CHF 的血管扩张药主要有硝酸酯类（硝酸甘油和硝酸异山梨酯）、肼屈嗪、硝普钠和哌唑嗪。

硝酸酯类

本类药物主要扩张小静脉，减少回心血量，减轻心脏的前负荷，可明显缓解肺淤血和呼吸困难等症状，主要适用于伴有冠心病及肺淤血症状明显的 CHF 患者。

肼屈嗪

肼屈嗪可扩张小动脉，减轻心脏的后负荷，增加心输出量和肾血流量，临床主要用于肾功能不全或不能耐受 ACEI 的 CHF 患者，但长期单独应用疗效差。

硝普钠

硝普钠对小动脉和小静脉均有扩张作用，可减轻心脏的前、后负荷，静脉滴注可快速控制症状，适用于需迅速缓解急性肺水肿、高血压急症等的危重病例。

哌唑嗪

哌唑嗪为选择性 α_1 受体阻滞药，可扩张小动脉和小静脉，减轻心脏的前、后负荷，增加心输出量，对缺血性心脏病引起的 CHF 疗效好，但易产生耐受性，长期疗效不佳。

四、强心苷类药

强心苷类药（简称"强心苷"）主要从洋地黄类植物中提取，故又称洋地黄类药物，是一类选择性作用于心脏，能够增强心肌收缩力的苷类化合物。对应用利尿药、ACEI/ARB/ARNI、β 受体阻滞药和醛固酮受体拮抗药后仍持续有症状的 CHF 患者，推荐应用强心苷类药。临床上常用的强心苷类药有三类：① 慢效类，如洋地黄毒苷；② 中效类，如地高辛；③ 速效类，如毛花苷 C（西地兰）、毒毛花苷 K 等。

体内过程

本类药物虽作用相似，但药代动力学不同：洋地黄毒苷的脂溶性高，口服吸收好，与血浆蛋白结合率高，大多经肝代谢后经肾排出，半衰期长；地高辛的口服生物利用度个体差异大，临床应用时应注意调整剂量，其大部分以原形经肾排出；毒毛花苷 K 的脂溶性较低，口服吸收少，需静脉注射给药，大部分以原形经肾排出，显效快，半衰期短。

药理作用

1. 正性肌力作用 本类药物对心脏具有高度选择性，能显著加强衰竭心脏的收缩力，其作用特点如下：

（1）加快心肌的收缩速度：本类药物可使心肌收缩敏捷有力，导致收缩期缩短，舒张期相对延长，有助于静脉血回流和冠状动脉血灌注，从而改善心脏功能状态。

强心苷的作用机制

（2）减少心肌的耗氧量：使用本类药物后，虽然心肌收缩力增强使心肌耗氧量增加，但由于心脏射血充分使心室壁张力下降，同时心率也减慢，因而心肌的总耗氧量减少。

（3）增加心输出量：本类药物对排血量的影响取决于心脏的功能状态。对正常的心脏，强心苷在增强心肌收缩力的同时还能收缩血管平滑肌，使外周阻力升高，故对正常人的心输出量并不增加。CHF 时，强心苷可反射性兴奋迷走神经，使外周阻力下降，加上舒张期延长，回心血量增加，终致心输出量增加。

> **医药智库**
>
> ### 强心苷正性肌力作用的机制
>
> 强心苷可与心肌细胞膜上的强心苷受体 Na^+-K^+-ATP 酶结合并抑制其活性，导致钠泵失灵，使 Na^+-K^+ 交换受阻，导致细胞内 Na^+ 增多、K^+ 减少。细胞内 Na^+ 增多后，可通过 Na^+-Ca^{2+} 交换，使 Ca^{2+} 内流增多、外流减少。这样，在强心苷的作用下，心肌细胞内可利用的 Ca^{2+} 增加，心肌的收缩力增强。

2. 负性频率作用 治疗量对正常人的心率影响较小，但对心功能不全伴心率加快者，则可明显减慢心率。负性频率作用继发于正性肌力作用，强心苷通过增强心肌收缩力，增加心输出量，反射性地兴奋迷走神经，降低交感神经的张力，抑制窦房结，使心率减慢。

3. 对心肌电生理的影响 治疗量可降低窦房结的自律性，提高浦肯野纤维的自律性；减慢房室传导速度；缩短心房肌、心室肌和浦肯野纤维的有效不应期。

4. 其他

（1）对神经系统的影响：中毒量可兴奋延髓催吐化学感受区而引起呕吐，增强交感神经的兴奋性而引起快速型心律失常。

（2）抑制肾素-血管紧张素系统：强心苷类药可降低肾素活性，减少血管紧张素Ⅱ和醛固酮的含量，对心脏产生保护作用。

（3）利尿作用：强心苷类药可通过正性肌力作用使肾血流量增加而利尿；也可直接抑制肾小管上皮细胞膜的 Na^+-K^+-ATP 酶而减少肾小管对 Na^+ 的重吸收，使尿量增多。

临床应用

1. 治疗慢性心功能不全 强心苷类药对不同原因导致的 CHF 疗效不同：对伴有房颤或心室率快的 CHF 疗效最佳；对心瓣膜病、冠心病、高血压和先天性心脏病等引起的 CHF 疗效较好；对继发于严重贫血、糖尿病、甲状腺功能亢进或减退、维生素 B_1 的 CHF 疗效较差；对严重二尖瓣狭窄、缩窄性心包炎等引起的 CHF 几乎无效；对肺源性心脏病、严重心肌损伤等引起的 CHF 不仅疗效差，还易引起强心苷中毒。

2. 治疗心律失常

（1）心房颤动：强心苷类药通过抑制房室传导而减慢心室率、增加心输出量，从而改善循环障碍，消除心房颤动。

（2）心房扑动：强心苷类药可缩短心房的有效不应期，引起更频繁的折返激动，使心房扑动变为心房颤动，继而通过治疗心房颤动而产生疗效。若此时停用，部分房颤可能恢复窦性心律。

（3）阵发性室上性心动过速：强心苷类药可通过增强迷走神经活性，降低心房的兴奋性而终止阵发性室上性心动过速的发作。

不良反应及注意事项

强心苷类药的安全范围小，一般治疗量已接近中毒量的 60%，且个体差异大、诱发因素多，故中毒发生率高，使用时必须小心谨慎，并注意在用药期间密切观察患者的反应。

1. **不良反应的表现**

（1）胃肠道反应：是最常见的早期中毒症状，主要表现为厌食、恶心、呕吐、腹泻等。剧烈呕吐可导致失钾而加重强心苷中毒，所以应考虑补钾或停药。

（2）心脏毒性反应：为最严重的不良反应，可出现各种类型的心律失常。① 快速型心律失常，其中最常见且最早出现的为室性期前收缩，为强心苷类中毒的先兆，是停药的指征之一。严重者可出现室性心动过速甚至心室颤动。② 缓慢型心律失常，如房室传导阻滞和窦性心动过缓，其中窦性心动过缓为停药的指征之一。

（3）神经系统反应：表现为头痛、眩晕、失眠、疲倦、谵妄、惊厥、视觉异常（黄视、绿视、视物模糊）等。其中，视觉异常为强心苷中毒的特征，是停药的指征之一。

2. **不良反应的防治措施**

（1）预防措施：① 避免低血钾、高钙血症、低血镁、肝肾功能不全、肺心病、心肌缺氧、甲状腺功能减退等诱发或加重中毒的因素；② 警惕中毒先兆，一旦出现室性期前收缩、窦性心动过缓和视觉障碍，应及时停用强心苷和排钾利尿药；③ 若有条件，应注意监测血药浓度。

（2）治疗措施：① 对快速型心律失常者，应及时补钾，轻者可口服，重者可缓慢静脉滴注。除补钾外，还可选择苯妥英钠、利多卡因等用于严重者（如室性心动过速和心室颤动者）的解救。对危及生命的极严重者，可应用地高辛抗体Fab片段（免疫球蛋白分子在特定条件下被水解所形成的片段，可与地高辛结合，解除地高辛对钠泵的结合）。② 对缓慢型心律失常者，可选用阿托品进行治疗。

给药方法

1. **全效量法** 此为强心苷的传统给药方法，即先在短期内给予全效量（又称"洋地黄化"量），以获得治疗上的最大效应，然后逐天补充体内消除的药量，即维持量。全效量的给药方法又可分为速给法和缓给法。速给法适用于病情急且两周内未用过强心苷的患者，在24 h内给到全效量；缓给法适用于病情不急的患者，在3～4天内给到全效量。

2. **逐日衡量法** 每天给予维持量，经4～5个半衰期使血药浓度达到稳态而发挥治疗作用。这种给药方法简便易行、安全有效，适用于轻度和中度患者。

病例分析

张女士，45岁，劳累后心悸、气促3年。4天前因过度劳累后心悸、气促加重，夜间不能平卧，并咳少量粉红色泡沫痰而入院。查体：脉搏100次/min，心律不齐，呼吸28次/min，血压135/88 mmHg，半卧位，心律不齐，两肺底可闻及湿啰音，肝、脾肋下未触及，双下肢无水肿。诊断：左心衰Ⅲ度伴心房颤动。

请思考：

1. 应选用何种药物为该患者进行治疗？
2. 在为患者应用该药物的过程中应注意哪些事项？

五、其他抗心力衰竭药物

（一）非强心苷类正性肌力药

非强心苷类正性肌力药包括 β 受体激动药和磷酸二酯酶抑制药，因此类药物不良反应较多，甚至可能增加死亡率，故不宜作为 CHF 的常规用药。

1. β 受体激动药

β 受体激动药的特点是通过兴奋心脏的 $β_1$ 受体及血管平滑肌上的 $β_2$ 受体和 DA 受体，分别产生正性肌力作用和血管扩张作用，代表药物有多巴酚丁胺、异波帕胺等。本类药物虽能短期改善 CHF 患者的血流动力学，但长期观察并不能提高患者的生存率，故仅用于其他药物治疗无效且无禁忌证的 CHF 患者。

多巴酚丁胺

多巴酚丁胺能选择性激动心肌的 $β_1$ 受体，增强心肌收缩力，增加心输出量；对血管平滑肌上的 $β_2$ 受体有微弱的激动作用，可轻度扩张血管，降低外周阻力，减轻心脏负荷，从而有助于纠正心力衰竭，主要用于因器质性心脏病或心脏外科手术等引起的心力衰竭的短期支持治疗。剂量过大可致心率加快，并可能导致室性心律失常；长期用药可致心肌坏死，加重心力衰竭。

2. 磷酸二酯酶抑制药

磷酸二酯酶抑制药能选择性抑制磷酸二酯酶Ⅲ，阻止环磷酸腺苷（cAMP）降解，使心肌细胞内的 cAMP 含量增加，促进 Ca^{2+} 内流而增加细胞内 Ca^{2+} 的浓度，从而发挥正性肌力作用和血管舒张作用。本类药物的代表药物有氨力农、米力农等，因长期口服副作用大，甚至可能增加死亡率，现仅限于静脉注射短期治疗其他药物治疗无效的 CHF。

（二）伊伐布雷定

伊伐布雷定是窦房结起搏电流选择特异性抑制药，通过特异性抑制起搏电流降低窦房结节律，从而达到减慢心率的作用，且在减慢心率的同时不影响心肌收缩力、左心室收缩功能，能够有效改善心衰预后、降低再住院率。

该药使用的目的是保持患者的静息心率控制在 60 次/min。临床上，在充分使用 β 受体阻滞药而心率依然在 70 次/min 以上，或因心衰无法增加 β 受体阻滞药的剂量时，需要使用伊伐布雷定；而当心率<50 次/min 或出现相关症状时，则应减量或停用。

> **集思广"议"**
>
> 2018 年 10 月，《中国心力衰竭诊断和治疗指南 2018》（以下简称《指南》）正式发布。《指南》根据国内外最新临床研究成果，结合我国国情及临床实践，在心力衰竭的诊断和评估、预防、治疗及综合管理等方面，对《中国心力衰竭诊断与治疗指南 2014》进行了更新。

扫描下方二维码，认真阅读《指南》中关于心力衰竭药物治疗方面的内容，然后以小组为单位，以思维导图的形式总结 CHF 患者药物治疗的流程。

《中国心力衰竭诊断和治疗指南 2018》

探索二　抗心律失常药

心律失常是指由心脏冲动起源异常或冲动传导异常所导致的心动频率或节律异常，分为缓慢型和快速型两类。对于缓慢型心律失常（如窦性心动过缓、房室传导阻滞等），临床上常用阿托品或异丙肾上腺素等药物进行治疗；而快速型心律失常（如房性期前收缩、房性心动过速、房颤、房扑、阵发性室上性心动过速、室性期前收缩、室性心动过速、室颤等）的发病机制和药物治疗方式则比较复杂，本章主要对此型心律失常的治疗药物进行介绍。

一、心律失常的电生理学基础

（一）正常心肌电生理

1. 心肌细胞膜电位

心肌细胞在静息状态时，膜内电位负于膜外，约为 –90 mV，形成内负外正的极化状态。心肌细胞兴奋时，发生除极和复极，形成动作电位。动作电位可分为以下 5 个时相：

0 相（除极期）：由 Na^+ 快速内流所致，如图 4-1 所示。

1 相（快速复极初期）：由 K^+ 短暂外流所致，如图 4-1 所示。

2 相（缓慢复极期）：由 Ca^{2+} 和少量 Na^+ 缓慢内流，以及 K^+ 外流所致，如图 4-1 所示。

3 相（快速复极末期）：由 K^+ 快速外流所致。0 相至 3 相的时程称为动作电位时程（APD），如图 4-1 所示。

4 相（静息期）：通过 Na^+-K^+-ATP 酶的作用，排出 Na^+ 并摄入 K^+，恢复静息状态时的离子分布，如图 4-1 所示。

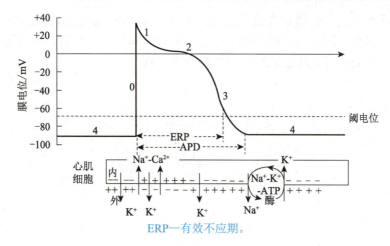

ERP—有效不应期。

图 4-1　心肌细胞动作电位与离子转运示意图

2．心肌细胞电生理特性

（1）自律性

心肌细胞分为自律细胞和非自律细胞。自律细胞在没有外来刺激的作用下，自发发生节律性兴奋的特性称为自律性。在自律细胞，当动作电位在 3 相达最大值后，4 相的膜电位并不是稳定在一个水平，而是立即开始自动缓慢除极，当达到阈电位后即引起一次新的动作电位。

（2）传导性

心肌细胞传导兴奋的特性称为传导性。动作电位沿细胞膜传导的速度可作为衡量传导性的指标，而膜反应性是决定传导速度的重要因素。膜反应性是指膜电位水平与其所激发的 0 相除极最大速率之间的关系。一般来说，膜电位负值越大，0 相除极的上升速率越快，动作电位的振幅越大，兴奋的传导速度越快。

（3）兴奋性

兴奋性是指心肌细胞受到刺激后产生动作电位的能力，其受静息电位、阈电位和有效不应期的影响。在复极过程中，当膜电位恢复到 -60 mV 时，细胞才可以对刺激发生反应而产生动作电位，从除极开始到这之前的一段时间称为有效不应期（ERP）。在一个 APD 中，EPR 占比越高，说明心肌对刺激不起反应的时间越长，兴奋性越低，越不易发生快速型心律失常。

（二）心律失常发生的电生理学机制

1．冲动形成异常

（1）自律性增高

自律细胞 4 相自动除极速度加快、最大舒张电位水平上移（负值减小）或阈电位水平下移（负值增大），均可使自律性增高，冲动形成增多，引起快速型心律失常。

（2）后除极与触发活动

后除极是指在一个动作电位中，继 0 相除极后又发生的除极。其中，发生在完全复极之前的 2 相或 3 相中的后除极称为早后除极，主要由 Ca^{2+} 内流增多引起；发生在完全复极之后的 4 相中的后除极称为迟后除极,主要由细胞内 Ca^{2+} 过多诱发 Na^+ 短暂内流引起。后除极频率快,振幅小,膜电位不稳定,易引起异常冲动发放,称为触发活动(见图 4-2)。触发活动可引起房性或室性快速型心律失常。

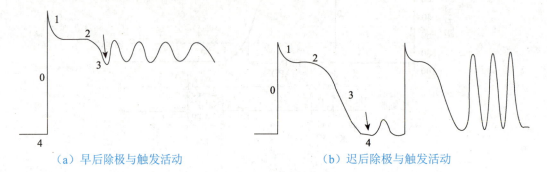

(a)早后除极与触发活动　　　　　(b)迟后除极与触发活动

图 4-2　后除极与触发活动

2. 冲动传导异常

(1)单纯性传导异常

单纯性传导异常包括传导减慢、传导阻滞、单向传导阻滞等。

(2)折返激动

折返是指冲动经传导通路下传后,折回原处再次兴奋心肌的现象。折返激动形成需要满足以下几个条件:① 心肌组织在解剖或功能上存在环形传导通路;② 在环形通路的某一点上形成单向传导阻滞,但另一个方向上的冲动仍能继续传导;③ 回路传导的时间要足够长,逆行的冲动不会进入单向阻滞区的不应期;④ 相邻心肌组织的 ERP 长短不一,如图 4-3 所示。单次折返可引起期前收缩,连续折返则可引起阵发性心动过速,多个微型折返同时发生可引起扑动或颤动。

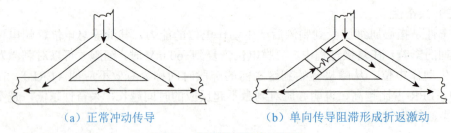

(a)正常冲动传导　　　　　(b)单向传导阻滞形成折返激动

图 4-3　折返激动形成示意图

二、抗心律失常药的作用机制与分类

(一)抗心律失常药的作用机制

1. 降低心肌的自律性

① 抑制自律细胞 4 相 Na^+ 内流或 Ca^{2+} 内流,降低自动去极化速度,从而降低自律性;② 促进 K^+ 外流,增大舒张电位,使其远离阈电位,从而降低自律性。

2. 消除后除极与触发活动

后除极和触发活动与 Ca^{2+} 内流及 Na^+ 短暂内流有关，钙通道阻滞药和钠通道阻滞药可抑制 Ca^{2+} 内流或 Na^+ 内流，消除后除极引起的心律失常。

3. 消除折返激动

（1）改变传导性

① 促进 K^+ 外流，加速传导，消除单向传导阻滞，从而消除折返激动；② 抑制 Ca^{2+} 和 Na^+ 内流，减慢传导，使单向传导阻滞发展为双向传导阻滞，从而消除折返激动。

（2）改变 ERP 和 APD

绝对延长 ERP 或相对延长 ERP（缩短 ERP 和 APD，以缩短 APD 更为显著），使 ERP/APD 增大，降低期前兴奋发生的概率，可消除折返激动。此外，提高相邻细胞 ERP 的均一性，使冲动同步下传，也可减少折返激动的发生。

（二）抗心律失常药的分类

根据药物对心肌电生理的影响，可将抗心律失常药分为 4 类，如表 4-2 所示。

表 4-2 抗心律失常药的分类

分类	代表药物
Ⅰ类 钠通道阻滞药	
I_a 类（适度阻滞钠通道）	奎尼丁、普鲁卡因胺
I_b 类（轻度阻滞钠通道）	利多卡因、苯妥英钠、美西律
I_c 类（重度阻滞钠通道）	普罗帕酮、氟卡尼
Ⅱ类 β受体阻滞药	普萘洛尔、阿替洛尔
Ⅲ类 延长动作电位时程药	胺碘酮、索他洛尔
Ⅳ类 钙通道阻滞药	维拉帕米、地尔硫䓬

三、常用抗心律失常药

（一）Ⅰ类——钠通道阻滞药

1. I_a 类

奎尼丁

体内过程

奎尼丁口服易吸收，口服后 30 min 起效，血药浓度在服药后 2~3 h 达高峰，$t_{1/2}$ 为 5~7 h，血浆蛋白结合率为 80%~90%，组织中的药物浓度远高于血浆，心肌中的药物浓度最高。本药主要在肝内代谢，10%~20%以原形经肾排出。

药理作用

1. 降低自律性 本药可通过阻滞 Na^+ 内流,使心房肌、心室肌和浦肯野纤维自动除极减慢而降低自律性;对正常窦房结的自律性几乎无影响,但病态窦房结综合征时,对窦房结则呈现明显的抑制作用。

2. 减慢传导速度 本药可抑制 0 相 Na^+ 内流,减慢心房肌、心室肌和浦肯野纤维的冲动传导速度,使单向传导阻滞变为双向传导阻滞,从而消除折返激动。

3. 延长不应期 本药可抑制 Na^+ 内流及 K^+ 外流,延长 ERP 和 APD,其中延长 ERP 较 APD 更为显著,从而减少折返激动的形成。

4. 其他 本药的抗胆碱作用可增加窦性频率,加快房室传导;还可阻滞 α 受体,使血管扩张而导致血压下降。

临床应用

本药在临床上主要适用于心房颤动或心房扑动经电转复后的维持治疗。虽对房性早搏、阵发性室上性心动过速、预激综合征伴室上性心律失常、室性早搏、室性心动过速有效,并有转复心房颤动或心房扑动的作用,但由于不良反应较多,目前已少用。

不良反应及注意事项

本药治疗指数低,约 1/3 的患者可发生不良反应。

1. 胃肠道反应 常见恶心、呕吐、腹痛、腹泻等症状。

2. 心血管反应 ① 本药有促心律失常作用,可导致心脏停搏和传导阻滞,也可导致室性早搏、室性心动过速和室颤,偶可伴有晕厥现象;② 因本药能扩张血管,故可导致低血压。

3. 金鸡纳反应 表现为头痛、头晕、恶心、耳鸣、视物模糊、心悸、惊厥、昏迷等,甚至可导致死亡,一般与剂量和疗程有关。

4. 过敏反应 本药可引起发热、血小板减少性紫癜、药疹等。

普鲁卡因胺

普鲁卡因胺的药理作用与奎尼丁相似但较弱,对房性和室性心律失常均有效,临床上多静脉注射或滴注用于抢救危急病例。本药常见厌食、恶心、呕吐、腹泻等胃肠道不良反应,少数人可有药疹、发热、粒细胞减少等过敏反应,静脉注射可导致低血压、窦性心动过缓、房室传导阻滞等,长期用药可致红斑狼疮样综合征。病态窦房结综合征、Ⅳ度或Ⅲ度房室传导阻滞、红斑狼疮、重症肌无力、低钾血症、地高辛中毒及对本药过敏者禁用。

2. I_b 类

利多卡因

体内过程

本药口服首过消除明显,多静脉给药,静脉注射后 15 min 左右见效,$t_{1/2}$ 为 1~2 h,主要经肝代谢,约 10% 以原形由肾排泄。

项目四 作用于心血管系统的药物

药理作用

1. 降低自律性 本药可轻度抑制 Na^+ 内流，促进 K^+ 外流，使 4 相除极速率下降，从而降低浦肯野纤维的自律性，并可提高心室肌的致颤阈。

2. 改善传导 ① 当心肌缺血致细胞外液 K^+ 浓度升高时，可抑制 Na^+ 内流而减慢传导，甚至加重传导阻滞，使单向传导阻滞转为双向阻滞而消除折返；② 当心肌受损部分除极致细胞外液 K^+ 浓度降低时，可促进 K^+ 外流而加速传导或恢复正常传导。

3. 对有效不应期的影响 本药可促进 3 相 K^+ 外流，缩短心室肌、浦肯野纤维的 APD 和 ERP（以缩短 APD 更为显著），相对延长 ERP，从而消除折返。

临床应用

本药主要适用于急性心肌梗死后的室性早搏和室性心动过速，也适用于强心苷中毒、心脏外科手术等引起的室性心律失常。

不良反应及注意事项

本药可作用于中枢神经系统，引起嗜睡、感觉异常、肌肉震颤、惊厥、昏迷、呼吸抑制等不良反应，眼球震颤是利多卡因中毒的早期信号。血药浓度过高可引起心脏停搏、心房传导速度减慢、房室传导阻滞、心肌收缩力减弱、心输出量下降等。严重心脏传导阻滞和严重窦房结功能障碍者禁用。

苯妥英钠

苯妥英钠的作用与利多卡因相似，可降低浦肯野纤维的自律性，缩短动作电位时程，相对延长 ERP，此外还可抑制 Ca^{2+} 内流，临床主要用于强心苷中毒所致的室性和室上性心律失常。本药的不良反应主要为静脉注射过快可引起低血压、呼吸抑制和窦性心动过缓、窦性停搏等心律失常。严重心功能不全、心动过缓、贫血、白细胞减少者禁用；孕妇禁用。

美西律

美西律的药理作用与利多卡因相似，其口服吸收良好，作用可维持 8 h 左右，在临床上主要用于治疗急性和慢性室性心律失常，如室性早搏、室性心动过速、心室颤动及强心苷中毒引起的心律失常。本药最常见的不良反应为恶心、呕吐等胃肠道反应，也可导致头痛、眩晕、嗜睡、震颤等；大剂量可引起低血压、心动过缓、传导阻滞等。

3. I_c 类

普罗帕酮

普罗帕酮可明显抑制 Na^+ 内流，降低浦肯野纤维的自律性，减慢传导速度，延长 APD 和 ERP，此外还有一定的 β 受体拮抗作用和钙通道阻滞作用，可抑制心肌收缩力。本药主要用于治疗室上性或室性期前收缩、心动过速等，对冠心病和高血压引起的心律失常疗效较好。不良反应较少，主要为口干、舌唇麻木，也可见头痛、头晕、目眩、恶心、呕吐、便秘等，部分患者可出现低血压、房室传导阻滞等。如果出现窦房性或房室性传导高度阻滞，可静注乳酸钠、阿托品、异丙肾上腺素或间羟肾上腺素等解救。窦房结功能障碍、Ⅱ度或Ⅲ度房室传导阻滞、双束支传导阻滞、心源性休克、肝肾功能障碍者禁用。

(二) Ⅱ类——β受体阻滞药

普萘洛尔

药理作用

普萘洛尔通过阻滞β受体发挥以下作用：① 抑制4相自动除极，降低窦房结、房室结和浦肯野纤维的自律性，降低儿茶酚胺引起的迟后除极而防止触发活动；② 大剂量可抑制0相Na^+内流，降低房室结和浦肯野纤维的冲动传导速度，延长房室结的ERP。

临床应用

本药可用于治疗多种原因导致的心律失常，如房性和室性期前收缩、窦性和室上性心动过速（对室性心动过速有效但应慎用）、房颤等。对锑剂中毒引起的心律失常，当其他药物无效时也可试用本药。

不良反应及注意事项

详见项目二。

阿替洛尔

阿替洛尔的抗心律失常作用与普萘洛尔相似，主要用于治疗室上性心律失常，常见不良反应有头晕、乏力、抑郁、皮疹等，个别患者可出现心动过缓。Ⅱ度或Ⅲ度心脏传导阻滞、心源性休克和严重窦性心动过缓者禁用。

(三) Ⅲ类——延长动作电位时程药

胺碘酮

体内过程

胺碘酮口服吸收缓慢且不完全，生物利用度约为45%，一般连续用药1周左右起效，停药后作用可维持1个月左右，主要经肝代谢。

药理作用

本药可明显阻滞K^+通道而抑制复极过程，从而显著延长房室结、心房肌、心室肌的ADP和ERP，消除折返激动；还可阻滞Na^+通道和Ca^{2+}通道，减慢房室结和浦肯野纤维的冲动传导。

临床应用

本药为广谱抗心律失常药，对心房颤动、心房扑动、室性和室上性心动过速、室性和室上性期前收缩、心室颤动等均有效。

项目四 作用于心血管系统的药物

不良反应及注意事项

本药可致食欲减退、恶心、呕吐、便秘等胃肠道反应；因含碘，可致甲状腺功能紊乱和角膜棕黄色颗粒沉着；最严重的不良反应是肺纤维化，一旦发现应立即停药，并用肾上腺皮质激素进行治疗。房室传导阻滞、心动过缓、甲状腺功能障碍及对碘过敏者禁用。

（四）Ⅳ类——钙通道阻滞药

维拉帕米

维拉帕米（异搏定）口服吸收完全，服用后 30 min 左右起效，作用可维持 5~6 h，但 85% 经肝灭活，故口服剂量约为静脉注射的 10 倍；静脉注射后 1~2 min 即可起效，但作用仅可维持约 15 min。本药可抑制 Ca^{2+} 内流，降低窦房结和房室结的自律性，减慢窦房结和房室结的冲动传导速度，延长窦房结和房室结的 ERP，从而有利于消除折返激动，为阵发性室上性心动过速的首选药，也可控制心房颤动和心房扑动的心室率。本药可致头痛、头晕、恶心、呕吐、便秘、面部潮红等不良反应，静脉注射过快或剂量过大可致血压下降、心动过缓、房室传导阻滞甚至停搏。病态窦房结综合征、心力衰竭、Ⅱ度或Ⅲ度心脏传导阻滞、心源性休克和低血压者禁用。

> **医药智库**
>
> **快速型心律失常的药物选用**
>
> （1）窦性心动过速宜用 β 受体阻滞药或维拉帕米。
>
> （2）心房颤动的纠复和窦性心律的维持宜选用胺碘酮或奎尼丁。
>
> （3）控制阵发性室上性心动过速首选维拉帕米，亦可选用普萘洛尔、胺碘酮、普罗帕酮等。
>
> （4）室性期前收缩由急性心肌梗死所致者宜选用利多卡因，由强心苷中毒所致者宜选用苯妥英钠，其他情况酌情选择普鲁卡因胺、胺碘酮、美西律等。
>
> （5）室性心动过速宜选择利多卡因静脉注射，亦可选用普鲁卡因胺、普罗帕酮、胺碘酮静脉注射。
>
> （6）心室颤动宜选用利多卡因、胺碘酮、普鲁卡因胺静脉给药。

> **医药先锋**
>
> **以一颗中国心完成惠及千万心律失常患者的"匠心巨作"**
>
> 曹克将于 1987 年到德国留学研究心脏病，并获博士学位。怀着一颗滚烫的中国心，他博士毕业后并没有留恋国外优越的生活和工作环境，而是回国从事心律失常的临床治疗和研究。如今，他是南京医科大学内科学（心血管病）国家重点学科带头人、江苏省心血管病临床医学中心主任，他还创建了具有国际先进水平的江苏省心脏介入中心，是国家卫生健康突出贡献中青年专家，可以说是心血管界的"大国工匠"。

科学实践，从"不妨试一试"到"令人非常震惊"

"2004年，一个偶然的机会，我听说参松养心胶囊这个中药做了一些临床研究，抗心律失常效果很不错。"曹克将说。大概过了3个月，他诊治的一位60多岁的女冠心病患者做完支架半年后又出现心绞痛，开胸搭桥后，患者不再出现心绞痛，但是睡不好觉，心慌得厉害，比较明显的是室性早搏比较多，曹克将为该患者用遍了治疗早搏的西药，效果都不理想。这时，他和科里其他同事想起参松养心胶囊。

他们想："不妨试一试？"这么一试出乎曹克将团队的意料——效果非常好。在吃这个药之前，患者24 h动态心电图早搏次数是12 000多次，用药一个月后，通过24 h动态心电图复查，患者早搏减少了95%以上。

从这个病例开始，曹克将和团队其他同事就在想，参松养心胶囊这个药对其他患者的早搏是否也有比较好的治疗效果呢？于是，他们开始设计进行临床研究。持续将近1年时间，他们完成了上千例患者的临床研究，结果显示总有效率达67%。

为了扩大研究范围，他们在江苏省选择了6家医院进行试验。试验结果再次显示，参松养心胶囊抗心律失常的作用达到甚至超过了西药的作用。从此，曹克将开始了长达近20年对参松养心胶囊更高级别的临床研究。

敢为人先，应用"国际金标准"循证医学检验疗效及安全性

2006年，曹克将及其团队开始酝酿对参松养心胶囊开展被世界医学界誉为检验药物疗效及安全性"金标准"的循证医学研究。因为循证医学研究需要大量、规范、严格的临床研究数据来支持，需要大量的高水平医院参与，所以，尽管我国中成药品种众多，但当时开展循证医学研究的极少。"这是我国组织开展的第一个中药抗心律失常最高级别的循证医学研究，压力很大。""参松养心胶囊循证医学研究从2006年开始到2008年结束，参与研究的全国大型三甲医院有36家，参与的医学专家达500多名，仅这一项研究，就投入资金两千多万元。"曹克将教授回忆。

2008年9月18日，中华医学会心电生理和起搏分会在杭州召开会议，会上正式发布了参松养心胶囊抗心律失常循证医学研究结果：参松养心胶囊治疗器质性室性早搏有效率为65.8%，无论对冠心病合并室性早搏，还是对高血压左室肥厚合并室性早搏，均显示出良好的疗效；治疗非器质性室性早搏有效率为74.2%，显著优于安慰剂对照组；治疗阵发性房颤与普罗帕酮疗效相当；治疗缓慢性心律失常疗效确切。

功夫不负有心人，斩获国家科技进步奖一等奖

2015年9月，在第15届世界心律失常大会上，曹克将教授公布了一个好消息，由他主持的"参松养心胶囊治疗窦性心动过缓伴室性早搏的随机、双盲、安慰剂对照、多中心临床研究"相关论文在国际权威期刊《补充与替代医学》上发表。该研究结果证实，通络药物参松养心胶囊在安全、有效改善室性早搏的同时，具有提高窦性心律的作用，为国内外窦性心动过缓伴室性早搏患者筛选出了疗效确切、安全性高的治疗药物，填补了国内外兼治快慢心律失常药物的空白，让通络中药再次成为国际医学界关注的热点和焦点。

项目四 作用于心血管系统的药物

  2020年1月,以参松养心胶囊治疗心律失常应用研究作为重要组成部分的"中医脉络学说构建及其指导微血管病变防治"项目,获得了2019年度国家科技进步奖一等奖。作为这一项目的主要完成人之一,曹克将说:"一等奖的获得,是国家对中药的肯定,无论是对中医理论的发展,还是中医药的发展都起到了非常重要的推动作用。"
  正是因为有大量循证医学研究取得的确切证据,再加上国家科技进步奖一等奖的认可,参松养心胶囊被先后列入国家卫健委、中华医学会颁布的多项权威指南共识,如《心律失常合理用药指南》(第2版)、《2020年室性心律失常中国专家共识》等。
  放眼国内外,如今每年有上千万心律失常患者因为参松养心胶囊而受益。在这背后,是一个以曹克将教授为代表的强大研发团队,他们在用毕生的心血去不断地开掘适合心律失常患者的特色中医药。

(资料来源:新华网,有改动)

探索三 抗心绞痛药

  心绞痛是指冠状动脉供血不足,造成心肌急剧的、暂时的缺血与缺氧所引起的临床综合征,表现为发作性胸骨后或心前区疼痛、紧缩和压迫感。其病理生理机制如下:冠状动脉粥样硬化引起管腔狭窄,导致心肌供血不足,使心肌需氧和供氧之间的平衡失调,造成心肌缺血、缺氧。心肌无氧代谢增加,产生的代谢产物乳酸、丙酮酸、组胺、K^+等在心肌局部堆积,刺激心肌自主传入神经纤维而引发疼痛。

抗心绞痛药物的作用
环节及药物分类

  目前临床应用的抗心绞痛药主要通过减轻心脏的工作负荷以降低心肌的需氧量,或扩张冠状动脉,促进侧支循环的建立,以增加心肌的供氧量,来缓解心绞痛。目前,临床常用的抗心绞痛的药物主要有β受体阻滞药、硝酸酯类药和钙通道阻滞药三类。

医药智库

心绞痛的分类

1. 劳累性心绞痛

  劳累性心绞痛是由运动、情绪激动或其他增加心肌需氧量的情况所诱发的短暂胸痛发作,休息或舌下含服硝酸甘油后,疼痛常可迅速消失。劳累性心绞痛可分为以下三类:
  (1)初发型心绞痛:劳累性心绞痛病程在一个月以内。
  (2)稳定型心绞痛:劳累性心绞痛病程稳定在一个月以上。
  (3)恶化型心绞痛:同等程度劳累所诱发的胸痛发作次数、严重程度及持续时间突然加重。

2. 自发性心绞痛

自发性心绞痛的特征是，胸痛发作与心肌需氧量的增加无明显关系。与劳累性心绞痛相比，这种疼痛一般持续时间较长，病情较重，且不易为硝酸甘油缓解。

初发型心绞痛、恶化型心绞痛和自发性心绞痛常统称为不稳定型心绞痛。

一、β 受体阻滞药

临床常用的 β 受体阻滞药有美托洛尔、比索洛尔、普洛萘尔等。

药理作用

1. 降低心肌的耗氧量 本类药物可阻滞心脏的 β 受体，使心率减慢、心肌收缩力减弱，从而使心肌耗氧量降低；还可阻滞肾脏的 β 受体，使肾素分泌减少，抑制肾素-血管紧张素-醛固酮系统，从而舒张血管，减轻心脏的前、后负荷，降低心肌耗氧量。

2. 增加心肌缺血区的血液供应 本类药物可使心率减慢，从而相对延长舒张期，增加冠状动脉的灌注时间，有利于血液向易缺血区流动；可使非缺血区的血管阻力增加，而缺血区的血管则由于缺氧呈现代偿性扩张状态，从而可促使血液流向缺血区。

3. 其他 本类药物可促进氧与血红蛋白分离，增加心肌组织对氧的摄取利用；此外，还可减少脂肪代谢，改善糖代谢，从而降低心肌的耗氧量。

临床应用及注意事项

本类药物可减少稳定型心绞痛和不稳定型心绞痛的发作次数（只要无禁忌证，应作为稳定型心绞痛患者的初始治疗药物），对伴有高血压和快速性心律失常者效果更好，但禁用于变异型心绞痛（是自发性心绞痛的一种类型，主要由冠状动脉暂时性痉挛致心肌供血突然减少所致，与心肌耗氧量增加无明显关系，而 β 受体阻滞药易致冠状动脉痉挛）。久用停药时需逐渐减量，否则可加重心绞痛，甚至引起室性心律失常、心肌梗死或猝死。

二、硝酸酯类药

常用的硝酸酯类药有硝酸甘油、硝酸异山梨酯、单硝酸异山梨酯、戊四硝酯等。此类药物作用相似，但起效快慢和维持时间有所不同。

硝酸甘油

体内过程

硝酸甘油口服给药首过消除明显，生物利用度低，且起效慢。舌下给药可避免首过消除，且 2～5 min 即可起效，作用可维持约 30 min；经皮肤吸收也能避免首过消除，且作用维持时间也较长。本药主要在肝内代谢，随尿排出。

药理作用

本药最基本的药理作用是可直接松弛血管平滑肌,特别是小血管平滑肌,可舒张全身的静脉和动脉(对静脉的舒张作用强于动脉)。

1. 减少心肌耗氧量 小剂量可扩张静脉,使回心血量减少、心室容积减小,从而降低心室肌的张力,减少心肌耗氧量;稍大剂量可扩张动脉,减轻心脏射血阻力,从而降低左心室内压和心室壁张力,使心肌耗氧量减少。

2. 增加缺血区血液供应 ① 心内膜血管是由心外膜血管垂直穿过心肌延伸而来的,因此,心内膜下的血流易受心室壁张力和心室内压力的影响,心绞痛发作时,左心室舒张末期压力会增高,从而导致心内膜下的区域缺血严重。本药可减少回心血量,降低左心室舒张末期的压力,使血液易从心外膜区域向心内膜下缺血区流动,从而增加缺血区的血流量。② 本药能明显扩张心外膜较大的输送血管、开放侧支循环,但对小动脉血管的作用很弱。当心绞痛发作时,缺血区小动脉因缺氧而高度扩张,而非缺血区血管的阻力相对较高,因此用药后,血液会从输送血管经侧支循环流向缺血区,从而改善缺血区的血液供应,如图4-4所示。

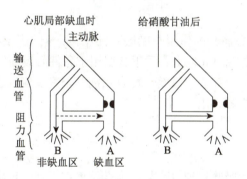

图4-4 硝酸甘油改善缺血区心肌血供示意图

3. 保护缺血的心肌细胞 本药通过释放NO,可促进前列环素(PGI_2)和降钙素基因相关肽(CGRP)等物质的生成与释放,这些物质对心肌细胞具有保护作用。

临床应用

1. 治疗心绞痛 本药舌下含服可迅速控制急性发作症状,为心绞痛急性发作的首选药;对于稳定型心绞痛的长期治疗,通常给以透皮剂。

2. 控制性降压或治疗心力衰竭 本药可通过扩张血管、减轻心脏负荷而发挥此作用。

不良反应及注意事项

本药常见不良反应多为扩张血管引起的,如扩张外周血管可引起颜面潮红、发热,扩张颅内血管可引起血管搏动性头痛、颅内压升高,严重时还可引起直立性低血压、晕厥、眼内压增高;大剂量可使血压过度下降,引起冠状动脉灌注压过低,并可反射性引起心率加快、心肌收缩力加强而增加心肌耗氧量,从而加重心绞痛;剂量过大可导致高铁血红蛋白血症。

硝酸甘油的不良反应

严重低血压、颅内压增高、青光眼、梗阻性心肌病者禁用。连续用药 2~3 周或不间断地静脉输注数小时后可出现耐受性，停药 1~2 周后可恢复。

> **集思广"议"**
>
> 　　一天，李爷爷突然感觉胸闷、胸痛，躺下休息了一段时间也没有得到缓解，于是拿出备用的"救命药"硝酸甘油片放到舌下含服，为了能尽快缓解症状，他一次性含服了 4 片。然而，李爷爷的症状不仅没有得到缓解，反而越发严重，大汗淋漓的李爷爷一会儿就感觉四肢无力、眼前发黑，没过多久便晕倒在地。等他醒来时，发现自己已躺在医院的病床上，医生告诉他，幸亏家人发现得早，否则后果不堪设想。
>
> 　　硝酸甘油是心绞痛急性发作的首选药，很多老年人都会随身携带，把它当成关键时刻的"救命药"。但是，硝酸甘油是把双刃剑，如果用错了，则会变成"致命药"。请以小组为单位，上网查询相关资料，并结合所学知识，以"硝酸甘油，用对了才能救命"为主题展开讨论。

硝酸异山梨酯

　　硝酸异山梨酯（消心痛）的作用与硝酸甘油相似，但作用维持时间较长，舌下含服 2~3 min 起效，作用可维持 4 h 以上。舌下含服用于急性心绞痛发作时缓解疼痛，口服主要用于预防心绞痛发作和治疗心力衰竭，可有头痛等不良反应，也可见面部潮红、眩晕、恶心、出汗等。青光眼患者禁用。

单硝酸异山梨酯

　　单硝酸异山梨酯口服吸收迅速且良好，血药浓度在服后 1 h 可达峰值，生物利用度为 100%，作用持续时间长达 8 h，临床主要用于冠心病的长期治疗和预防心绞痛发作，也可用于心肌梗死后的治疗。不良反应及注意事项与硝酸异山梨酯相同。

> **医药智库**
>
> ### β 受体阻滞药与硝酸酯类合用
>
> 　　β 受体阻滞药与硝酸酯类合用治疗心绞痛，既可增强疗效，又可减轻两者单用时的某些不良反应。β 受体阻滞药能对抗硝酸酯类引起的反射性心率加快和心肌收缩力增强，硝酸酯类可纠正 β 受体阻滞药引起的心室容积增大和射血时间延长，两者互相取长补短，协同降低心肌耗氧量。

三、钙通道阻滞药

　　常用于抗心绞痛的钙通道阻滞药有硝苯地平、维拉帕米、地尔硫䓬等。

项目四 作用于心血管系统的药物

药理作用

1. **降低心肌的耗氧量** 本类药物可抑制 Ca^{2+} 内流入血管平滑肌细胞，使外周血管扩张、外周阻力降低，从而减轻心脏的后负荷；可抑制 Ca^{2+} 内流入心肌细胞，使心肌收缩力减弱、心率减慢，从而降低心肌的耗氧量。

2. **增加心肌的血液供应** 本类药物可通过抑制 Ca^{2+} 内流，使冠状动脉扩张，增加心肌的血液供应；开放侧支循环，增加对缺血区的血液灌注；拮抗心肌缺血时儿茶酚胺诱导的血小板聚集，保证冠状动脉血流通畅。

3. **保护缺血的心肌细胞** 心肌缺血或再灌注时，细胞内"钙超载"可造成心肌细胞尤其是线粒体功能严重受损，ATP 合成减少，心肌能源耗竭，导致细胞死亡。钙通道阻滞药可通过抑制 Ca^{2+} 内流而防止缺血心肌细胞钙离子超负荷。

临床应用及注意事项

本类药物对各型心绞痛均有效，对变异型心绞痛最为有效，因对支气管平滑肌有一定的扩张作用，因此对伴有哮喘和阻塞性肺疾病的患者尤为适合。

硝苯地平对冠状动脉的扩张作用明显，故对变异型心绞痛疗效较好，也可用于稳定型心绞痛。

维拉帕米可用于稳定型心绞痛和不稳定型心绞痛，尤其适用于伴有心房扑动、心房颤动和阵发性心动过速的患者。因其扩张冠状动脉的作用较弱，故不宜单独用于变异型心绞痛；与 β 受体阻滞药合用可明显抑制心肌的收缩力和传导速度，应慎用于伴有心力衰竭和传导阻滞的患者。

地尔硫䓬的作用介于硝苯地平和维拉帕米之间，适用于变异型心绞痛和劳累性心绞痛的预防与治疗。

四、其他抗心绞痛药

曲美他嗪

曲美他嗪通过保护细胞在缺氧或缺血情况下的能量代谢，阻止细胞内 ATP 水平的下降，来维持细胞内环境的稳定，临床上主要用于心绞痛发作的预防性治疗，而不可用作心绞痛发作时的对症治疗药物。

尼可地尔

尼可地尔是一种钾通道开放药，可以促进 K^+ 外流，抑制 Ca^{2+} 内流，从而扩张冠状血管，持续性增加冠状动脉血流量，抑制冠状动脉痉挛；同时还可产生类硝酸酯作用，对大的冠状动脉产生较强的扩张作用，增加冠状动脉的血流量。本药可用于心绞痛的预防和长期治疗。

医药前沿

我国学者在针刺敏化穴抗心绞痛研究方面取得重要进展

在国家自然科学基金重大项目和国家自然科学基金优秀青年基金等项目的资助下，成都中医药大学梁繁荣教授领衔的科研团队与湖南中医药大学、贵州中医药大学、陕西中医药大学、云南省中医院和四川大学合作研究，首次采用高质量的多中心随机对照研究探讨针刺敏化穴结合抗心绞痛药物治疗的疗效和安全性。该项研究的成果以"Acupuncture as Adjunctive Therapy for Chronic Stable Angina: A Randomized Clinical Trial"（针刺作为辅助疗法治疗慢性稳定型心绞痛：一项随机临床试验）为题，于2019年7月29日在 JAMA Internal Medicine（《美国医学会内科杂志》）上发表。

针刺在改善心肌缺血、预防心绞痛复发等方面已有很长的历史，国内外也曾有随机对照研究的相关报道，但因研究样本量少、研究质量不高等导致针刺作为辅助疗法治疗慢性稳定型心绞痛的有效性和安全性存在争议。本次研究结合慢性稳定型心绞痛患者穴位敏化研究的初步成果，确定了内关穴和通里穴为常见敏化部位，采用多中心随机对照研究方法，将受试者在接受抗心绞痛药物治疗的基础上分为4个组别，比较电针敏化穴位（内关、通里）与非敏化穴位（孔最、太渊）、非经非穴和等待治疗（无电针治疗）的疗效和安全性。本研究共纳入404例患者，等待治疗组患者在研究期间不接受电针治疗，其他组别患者均接受4周共计12次的电针治疗。研究结果显示：在随访16周结束时，敏化穴位电针结合抗心绞痛药物治疗与单纯抗心绞痛药物组比较，可显著提升患者的生活质量，包括显著减少患者心绞痛的发作次数、降低心绞痛的发作程度等。

本研究是目前第一项关注针刺敏化穴治疗慢性稳定型心绞痛的研究，也是该领域样本量最大、观察时间最长的一项前瞻性、多中心针刺临床研究。本次研究成果不仅表明针刺作为抗心绞痛药物的辅助疗法对提高轻、中度慢性稳定型心绞痛患者的生活质量效果显著；也证实了针刺敏化穴的临床疗效优于非敏化穴、非经非穴，更优于无电针治疗，说明穴位的临床效应存在相对的经穴效应特异性，为敏化穴位的临床应用和深入研究奠定了基础，提供了新的思路。

（资料来源：国家自然科学基金委员会官网，有改动）

探索四　抗高血压药

抗高血压药是指能使高的血压降至正常的药物，又称降压药。《中国高血压防治指南》（2018年修订版）指出，常用降压药包括钙通道阻滞药（CCB）、血管紧张素转换酶抑制药（ACEI）、血管紧张素Ⅱ受体阻滞药（ARB）、利尿药和β受体阻滞药五类，以及由上述药物组成的固定配比复方制剂。此外，α受体阻滞药及其他种类降压药有时亦可应用于某些高血压人群。

> **医药智库**
>
> ### 高血压的定义和分类
>
> 《中国高血压防治指南》(2018 年修订版)将高血压定义如下:在未使用降压药物的情况下,非同日 3 次测量血压,收缩压≥140 mmHg 和(或)舒张压≥90 mmHg。根据血压的升高水平,又进一步将高血压分为 1 级、2 级和 3 级,如表 4-3 所示。
>
> 表 4-3　血压水平分类和定义
>
> | 分类 | 收缩压/mmHg | | 舒张压/mmHg |
> |---|---|---|---|
> | 正常血压 | <120 | 和 | <80 |
> | 正常高值 | 120～139 | 和(或) | 80～89 |
> | 高血压 | ≥140 | 和(或) | ≥90 |
> | 1 级高血压(轻度) | 140～159 | 和(或) | 90～99 |
> | 2 级高血压(中度) | 160～179 | 和(或) | 100～109 |
> | 3 级高血压(重度) | ≥180 | 和(或) | ≥110 |
>
> 注:当收缩压和舒张压分属于不同级别时,以较高的分级为准。

一、常用抗高血压药

(一)钙通道阻滞药

钙通道阻滞药主要通过阻滞血管平滑肌细胞上的钙离子通道,导致血管平滑肌松弛、血管扩张而降低血压。根据结构,此类药物可分为二氢吡啶类和非二氢吡啶类,前者对血管平滑肌有选择性,后者对血管和心脏均有影响。临床上应用较为广泛的为二氢吡啶类(可与其他四类药联合应用),代表药物为硝苯地平,此外还有尼群地平、氨氯地平等。

抗高血压药

硝苯地平

药理作用及临床应用

硝苯地平(心痛定)口服吸收良好,一般经 10 min 左右起效,作用可持续 6～8 h,舌下含服作用较口服迅速。本药适用于各型高血压,长期用药时不主张选择硝苯地平普通制剂,宜选择缓释或控释制剂,治疗高血压急症时可选择舌下含服普通制剂。

不良反应及注意事项

本药不良反应较轻,初服者可出现头痛、面部潮红、踝部水肿等。心源性休克患者和妊娠 20 周内的妇女禁用。

氨氯地平

氨氯地平作用与硝苯地平相似，但对血管的选择性更强，作用缓慢持久，每日服用1次即可，适用于各型高血压。不良反应与硝苯地平相似，但较其发生率低，对本药过敏者禁用。

（二）血管紧张素转换酶抑制药

卡托普利

体内过程

卡托普利（巯甲丙脯酸）口服易吸收，15 min 起效，1 h 后血药浓度达峰值，$t_{1/2}$ 约为 4 h，作用可维持 6～8 h。部分在肝代谢，约 40% 以原形经肾排出。

药理作用

本药降压作用快而强，其降压机制与抑制血管紧张素转换酶（ACE）的活性有关。ACE 被抑制后，一方面可使血管紧张素Ⅱ（AngⅡ，有较强的缩血管作用）的生成减少，从而使血管扩张，血压下降；另一方面还能减少缓激肽降解，增强缓激肽介导的 NO 和前列腺素的扩血管作用。此外，肾中 AngⅡ生成减少可使醛固酮分泌减少，促进水钠排泄，从而使血压下降。

临床应用

本药适用于各型高血压，尤其适用于肾性高血压，以及伴有糖尿病、左心室肥厚、心力衰竭、急性心肌梗死后的高血压，与利尿药及 β 受体阻滞药合用对中、重度高血压疗效较好。此外，本药还是慢性心功能不全的重要治疗药物。

不良反应及注意事项

本药较常见的不良反应有皮疹（可伴有瘙痒和发热）、心悸、干咳（发生率约为 20%）、味觉迟钝等，少见蛋白尿、眩晕、头痛、昏厥、血管性水肿、面部潮红或苍白，偶见白细胞和粒细胞减少。过敏体质者禁用。

依那普利

依那普利的降压作用比卡托普利强，起效缓慢，维持时间长，临床主要用于高血压及慢性心功能不全的治疗。本药所致的不良反应与卡托普利相似，但发生率较低。严重双侧肾动脉狭窄和妊娠期妇女禁用。

（三）血管紧张素Ⅱ受体阻滞药

AngⅡ受体有两种亚型，即 AT_1 和 AT_2。其中，AT_1 受体主要分布于血管、心、肾、肝、肺、脑及肾上腺皮质等，可介导血管收缩、醛固酮分泌等。血管紧张素Ⅱ受体阻滞药可选择性阻滞 AT_1 受体，从而舒张血管、抑制醛固酮分泌，发挥抗高血压作用。

项目四 作用于心血管系统的药物

氯沙坦

氯沙坦为强效选择性 AT_1 受体阻滞药，能有效阻滞 Ang Ⅱ 与 AT_1 结合，降低外周阻力，使血压下降，可用于治疗各型高血压和慢性心功能不全。本药不良反应较少，且不会引起刺激性干咳和血管性水肿。

> **医药智库**
>
> ### 血管紧张素Ⅱ受体
>
> 血管紧张素Ⅱ受体有两种亚型，即 AT_1 和 AT_2。AT_1 受体主要分布于血管、心、肾、肝、肺、脑及肾上腺皮质，其兴奋引起血管收缩、醛固酮分泌等效应；AT_2 受体主要位于肾上腺髓质，生理作用尚不完全清楚。

（四）利尿药

利尿药主要通过排钠利尿、降低容量负荷而发挥降压作用，是治疗高血压的基础用药，可单用于轻度高血压，也可与其他降压药合用于中、重度高血压，尤其适用于老年高血压、单纯收缩期高血压或伴心衰的患者。临床用于控制血压的利尿药主要是噻嗪类利尿药，我国常用的主要是氢氯噻嗪和吲达帕胺。

氢氯噻嗪

药理作用

氢氯噻嗪（双氢克尿噻）的降压作用温和而持久。用药初期，其排钠利尿作用可使血容量减少，从而使血压下降。长期用药时，持续排钠可使血管平滑肌细胞内的 Na^+ 含量降低，导致 Na^+-Ca^{2+} 交换减少，细胞内 Ca^{2+} 的含量降低，从而使血管平滑肌对肾上腺素等缩血管物质的反应性降低，进而使血管扩张，血压下降。

临床应用

本药可单独用于治疗轻度高血压，也可与其他抗高血压药联合应用治疗中度和重度高血压。

不良反应及注意事项

本药长期应用可引起低钠血症、低氯血症和低钾血症，其中以低钾血症最为常见，应注意补钾或与保钾利尿药合用；此外，还可引起尿酸、血浆胆固醇和血糖升高。

吲达帕胺

吲达帕胺为新型强效、长效降压药，兼有利尿和钙通道阻滞双重作用，且作用强而持久，每日仅需用药1次。本药对轻、中度高血压有较好疗效，单独服用降压效果显著，不必加用其他利尿药，也可与β受体阻滞药合用。本药不良反应较少，个别患者服用后可有头痛、眩晕、恶心、失眠等，高剂量时可能会引起低血钾。

其他可用于抗高血压的利尿药还有呋塞米、螺内酯等。

（五）β受体阻滞药

普萘洛尔

体内过程

详见项目二。

药理作用

本药的降压机制如下：① 阻滞心肌 $β_1$ 受体，使心肌收缩力减弱、心率减慢、心输出量减少而降压；② 阻滞肾小球旁细胞 $β_1$ 受体，减少肾素分泌，从而抑制肾素-血管紧张素系统；③ 阻滞中枢β受体，降低外周交感神经的活性；④ 阻滞去甲肾上腺素能神经末梢突触前膜β受体，抑制其正反馈作用，减少去甲肾上腺素的释放。

临床应用

本药适用于轻、中度高血压，尤其适用于心输出量和肾素活性偏高者，以及合并心绞痛、快速型心律失常和脑血管病变者，也可用于伴有偏头痛和焦虑症的高血压患者。

不良反应及注意事项

详见项目二。

二、其他抗高血压药

（一）肾上腺素受体阻滞药

1. α受体阻滞药

α受体阻滞药不作为高血压治疗的首选药，适用于高血压伴前列腺增生患者，也可用于难治性高血压患者的治疗。

哌唑嗪

药理作用及临床应用

哌唑嗪口服吸收良好，服用后半小时起效，$t_{1/2}$ 为 2~3 h，作用可维持 6~10 h。本药可选择性阻滞突触后膜 $α_1$ 受体，舒张小动脉和小静脉，降低外周阻力，从而使血压下降，因不影响 $α_2$ 受体，所以降压时不会引起心率加快，也不会增加肾素的分泌。本药适用于治疗轻、中度高血压，与β受体阻滞药或利尿药合用可增强降压效果，此外也可用于治疗中、重度充血性心力衰竭。

不良反应及注意事项

部分患者首次服用或突然增加剂量时，可出现直立性低血压、眩晕、心悸、恶心、

项目四 作用于心血管系统的药物

头痛等,称为首剂效应,可将首剂减为 0.5 mg 并于睡前服用以避免。偶见口干、皮疹、关节炎等不良反应。

2. α、β 受体阻滞药

拉贝洛尔

详见项目二。

(二) 血管扩张药

1. 直接扩张血管药

本类药物通过直接作用于小动脉,松弛血管平滑肌,降低外周血管阻力而降压,临床常用药物有硝普钠、肼屈嗪等。

硝普钠

硝普钠为强有力的血管扩张剂,通过释放 NO 直接扩张血管,从而产生明显的降压作用。本药口服不吸收,只宜做静脉滴注,作用迅速,给药后几乎立即见效,停药后作用可维持 1~10 min,临床主要用于其他抗高血压药无效的高血压危象,也可用于难治性慢性心功能不全。本药可引起头痛、恶心、呕吐、出汗、心悸、发热、皮疹等不良反应,长期或大剂量应用时可引起硫氰化物蓄积而致甲状腺功能减退,也可导致较危险的低血压症。

2. 钾通道开放药

钾通道开放药又称钾通道激活药、钾外流促进药,是一类新型的血管扩张药。本类药物通过激活血管平滑肌细胞膜 ATP 敏感性钾通道,使 K^+ 外流增加,导致细胞膜超极化,膜兴奋性降低,血管平滑肌舒张而降压。临床常用药物有米诺地尔、吡那地尔、二氮嗪等。

米诺地尔

米诺地尔起效快,作用持久,一次用药可维持作用 24 h 以上,主要用于顽固性高血压和肾性高血压的治疗,不良反应主要有水钠潴留、心悸、多毛症等,常与利尿药和 β 受体阻滞药合用以避免水钠潴留等不良反应。

(三) 中枢性抗高血压药

可乐定

体内过程

本药的降压作用在服用后 0.5~1 h 出现,血药浓度在服用后 2~3 h 达峰值,作用可维持 4~6 h。

药理作用

本药主要通过激动延髓腹外侧核吻侧端的 I_1-咪唑啉受体，使外周交感神经张力降低而降压。此外，本药还具有镇静、镇痛作用，可能与其可激动中枢 $α_2$ 受体及促进内源性阿片肽的释放有关。

临床应用

本药较少单独使用，多与利尿剂等抗高血压药合用治疗中、重度高血压，因其能抑制消化液的分泌，尤其适用于伴溃疡病的高血压患者。此外，还可用于阿片类镇痛药成瘾者的脱瘾治疗、偏头痛的预防等。

不良反应及注意事项

本药的不良反应主要有口干、嗜睡、便秘等，少数患者可出现头晕、头痛、恶心等，久用可引起水钠潴留，因此长期用药必须合用利尿剂。长期应用突然停药后，可出现短时的交感神经功能亢进现象，如心悸、出汗、血压突然升高等，因此应逐渐减量后再停药，若出现上述症状，可用 α 受体阻滞药酚妥拉明克服。

三、抗高血压药应用的基本原则

（一）采用合理的起始剂量

一般患者采用常规剂量，老年人及高龄老年人初始治疗时通常应采用较小的有效治疗剂量。根据需要，可考虑逐渐增加至足剂量。

（二）优先使用长效降压药物

优先使用长效降压药物，以有效控制 24 h 血压，更可有效预防心脑血管并发症的发生。如使用中、短效制剂，则需每天 2~3 次给药，以平稳控制血压。

（三）联合治疗

对血压≥160/100 mmHg、高于目标血压 20/10 mmHg 的高危患者，或单药治疗未达标的高血压患者应进行联合降压治疗；对血压≥140/90 mmHg 的患者，也可起始小剂量联合治疗。我国临床主要推荐应用的优化联合治疗方案如下：二氢吡啶类 CCB + ARB，二氢吡啶类 CCB + ACEI，ARB + 噻嗪类利尿药，ACEI + 噻嗪类利尿药，二氢吡啶类 CCB + 噻嗪类利尿药，二氢吡啶类 CCB + β 受体阻滞药。

（四）个体化治疗

根据患者合并症的不同和药物的疗效及耐受性，以及患者个人意愿或长期承受能力，选择适合患者个体的降压药物。

（五）结合药物经济学

高血压需要终生治疗，需要考虑成本/效益。

项目四　作用于心血管系统的药物

病例分析

王某，男，65岁，既往有高血压史5年，吸烟史8年。近日突发心前区疼痛，持续3 h以上，伴有左肩酸胀，自含硝酸甘油1片未见好转，并感胸闷、乏力、出汗、口唇发紫，遂来院就诊。经查诊断为冠心病、高血压3级。

请思考：

可为该患者选用哪些抗高血压药进行治疗？

探索五　抗动脉粥样硬化药

动脉粥样硬化是指富含脂质的炎性斑块沉积于动脉壁，造成动脉壁增厚、管腔狭窄的一类动脉硬化性血管病。动脉粥样硬化是导致心脑血管疾病的主要原因，因此防治动脉粥样硬化是防治心脑血管疾病的重要措施。根据作用机制不同，可将常用的抗动脉粥样硬化药分为调血脂药、抗氧化药、多烯脂肪酸类药和保护动脉内皮药等。

一、调血脂药

血脂是血浆中所含脂类的总称，包括总胆固醇（TC）、甘油三酯（TG）、磷脂（PL）和游离脂肪酸（FFA）等，其中总胆固醇（TC）又包括游离胆固醇（FC）和胆固醇酯（CE）。血脂在血浆中分别与载脂蛋白（Apo）结合，形成易于转运和代谢的血浆脂蛋白（LP）。根据所含脂类和蛋白质不同，血浆脂蛋白可分为乳糜微粒（CM）、极低密度脂蛋白（VLDL）、中间密度脂蛋白（IDL）、低密度脂蛋白（LDL）和高密度脂蛋白（HDL）。

血浆中一种或几种脂质高于正常水平的病理状态称为高脂血症。高脂血症是动脉粥样硬化的重要致病因素，尤其是高胆固醇血症和高甘油三酯血症。按照脂蛋白升高的类型，原发性高脂血症又可分为6种类型，如表4-4所示。

表4-4　原发性高脂血症的类型

类型	升高的脂蛋白	血脂变化		动脉粥样硬化的危险度
		TG	TC	
Ⅰ	CM	+++	+	较低
Ⅱa	LDL	-	++	高
Ⅱb	VLDL+LDL	++	++	高
Ⅲ	VLDL	++	++	中
Ⅳ	VLDL	++	-	中
Ⅴ	CM+VLDL	++	+	较低

注："-"表示不升高，"+"表示轻度升高，"++"表示中度升高，"+++"表示重度升高。

能降低LDL、VLDL、TC、TG或升高HDL的药物统称为调血脂药。按作用环节不同，调血脂药可分为以下三类。

（一）影响胆固醇合成的药物

影响胆固醇合成的药物主要指 3-羟基-3-甲基戊二酸单酰辅酶 A（HMG-CoA）还原酶抑制药。HMG-CoA 还原酶是内源性胆固醇（约占人体总胆固醇的 70%）合成的限速酶，HMG-CoA 还原酶抑制药可抑制 HMG-CoA 还原酶，减少内源性胆固醇的合成。临床常用的 HMG-CoA 还原酶抑制药有洛伐他汀、辛伐他汀、普伐他汀、氟伐他汀和阿托伐他汀等，常简称为他汀类药物。

体内过程

除氟伐他汀口服吸收迅速、完全，不受食物的影响外，其他他汀类药物口服吸收不完全，且易受食物的影响。除普伐他汀外，大多数他汀类药物血浆蛋白结合率较高，部分品种需在肝活化后才能发挥作用。他汀类药物主要在肝代谢，大部分经消化道排泄，少量经肾排出。

药理作用

1. **调血脂作用** 本类药物可通过抑制 HMG-CoA 还原酶，使内源性胆固醇合成减少，胆固醇合成的减少可触发肝脏代偿性增加 LDL 受体的合成，从而增加对 LDL 的摄取，使血浆中的 LDL 的水平降低。此外，还可降低血浆中的 VLDL、TC 和 TG（对 TG 影响较弱），升高 HDL。

2. **其他作用** 本类药物可抑制血管平滑肌细胞增殖，延缓内膜增厚，改善血管内皮对扩血管药物的反应性；可减少动脉管壁泡沫细胞的形成，抑制巨噬细胞的黏附和分泌功能，缩小动脉粥样硬化斑块；还可抑制血小板聚集，提高纤溶活性。这些作用均有助于防治动脉粥样硬化。

临床应用

本类药物主要用于治疗胆固醇升高为主的原发性高脂血症，是Ⅱ型和Ⅲ型高脂血症的首选药；也可用于治疗继发于 2 型糖尿病和肾病综合征的高脂血症。

不良反应及注意事项

本类药物不良反应较轻，部分患者可出现胃肠道反应（腹痛、便秘、腹胀等）、头痛、皮疹等，少数患者可出现血清转氨酶升高，个别患者可出现横纹肌溶解综合征，故用药期间应定期检测肝功能，有肌肉不适或无力者应检查肌酸激酶，必要时减量或停药。持续肝功能异常者、孕期和哺乳期妇女禁用。

> **医药智库**
>
> #### 横纹肌溶解综合征
>
> 横纹肌溶解综合征是指因急性肌纤维变性坏死，大量肌红蛋白成分释放进入血循环，形成肌红蛋白尿的综合征。临床表现为急性肌肉疼痛、肿胀、近端较显著的肌无力，酱油色或浓茶色尿，严重者可继发急性肾衰竭。患者血清肌酸激酶和肌红蛋白明显升高，尿肌红蛋白呈阳性。

项目四　作用于心血管系统的药物

> **医药前沿**
>
> ### 我国科学家发现动脉粥样硬化治疗新靶点
>
> 在国家自然科学基金重大研究计划重点项目、上海市科委科技创新行动计划、上海市优秀学术带头人项目和上海市浦东新区卫健委学科建设项目等的支持下，历经6年，复旦大学基础医学院孟丹教授科研团队与复旦大学附属浦东医院余波教授临床团队合作的一项纳入156例颈动脉粥样硬化患者样本的研究首次发现，"血管内皮细胞内的BACH1基因"在动脉粥样硬化的形成及血管炎症中发挥着重要的"主凶"作用，这一成果为解决动脉粥样硬化等心血管难题提供了新靶点。相关研究论文已于2022年2月24日发表在国际学术期刊《循环研究》（Circulation Research）上。
>
> 孟丹介绍，虽然全基因组关联研究已发现与冠心病发病相关的多个基因多态性位点，为冠心病的易感人群及患者的预防和诊治提供了新的依据，但这些多态性位点影响动脉粥样硬化发生的机制一直未搞清楚。为此，孟丹团队和余波团队携手开展了此次研究。
>
> 研究团队首次发现BACH1基因是致病"主凶"，它的表达与冠心病发病风险相关，并发现BACH1基因在人颈动脉粥样硬化斑块中和小鼠的主动脉粥样硬化斑块中都呈现高表达。研究团队还发现，"湍流"（人体的血液循环在正常情况下属层流模式，但在血管分支处、创伤部位等血流扰动区域会形成"湍流"）带来的血液与血管内壁的摩擦力会增加内皮细胞BACH1基因的表达，促进调控因子YAP基因表达和血管的炎症反应，从而导致动脉粥样硬化的发生。
>
> 研究团队为了验证研究成果，敲除了小鼠血管内皮细胞的BACH1基因，结果发现小鼠的主动脉和颈动脉粥样硬化病变缩小，炎症减轻。这表明BACH1在动脉粥样硬化的发生、发展中扮演着非常重要的"主凶"角色，也证实BACH1基因可作为治疗动脉粥样硬化潜在的新靶点。
>
> 余波表示，目前，他汀类药物是临床广泛使用的口服降脂药物，可治疗动脉粥样硬化。他们的研究发现，几种用于降血脂的他汀类药物可抑制BACH1及炎症因子的表达，进而抑制动脉粥样硬化的发生、发展。
>
> 相关专家表示，该研究揭示了他汀类药物抗动脉粥样硬化的新机制，BACH1抑制剂有望为防治动脉粥样硬化提供新的方向，BACH1或可成为防治心血管疾病的新靶标。
>
> （资料来源：人民网，有改动）

（二）影响胆固醇吸收的药物

临床上用于影响胆固醇吸收的药物主要为胆汁酸螯合剂。此类药物为一种强碱性阴离子交换树脂，不溶于水，也不易被消化酶分解，代表药物有考来烯胺（消胆胺）、考来替泊（降胆宁）等。

考来烯胺

药理作用

考来烯胺口服不吸收,在肠道中可与胆汁酸螯合,阻滞胆汁酸被重吸收,从而促使肝中的胆固醇向胆汁酸转化,使胆固醇含量降低。胆固醇含量降低又会促使肝细胞表面 LDL 受体的数量增加,从而使血浆中的 LDL 向肝转移,进而降低血浆中 LDL 和 TC 的水平。

临床应用

本药主要用于 TC 升高和 LDL 升高的高胆固醇血症,如 Ⅱ 型高脂血症,还可用于胆汁酸过多沉积于皮肤导致的皮肤瘙痒。

不良反应及注意事项

本药的不良反应主要为胃肠道反应,如恶心、腹胀、便秘等。长期应用可影响脂肪的吸收,也可妨碍脂溶性维生素和钙的吸收,故服药期间应注意适当补充。

(三)影响脂蛋白转运和分解的药物

1. 苯氧酸类药物

氯贝丁酯为最早应用于临床的苯氧酸类药物,但因不良反应较多,现已基本被新型药物苯扎贝特、非诺贝特、吉非贝齐等替代。

药理作用

1. 调血脂作用 本类药物能降低血浆中 TG、VLDL、TC 和 LDL 的浓度,升高 HDL 的浓度,作用机制如下:① 增强脂蛋白脂肪酶的活性,促进 VLDL 和 TG 的分解;② 促进过氧化酶的增生,抑制脂肪酸合成,促进脂肪酸氧化,使肝脏合成 VLDL 和 TG 减少;③ VLDL 减少的同时可引起 HDL 增多,这是因为 VLDL 所含的 TG 可和 HDL 的胆固醇酯进行交换,当 VLDL 浓度降低时,可供交换的 TG 减少,故 HDL 的浓度升高。

2. 其他作用 本类药物还能降低血浆纤维蛋白原的含量和血小板的黏附作用,故可减少血栓的形成。

临床应用

本类药物主要用于治疗以 TG 或 VLDL 升高为主的高脂血症。

不良反应及注意事项

本类药物的不良反应主要为胃肠道反应,如食欲减退、恶心、腹胀等,偶有肌痛、尿素氮增加、转氨酶升高等,停药后可恢复。与他汀类合用,有增加肌病发生的可能。肝、肾功能不全者,孕期和哺乳期妇女禁用。

集思广"议"

患者,男,55 岁,1 个月前因患高脂血症(Ⅱb 型),医生开出如下处方治疗:辛伐他汀片,40 mg,每晚口服;苯扎贝特片,0.2 g,每日 3 次。服药 2 周后患者感觉下肢肌肉开始酸痛,但没有在意,也没有停药。近日突然发现尿液变成酱油色,遂去医院检查，最后确诊为药物性横纹肌溶解症。

患者为什么会出现这种症状？这一症状主要是哪种药物引起的？

2. 烟酸类药物

本类药物的代表药有烟酸、烟酸肌醇酯等。

烟 酸

烟酸（尼克酸）为水溶性 B 族维生素，具有广谱调血脂作用，可用于 Ⅱ、Ⅲ、Ⅳ、Ⅴ 型高脂血症。其作用机制如下：抑制脂肪酶的活性，减少游离脂肪酸释放，使 TG 合成受阻；增加脂蛋白脂肪酶的活性，加速 VLDL 和 TG 的分解，从而降低 TG 和 VLDL 的水平，同时升高 HDL。本药可引起面部潮红和瘙痒，与阿司匹林合用可减轻；可刺激胃黏膜引起恶心、呕吐、腹泻等胃肠道症状，诱发或加重消化性溃疡，餐时或餐后服用可减轻；大剂量可引起高血糖、高尿酸血症和肝功能异常，故长期大量使用应定期检查血糖、肝功能和肾功能。

二、抗氧化药

氧自由基可氧化修饰 LDL，从而促进动脉粥样硬化的形成与发展。抗氧化药能限制氧自由基对脂蛋白的氧化修饰，起到抗动脉粥样硬化的作用。

普罗布考

药理作用

1. **调血脂** 本药可通过抑制胆固醇的早期合成、抑制食物中胆固醇的吸收、促进胆汁酸代谢等降低血中 TC 的水平，同时可降低 LDL 和 HDL 的水平。
2. **抗氧化** 本药对 LDL 氧化有抑制作用，能阻止氧化型 LDL 的形成。

临床应用

本药主要用于高胆固醇血症，多与其他降血脂药合用。

不良反应及注意事项

本药不良反应少而轻，常见胃肠道反应，偶可引起嗜酸性粒细胞增多、血管神经性水肿等，少数患者的心电图可出现 Q-T 间期延长。严重室性心律失常、心肌损伤者及妊娠期妇女禁用。

三、多烯脂肪酸类药

多烯脂肪酸又称多不饱和脂肪酸，是指分子结构中含有两个或两个以上碳碳双键的脂肪酸。临床常用的抗动脉粥样硬化的多烯脂肪酸为 ω-3 型和 ω-6 型脂肪酸。

ω-3 型多烯脂肪酸包括二十五碳五烯酸和二十六碳戊烯酸等，主要存在于海洋生物中，能明显降低 TG 和 VLDL，轻度升高 HDL，并可抑制血小板聚集、扩张血管，主要用于高甘油三酯血症的辅助治疗，长期应用能预防动脉粥样硬化的形成。

ω-6 型多烯脂肪酸包括亚油酸、γ-亚麻酸、月见草油等，主要存在于玉米油、葵花籽油、红花油、亚麻籽油、大豆油等植物油中，有较弱的降脂作用，对动脉粥样硬化的防治有一定的辅助作用。

四、保护动脉内皮药

机械、化学、细菌、毒素等多种因素损伤血管内皮后，可改变其通透性，引起白细胞和血小板黏附，并可释放多种活性因子，导致血管内皮进一步损伤，最终促使动脉粥样硬化斑块形成。因此，保护血管内皮免受各种因子的损伤，是抗动脉粥样硬化的重要措施。

目前临床应用的保护动脉内皮的药物主要为黏多糖和多糖类，如硫酸软骨素 A、硫酸葡聚糖等。它们带有大量的负电荷，可以结合在血管内皮表面，从而防止白细胞、血小板及有害因子的黏附，保护血管内皮免受损伤；还可抑制血管平滑肌细胞增殖，对血管再造术后再狭窄也能起到预防作用。

以测验效

一、单项选择题

1. 强心苷中毒特征性的先兆症状是（　　）。
   A．QT 间期缩短　　　　　　　　B．头痛
   C．胃肠道反应　　　　　　　　D．房室传导阻滞
   E．视觉障碍
2. 下列关于地高辛作用的说法，正确的是（　　）。
   A．正性肌力、加快心率、加快房室传导
   B．正性肌力、减慢心率、加快房室传导
   C．正性肌力、减慢心率、减慢房室传导
   D．正性肌力、加快心率、减慢房室传导
   E．负性肌力、加快心率、加快房室传导
3. 强心苷最常见的早期心脏毒性反应是（　　）。
   A．房颤　　　　　　　　　　　B．室颤
   C．室性期前收缩　　　　　　　D．房性期前收缩
   E．窦性停搏
4. 血管紧张素转换酶抑制药治疗心衰的作用机制不包括（　　）。
   A．抑制激肽酶，增加缓激肽的降解
   B．抑制局部组织中的血管紧张素转换酶

C. 抑制激肽酶，减少缓激肽的降解

D. 抑制血管的重构

E. 抑制心室的重构

5. 优先推荐的强心苷类给药方案是（　　）。

    A. 先给全效量，再给维持量   B. 先给维持量，再给全效量

    C. 每日给予一定剂量维持   D. 每日给予大剂量维持

    E. 每日给予全效量维持

6. 强心苷中毒引起快速型心律失常时，所应采取的措施不包括（　　）。

    A. 停药   B. 给予氯化钾

    C. 给予苯妥英钠   D. 给予呋塞米

    E. 给予地高辛抗体的Fab片段注射

7. 血管扩张药改善心肌的泵血功能是通过（　　）。

    A. 减少心肌供氧量   B. 降低血压

    C. 减少心输出量   D. 增加外周阻力

    E. 减轻心脏的前、后负荷

8. 强心苷对（　　）的疗效最好。

    A. 甲状腺功能亢进引起的心功能不全

    B. 高度二尖瓣狭窄引起的心功能不全

    C. 伴有心房颤动的心功能不全

    D. 严重贫血引起的心功能不全

    E. 缩窄性心包炎引起的心功能不全

9. 下列选项中，禁用强心苷治疗的是（　　）。

    A. 心房颤动   B. 心房扑动

    C. 室性心动过速   D. 室上性心动过速

    E. 慢性心功能不全

10. 维拉帕米常作为（　　）的治疗首选药。

     A. 心房扑动   B. 心房颤动

     C. 室性心律失常   D. 窦性心动过速

     E. 阵发性室上性心动过速

11. 下列选项中，对室上性心律失常无效的是（　　）。

     A. 奎尼丁   B. 普罗帕酮   C. 维拉帕米   D. 利多卡因

     E. 普萘洛尔

12. 苯妥英钠主要用于治疗（　　）。

     A. 房性期前收缩   B. 强心苷中毒引起的室性心律失常

     C. 房室传导阻滞   D. 室上性心动过速

     E. 室性期前收缩

13. 下列选项中，可用于治疗窦性心动过速的是（　　）。

     A. 胺碘酮   B. 普萘洛尔   C. 利多卡因   D. 奎尼丁

     E. 苯妥英钠

14. 奎尼丁对心肌细胞膜的作用主要是（ ）。
    A．抑制 Na^+ 内流　　　　　　　　B．抑制 Ca^{2+} 内流
    C．抑制 Mg^{2+} 内流　　　　　　　D．促进 K^+ 外流
    E．抑制 K^+ 内流

15. 抗心律失常药的作用机制不包括（ ）。
    A．降低心肌的自律性　　　　　　B．减少后除极与触发活动
    C．增加后除极与触发活动　　　　D．改变传导性
    E．改变 ERP 和 APD

16. 下列关于利多卡因的说法，错误的是（ ）。
    A．轻度阻滞钠通道
    B．缩短浦肯野纤维、心室肌的 APD 和 ERP，以缩短 APD 更为显著
    C．口服时，首过消除明显
    D．主要经肝代谢
    E．适用于室上性心律失常

17. 下列选项中，不属于胺碘酮不良反应的是（ ）。
    A．金鸡纳反应　　　　　　　　　B．甲状腺功能亢进
    C．甲状腺功能减退　　　　　　　D．角膜颗粒沉着
    E．肺纤维化

18. 急性心肌梗死引发的室性心律失常首选（ ）。
    A．维拉帕米　　B．奎尼丁　　C．胺碘酮　　D．阿托品
    E．利多卡因

19. 适用于稳定型心绞痛但不宜用于变异型心绞痛的药物是（ ）。
    A．硝酸甘油　　B．硝苯地平　　C．维拉帕米　　D．普萘洛尔
    E．硝酸异山梨酯

20. 下列选项中，不具有扩张冠状动脉作用的是（ ）。
    A．硝酸甘油　　　　　　　　　　B．硝苯地平
    C．维拉帕米　　　　　　　　　　D．硝酸异山梨酯
    E．普萘洛尔

21. 下列关于硝酸甘油的说法，错误的是（ ）。
    A．大剂量可反射性引起心率加快　　B．可降低左心室的内压
    C．可导致心内膜下区域缺血严重　　D．可降低心肌的耗氧量
    E．可舒张冠状动脉侧支血管

22. 硝酸甘油的常用给药途径是（ ）。
    A．口服　　B．静脉注射　　C．舌下含服　　D．肌内注射
    E．静脉滴注

23. 心绞痛急性发作的首选药是（ ）。
    A．硝酸甘油　　B．普萘洛尔　　C．美托洛尔　　D．曲美他嗪
    E．硝苯地平

24．普萘洛尔抗心绞痛的作用机制不包括（　　）。
　　A．减弱心肌的收缩力　　　　　　B．舒张血管
　　C．扩大心室的容积　　　　　　　D．减慢心率
　　E．延长舒张期，增加冠状动脉的灌注时间
25．硝酸甘油的禁忌证不包括（　　）。
　　A．脑梗死　　　B．青光眼　　　C．脑出血　　　D．梗阻性心肌病
　　E．严重低血压
26．不宜用于变异型心绞痛的药物是（　　）。
　　A．硝酸甘油　　B．硝苯地平　　C．维拉帕米　　D．普萘洛尔
　　E．硝酸异山梨酯
27．患者，男，54岁，诊断为稳定型心绞痛。经一段时间的治疗后，效果欠佳，医生拟为其采用联合用药。下述联合用药较为合理的是（　　）。
　　A．硝酸甘油+硝酸异山梨酯　　　B．硝酸甘油+美托洛尔
　　C．硝酸甘油+硝苯地平　　　　　D．维拉帕米+普萘洛尔
　　E．维拉帕米+地尔硫䓬
28．卡托普利抗高血压的作用机制是（　　）。
　　A．抑制肾素活性　　　　　　　　B．抑制ACE的活性
　　C．抑制AngⅡ的生成　　　　　　D．阻滞AngⅡ与AT_1结合
　　E．阻滞血管平滑肌细胞上的钙离子通道
29．对伴有心绞痛的高血压有较好治疗效果的药物类型是（　　）。
　　A．α受体阻滞药　　　　　　　　B．β受体阻滞药
　　C．M受体阻滞药　　　　　　　　D．AT_1受体阻滞药
　　E．血管紧张素转换酶抑制药
30．硝普钠主要用于（　　）。
　　A．高血压危象　　B．中度高血压　　C．肾性高血压　　D．轻度高血压
　　E．原发性高血压
31．普萘洛尔的降压机制不包括（　　）。
　　A．减少肾素分泌，抑制肾素-血管紧张素系统
　　B．减少去甲肾上腺素的释放
　　C．抑制Ca^{2+}内流，松弛血管平滑肌
　　D．减少心输出量
　　E．降低外周交感神经的活性
32．高血压合并糖尿病或痛风者不宜选用（　　）。
　　A．卡托普利　　B．氢氯噻嗪　　C．氯沙坦　　D．哌唑嗪
　　E．硝普钠
33．可作为吗啡类镇痛药成瘾者戒毒药的降压药是（　　）。
　　A．米诺地尔　　B．哌唑嗪　　C．氢氯噻嗪　　D．可乐定
　　E．硝普钠

34. 禁用于支气管哮喘患者的降压药是（　　）。
    A. 卡托普利　　B. 吲达帕胺　　C. 硝普钠　　D. 哌唑嗪
    E. 普萘洛尔

35. 可引起"首剂效应"的药物是（　　）。
    A. 硝苯地平　　B. 哌唑嗪　　C. 氯沙坦　　D. 卡托普利
    E. 可乐定

36. 洛伐他汀降血脂作用的特点主要是（　　）。
    A. 明显降低 TG 的水平
    B. 明显降低 LDL 和 TC 的水平
    C. 轻度升高 LDL 的水平
    D. 明显升高 VLDL 的水平
    E. 明显降低 HDL 的水平

37. 考来烯胺调脂的作用机制是（　　）。
    A. 增加脂蛋白酶活性
    B. 抑制脂肪分解
    C. 阻滞胆汁酸在肠道的重吸收
    D. 抑制细胞对 LDL 的修饰
    E. 抑制肝脏胆固醇转化

38. 对于原发性高胆固醇血症患者，应选择的一线治疗药物是（　　）。
    A. 考来烯胺　　B. 烟酸　　C. 普罗布考　　D. 洛伐他汀
    E. 吉非贝齐

39. 考来烯胺与胆汁酸结合后，可出现的作用是（　　）。
    A. 肝 HMG-CoA 还原酶活性降低
    B. 胆汁酸在肠道的重吸收增加
    C. 血中 LDL 的水平增高
    D. 增强食物中脂类的吸收
    E. 肝细胞中 LDL 的数量增加

40. 他汀类药的不良反应不包括（　　）。
    A. 胃肠道反应
    B. 肝功能损伤
    C. 横纹肌溶解综合征
    D. 肌痛
    E. 骨质疏松

41. 下列关于贝特类药物的说法，正确的是（　　）。
    A. 能明显降低 TG 和 VLDL 的水平
    B. 可升高 TC 和 LDL 的水平
    C. 可降低 HDL 的水平
    D. 可降低纤溶酶的活性
    E. 伴有高尿酸血症的患者禁用

42. HMG-CoA 还原酶抑制药的严重不良反应是（　　）。
    A. 肌肉触痛　　B. 肝脏损害　　C. 溶血性贫血　　D. 过敏反应
    E. 横纹肌溶解综合征

43. 患者，男，58 岁，体检发现患有Ⅱa 型高脂血症，以 LDL 升高为主。宜为该患者首选的调血脂药是（　　）。
    A. 洛伐他汀　　B. 考来替泊　　C. 普罗布考　　D. 吉非贝齐
    E. 烟酸

44. 患者，女，51 岁，糖尿病史 2 年，伴有高三酰甘油血症，宜选用（　　）。
    A. 苯扎贝特　　B. 阿伐他汀　　C. 普罗布考　　D. 硫酸软骨素 A
    E. 考来烯胺

二、病例分析题

1. 患者，女，67岁，咳嗽、咳痰、气喘1天。1天前受凉后出现咳嗽、咳痰、气喘，伴食欲缺乏、乏力，不能平卧，下肢及颜面水肿，睡眠差。既往史：慢性支气管炎10余年，近1年来因上述症状在当地镇医院住院治疗2次，均以临床治愈出院。查体：体温37.8 ℃，血压120/75 mmHg，心电图显示心肌缺血，胸片显示心脏肥大。诊断：慢性支气管炎，肺心病，心功能Ⅲ级，肺部感染。

请对上述病例进行分析：

（1）是否可以选用强心苷类药物对该患者进行治疗？为什么？

（2）你认为可选用哪些药物对该患者进行治疗？

2. 患者，女，71岁，因1天前出现心慌，休息后无明显缓解就医。查体：心率140次/min，未闻及病理性杂音，心电图显示窦性心动过速。诊断：窦性心动过速。

请对上述病例进行分析：

（1）首选何种药物为该患者进行治疗？

（2）该药物是如何发挥作用的？

（3）患者服药前，应如何为其进行宣教？

3. 患者，男，57岁，心前区疼痛1年，加重1天。1年前开始，患者劳动或情绪激动后自觉心前区疼痛，每次持续3~5 min，并向左肩背部和左上肢放射，休息后可缓解；1周前开始，需含服硝酸甘油后才能缓解。今晨大便时，疼痛突然加重，服药无效，遂前来就诊。经检查，诊断为稳定型心绞痛，高血压。

请对上述病例进行分析：

（1）应选用哪种药物对该患者进行治疗？为什么？

（2）应如何指导该患者用药？

4. 患者，女，67岁，糖尿病史8年。体检时血脂结果示：TC 6.38 mmol/L（↑），TG 2.1 mmol/L（↑），LDL 4.77 mmol/L（↑）。诊断：Ⅱb型高脂血症。

请对上述病例进行分析：

（1）应选用哪种药物对该患者进行治疗？为什么？

（2）应如何指导该患者用药？

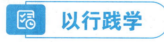

科学精准用药，兼顾安全有效

【活动背景】2022年，由中华医学会心电生理和起搏分会、中国医师协会心律学专业委员会、中华医学会心电生理和起搏分会室性心律失常工作委员会等组织共同主办的《室性心律失常中国专家共识（基层版）》发布会在线隆重召开。会上，专家指出，在药物治疗方面，基层医院常用的抗心律失常药与上级医院相同，包括β受体阻滞药、美西律、普罗帕酮、维拉帕米、胺碘酮、利多卡因等。同时提到，基层医师要警惕胺碘酮的滥用——

胺碘酮属于广谱抗心律失常药,虽疗效明显,但同时有较大的副作用,使用前要权衡利弊。

【活动内容】请以小组为单位,结合本项目所学知识,完成以下任务:

(1) 列表比较专家所列举的几种抗心律失常药的药理作用和临床应用。

(2) 就专家提出的"警惕胺碘酮滥用"展开讨论。

以评促优

将对本项目的学习成果评价填入表 4-5 中。

表 4-5　项目学习成果评价表

班级			组号	
姓名			学号	
项目名称				
评价项目	评价标准	分值	评分	
			自评分	师评分
知识	明确"知识目标"中所列常用心血管系统药的药理作用、临床应用、不良反应及注意事项	20		
	熟悉其他心血管系统药的药理作用、临床应用、不良反应及注意事项	10		
能力	能够根据心血管系统疾病的性质,合理选用心血管系统药	20		
	能够综合分析、判断心血管系统药的疗效和不良反应,并明确正确的处理措施	20		
素质	能够积极培养自己的匠心精神和创新精神	10		
	能够积极提高科学素养,强化安全用药意识	10		
	具有团队精神,能够与小组成员高效沟通和协作	10		
合计		100		
总分(自评分×40%+师评分×60%)				
自我评价				
教师评价				

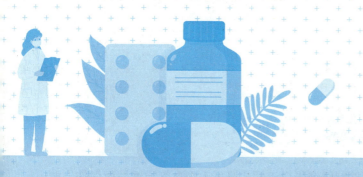

项目五

作用于血液系统的药物

定靶导向

知识目标

- 掌握促凝血药和抗凝血药的药理作用、临床应用、不良反应及注意事项。
- 熟悉纤维蛋白溶解药和抗贫血药的药理作用、临床应用、不良反应及注意事项。
- 了解抗血小板药、血容量扩充药和促白细胞生成药的药理作用、临床应用、不良反应及注意事项。

能力目标

- 能够根据疾病性质合理选择血液系统相关药物，并能正确处置不良反应。
- 能够根据所学知识正确开展用药咨询服务，指导患者合理用药。

素质目标

- 了解《常用口服抗血小板药物不耐受及低反应性人群诊疗专家共识》的制定背景和内容，进一步强化"以患者为中心，个性化精准用药"的理念。

以问导学

患儿，男，早产，出生55天，因发热伴拒乳3天，间断抽搐2天入院。患儿于3天前出现发热，体温38 ℃左右；2天前出现间断抽搐，抽搐时双眼向一侧斜视，右侧肢体抽动居多，3~5 min缓解，共发作10余次，便中带血。

查体：体温37.8 ℃，脉搏156次/min，呼吸52次/min，CT示左颞叶脑出血。患儿呈抽搐状态，面色苍白，口唇发绀，前囟大小约2 cm×1.5 cm；左侧瞳孔直径约3 mm，右侧约2 mm，对光反射迟钝；颈抵抗，双侧巴氏征阳性，左侧肢体肌张力高。诊断：维生素K缺乏症、颅内出血。

请思考：

1. 患儿为何会出现颅内出血？
2. 应选用何种药物为该患儿进行治疗？如何指导正确用药？

探索一　促凝血药

促凝血药是指能加速血液凝固、抑制纤维蛋白溶解或降低毛细血管通透性而促使出血停止的药物，又称止血药。根据作用机制，本类药物主要可分为促凝血因子生成药、抗纤维蛋白溶解药、促血小板生成药和作用于血管的促凝血药。

医药智库

凝血与抗凝血功能

凝血与抗凝血功能平衡是机体重要的防御功能之一。当机体发生出血时，可先后启动外源性凝血系统和内源性凝血系统，最终形成凝血酶和纤维蛋白而产生止血作用，如图5-1所示。凝血系统激活的同时，抗凝系统和纤溶系统也被激活。抗凝系统激活可防止凝血过程的扩散；纤溶系统激活则有利于局部血流的再通，以保证血液的供应。此外，血管内皮细胞、血小板等在维持这一平衡中也具有重要作用。

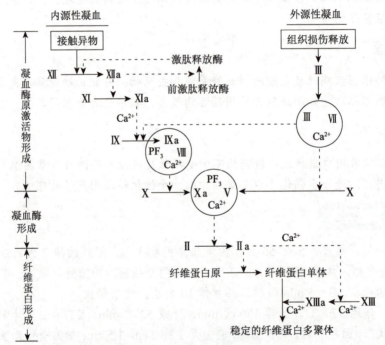

Ⅻ—接触因子（凝血因子）；Ⅺ—血浆凝血活酶前质（凝血因子）；
Ⅸ—血浆凝血活酶（凝血因子）；PF_3—血小板因子；Ⅷ—抗血友病因子（凝血因子）；
Ⅹ—斯图亚特因子（凝血因子）；Ⅴ—前加速素，易变因子（凝血因子）；
Ⅱ—凝血酶原（凝血因子）；ⅩⅢ—纤维蛋白稳定因子（凝血因子）；
Ⅲ—组织因子（凝血因子）；Ⅶ—前转变素，稳定因子（凝血因子）。
注：凝血因子右侧加"a"表示其活化型。

图5-1　血液凝固过程示意图

各种凝血因子、抗凝因子、纤溶因子的数量发生变化或功能产生障碍；血管结构或功能发生异常，特别是血管内皮细胞的结构和功能发生异常；血细胞，特别是血小板的质或量发生异常，均可使凝血与抗凝血功能紊乱，在临床上出现血栓形成倾向或出血倾向，甚至发生出血或血栓形成性疾病。

一、促凝血因子生成药

维生素 K

维生素 K_1 由植物合成，维生素 K_2 由肠道细菌产生，二者均为脂溶性维生素，其吸收有赖于胆汁；维生素 K_3 和维生素 K_4 为人工合成，均为水溶性维生素，其吸收不依赖于胆汁。

药理作用

本类药物为肝脏合成凝血酶原（凝血因子Ⅱ）的必需物质，同时还参与凝血因子Ⅶ、Ⅸ和Ⅹ的合成。维生素 K 缺乏可使上述凝血因子合成障碍，影响凝血过程而引起出血。此时给予维生素 K，可达到止血目的。

临床应用

本类药物主要用于治疗维生素 K 缺乏引起的出血，如梗阻性黄疸、胆瘘等导致维生素 K 吸收障碍而引起的出血，新生儿、长期服用广谱抗生素者等维生素 K 合成障碍所致的出血。

不良反应及注意事项

维生素 K_3、K_4 刺激性强，口服可引起恶心、呕吐等反应；较大剂量可引起新生儿、早产儿溶血性贫血、血胆红素升高、黄疸等。维生素 K_1 静脉注射过快可引起面部潮红、呼吸困难、胸痛、虚脱，故一般采用肌内注射。

二、抗纤维蛋白溶解药

氨甲苯酸

氨甲苯酸（止血芳酸）能竞争性抑制纤溶酶原激活因子，使纤溶酶原不能转变为纤溶酶，从而抑制纤维蛋白溶解，产生止血作用。临床上主要用于治疗纤维蛋白溶解系统亢进所致的出血，如肝、脾、肺、前列腺、甲状腺、肾上腺等脏器外伤或手术时的出血；还可用于治疗链激酶、尿激酶过多所致的出血。本药不良反应少，偶可致头晕、头痛、腹部不适等，过量可致血栓形成。有血栓形成倾向或血栓栓塞病史者禁用或慎用，肾功能不全者慎用。

三、促血小板生成药

酚磺乙胺

酚磺乙胺（止血敏）能促进血小板生成，增强血小板的黏附性和聚集性；促进血小板释放凝血活性物质，加速血液凝固；降低毛细血管通透性，减少血浆渗出。临床主要用于防治手术后出血过多、内脏和皮肤出血、血小板减少性紫癜及过敏性紫癜。不良反应较少，偶见恶心、头痛、皮疹等。有血栓栓塞病史者慎用。

四、作用于血管的促凝血药

垂体后叶素

垂体后叶素由加压素和缩宫素组成。缩宫素能兴奋子宫平滑肌，大剂量可引起子宫平滑肌强直性收缩，使子宫肌层内血管受压迫而起止血作用；加压素可直接作用于血管平滑肌，收缩小动脉、小静脉和毛细血管（对内脏血管的作用尤为明显）。临床上可用于产后出血，也可用于肺咯血、食管及胃底静脉曲张破裂出血。静脉注射过快可致面色苍白、血压升高、胸闷、心悸、过敏等。高血压、冠心病、心功能不全及肺源性心脏病患者禁用。

探索二 抗凝血药

抗凝血药是一类通过干扰凝血过程的某些环节而阻止血液凝固的药物，临床主要用于血栓栓塞性疾病的防治。

一、体内、体外抗凝血药

肝 素

药理作用

1. **抗凝作用** 本药可激活抗凝血酶Ⅲ（ATⅢ），使ATⅢ与多个环节的凝血因子结合，使这些凝血因子灭活产生抗凝作用。肝素在体内、体外均有强大的抗凝作用，作用特点是强大、迅速、持续时间短。

2. **调节血脂** 本药可促使血管内皮细胞释放脂蛋白脂肪酶，加速乳糜微粒和低密度脂蛋白分解代谢，使血脂降低。

临床应用

1. **预防血栓栓塞性疾病** 如肺栓塞、脑梗死、心肌梗死、深静脉血栓等，可防止血栓形成和扩大,但对已形成的血栓无溶解作用。

2. 治疗弥散性血管内凝血 早期应用能避免各种凝血因子和纤维蛋白原消耗而引起的继发性出血。

3. 其他体内、外抗凝 如心脏手术体外循环、血液透析、心导管检查等。

关注血栓,关爱生命

不良反应及注意事项

1. 自发性出血 剂量过大易引起自发性出血,表现为黏膜出血、关节腔积血、伤口出血等,多见于静脉给药、60岁以上患者或女性患者。轻度的自发性出血,停药即可自行恢复;对严重出血,需要缓慢静脉注射硫酸鱼精蛋白对抗,通常1 mg硫酸鱼精蛋白可中和 100 U 肝素。

2. 其他 长期应用可致脱发、骨质疏松和自发性骨折,少数可见血小板减少症。

对肝素过敏、有出血倾向或凝血功能障碍、严重肝肾功能不全、消化性溃疡、颅内出血、严重高血压、先兆流产或产后、细菌性心内膜炎、外伤及手术后患者禁用。

低分子量肝素

低分子量肝素是普通肝素经化学分离方法制备的一种短链制剂。低分子量肝素的药理作用和临床应用与普通肝素相似,但药效学和药动学特性较优,且较少引起出血和血小板减少症,故临床应用广泛。常用制剂有达肝素钠、依诺肝素钠和那曲肝素钙。

二、体内抗凝血药

香豆素类

常用的香豆素类药物有双香豆素、华法林(苄丙酮香豆素)、醋硝香豆素(新抗凝)等,它们的作用及应用基本相似,口服参与体内代谢才能发挥抗凝作用,故称口服抗凝药。

药理作用

本类药物抗凝血作用的机制为竞争性拮抗维生素K的作用。维生素K是凝血因子Ⅱ、Ⅶ、Ⅸ、Ⅹ活化必需的辅助因子,香豆素类通过拮抗维生素K的作用,使上述凝血因子合成受阻,从而影响凝血过程。但本类药物对已形成的上述凝血因子无抑制作用,需待体内已合成的凝血因子耗竭后才能发挥作用,因此起效较慢,一般于口服后12~24 h才发挥作用。

临床应用

本类药物主要用于防治血栓栓塞性疾病,例如,治疗血栓栓塞性静脉炎,预防人工置换心脏瓣膜术、髋关节固定术等手术后静脉血栓形成。一般与肝素同用,待1~3天发挥作用后再停用肝素。

不良反应及注意事项

过量可引起自发性出血,如鼻出血、牙龈出血、皮肤瘀斑及内脏出血等,严重者可引起颅内出血，出血时应立即停药并口服或缓慢静脉注射维生素 K，必要时也可输新鲜全血或血浆。用药期间应监测凝血酶原时间，控制在 25～30 s。术后 3 天、有出血倾向、严重肝肾疾病、活动性消化性溃疡者及妊娠期妇女禁用。

三、体外抗凝血药

枸橼酸钠

枸橼酸钠的酸根离子能与血浆中的 Ca^{2+} 生成可溶性难解离的络合物，使血中 Ca^{2+} 浓度降低而产生抗凝作用。本药仅用于体外抗凝，如血液保存、血液化验、输血、血浆置换时。输血时，每 100 mL 全血中加入 2.5%输血用枸橼酸钠注射液 10 mL，可预防凝血。输血速度过快或大量输血（>1 000 mL），可引起低钙血症，必要时应注射适量钙剂对抗。

探索三　抗血小板药

抗血小板药是指可以抑制血小板黏附、聚集和释放，阻止血栓形成的药物，主要用于防治心脑血管或外周血管血栓栓塞性疾病。

阿司匹林

阿司匹林具有解热、镇痛、抗炎、抗风湿和抗血栓形成等药理作用。小剂量阿司匹林可用于防治血栓栓塞性疾病（详见项目三）。

双嘧达莫

双嘧达莫（潘生丁）可抑制磷酸二酯酶，减少血小板中 cAMP 降解；可激活腺苷酸环化酶，使 cAMP 增多；可抑制血小板中 TXA_2 合成。临床主要用于防治血栓栓塞性疾病和缺血性心脏病，单独应用作用较弱，与阿司匹林合用疗效较好。常见不良反应有胃肠道反应，血管扩张引起的头痛、头晕、颜面潮红、血压下降等。心肌梗死的低血压患者禁用。

噻氯匹定

噻氯匹定为强效抗血小板药，能抑制二磷酸腺苷、花生四烯酸、胶原、凝血酶和血小板活化因子等引起的血小板凝集。临床主要用于预防脑卒中、心肌梗死及外周动脉血栓栓塞性疾病的复发。常见不良反应有恶心、腹泻等消化道症状，偶见中性粒细胞减少、血小板减少等。

项目五　作用于血液系统的药物

医药前沿

以患者为中心，个性化精准抗栓

目前，抗栓是动脉粥样硬化疾病治疗的核心基石。然而，在临床实践中，抗血小板药物的疗效和安全性存在较大的个体差异，这对临床医生提出了严峻的挑战。与此同时，临床上还存在"头痛医头，脚痛医脚"的治疗误区。近些年，我国心血管疾病爆发式增加，主要是以动脉粥样硬化为主线的血管疾病造成的不同部位靶器官的缺血。因此，抗栓治疗不仅仅需要心血管科医生，更需要整个医学行业去关注。鉴于此，《常用口服抗血小板药物不耐受及低反应性人群诊疗专家共识》（以下简称《共识》）应运而生。

相关研究显示，我国缺血性卒中具有发病率和复发率高的特点，而复发率高的主要原因是二级预防的长期依从性不足。针对提高依从性问题，相关专家强调从以下三个方面入手：一是做好患者教育，明确长期服用抗血小板药物效益远超过风险；二是降低药物不良反应；三是基于精准分层理念，选择合理的药物治疗方案。为此，专家建议，在临床实践中，应根据患者的实际情况、基因表达、药物不同特性，并结合患者的意愿和支付能力来选择最适合患者的抗血小板药物，以进一步提高患者的用药依从性。

外周血管疾病是人体全身动脉病变的局部表现，但动脉粥样硬化是其发病的重要因素。因此，抗血小板治疗是外周血管疾病的重要治疗策略。相关专家指出，抗血小板药物是一把"双刃剑"，在临床上必须要考虑出血风险和治疗依从性的问题。希望《共识》的出台，能为外周血管疾病的临床医生提供个体化、精准化抗栓治疗的思路，造福更多的患者。

专家还指出，没有血栓就没有事件，抗血小板治疗就是防治血栓事件发生的有效手段。然而，抗血小板治疗存在两个严重的临床问题：低反应性和不耐受。基于"泛血管疾病"理念，《共识》覆盖心血管、脑血管、外周血管和肾脏疾病领域，由数十位权威专家共同撰写而成，内容主要包括常用抗血小板药物不耐受类型及危险因素、低反应人群风险及机制、高风险人群的临床筛查、不耐受人群及低反应人群的治疗策略。专家希望通过《共识》的制定和应用，为优化临床抗血小板药物不耐受及低反应性患者的诊疗提供指导。

（资料来源：新民网，有改动）

探索四　纤维蛋白溶解药

纤维蛋白溶解药是一类能使纤溶酶原转变为纤溶酶，加速纤维蛋白溶解，从而使血栓溶解的药物，又称溶栓药。

重组链激酶

重组链激酶可与纤溶酶原结合呈复合物,然后将纤溶酶原激活为纤溶酶,纤溶酶可水解血栓中的纤维蛋白,使血栓溶解。临床主要用于急性心肌梗死静脉溶栓治疗,需早期用药,以发病 12 h 内为宜。本药可引起自发性出血,常为一处或多处皮肤、黏膜出血,偶发颅内出血,大出血时可用 6-氨基己酸止血,必要时输新鲜血浆或全血;还可引起皮疹、寒战、发热;偶可引起缓慢心律失常、加速性室性自搏性心率、室性早搏或室颤等。有出血性疾病或出血倾向、严重高血压、新近创伤、近期有手术史者及妊娠期妇女禁用。

尿激酶

尿激酶可直接使纤溶酶原转变为纤溶酶而溶解血栓,对新鲜血栓溶栓效果较好,可用于急性心肌梗死、脑血管栓塞、肺栓塞、周围动脉或静脉栓塞、眼底血管栓塞等。不良反应有头痛、恶心、呕吐、皮疹等,剂量过大时可致出血。禁忌证与重组链激酶相似。

探索五 抗贫血药

贫血的治疗多采取对因治疗和补充疗法,例如,缺铁性贫血可补充铁剂,巨幼细胞贫血可补充叶酸和维生素 B_{12}(再生障碍性贫血是骨髓造血功能障碍所致,一般需骨髓移植治疗)。

铁剂

常用的铁剂有硫酸亚铁、右旋糖酐铁、枸橼酸铁铵、富马酸亚铁等。

体内过程

铁剂中的铁以 Fe^{2+} 形式在十二指肠和空肠上段吸收,进入血液循环后被氧化成 Fe^{3+},再与转铁蛋白结合后转运到机体各组织,以供利用或储存。铁的排泄主要经肠黏膜细胞脱落排泄,少量经尿、胆汁和汗液排出。

药理作用

铁是构成血红蛋白的主要成分,吸收到骨髓中的铁可进入骨髓幼红细胞的线粒体内,与原卟啉结合形成血红素,后者再与珠蛋白结合形成血红蛋白,进而促进红细胞的成熟。

临床应用

本类药物主要用于治疗慢性失血(如月经过多、痔疮出血等)、机体需要量增加而补充不足(如妇女妊娠期、儿童生长发育期等)及胃肠吸收减少(如萎缩性胃炎、胃癌等)等引起的缺铁性贫血。

项目五 作用于血液系统的药物

不良反应及注意事项

1. 胃肠道反应 口服可引起恶心、呕吐、腹痛、腹泻、便秘等，宜饭后服用。

2. 急性中毒 大量口服可致急性中毒，表现为坏死性胃肠炎，可出现呕吐、腹痛、血性腹泻、休克、呼吸困难，甚至死亡。可用磷酸盐或碳酸盐溶液洗胃解救，并以特殊解毒剂去铁胺注入胃内以结合残存的铁。

叶 酸

药理作用

叶酸制剂进入体内被还原为四氢叶酸，后者作为一碳单位的传递体，参与红细胞 DNA 的合成，促进红细胞的增殖和成熟。

临床应用

1. 治疗巨幼细胞贫血 本药对营养不良或婴儿期、妊娠期叶酸需求量增加所致的巨幼细胞贫血疗效较好，合用维生素 B_{12} 效果更好。

2. 治疗恶性贫血 本药仅能纠正血象，不能改善神经症状，故治疗时应以维生素 B_{12} 为主，叶酸为辅。

不良反应

本药不良反应较少，罕见过敏反应。长期用药易出现畏食、恶心、腹胀等症状。

维生素 B_{12}

维生素 B_{12} 参与体内甲基转换及叶酸代谢，促进四氢叶酸形成，进而促进红细胞的发育与成熟；还可参与三羧酸循环，此作用关系神经鞘磷脂的合成和有鞘神经纤维完整功能的维持。临床主要用于治疗恶性贫血，也可辅助治疗巨幼细胞贫血；还可用于神经炎、神经萎缩、三叉神经痛、坐骨神经痛等神经系统疾病的辅助治疗。本药可致过敏反应，甚至过敏性休克，不宜滥用。

探索六 血容量扩充药

大量失血或失血浆（如烧伤）可引起血容量降低，严重者可导致休克，迅速有效地扩充血容量是治疗的基本方法。血容量扩充药是指能增加血容量，维持血液胶体渗透压的药物。目前较常用的是右旋糖酐。

右旋糖酐

右旋糖酐为高分子的葡萄糖聚合物，根据聚合的葡萄糖分子数目不同，可分为中分子右旋糖酐、低分子右旋糖酐和小分子右旋糖酐。

药理作用及临床应用

1. 扩充血容量 本药可通过提高血液的胶体渗透压而扩充血容量，作用强度和维持时间随分子量减小而逐渐减弱。中分子、低分子右旋糖酐可用于防治低血容量性休克，如失血、创伤、烧伤等所致的休克。

2. 改善微循环 右旋糖酐分子可抑制红细胞聚集，同时又可增加血容量，故可稀释血液，降低血液黏稠度，改善微循环。临床可用于休克后期弥漫性血管内凝血。

3. 抗血栓 右旋糖酐分子可抑制血小板聚集，降低凝血因子的活性，故可防止血栓形成。临床可用于防治血栓栓塞性疾病，如心肌梗死、脑血栓、视网膜动静脉血栓等。

4. 利尿作用 低分子和小分子右旋糖酐分子量较小，可由肾小球滤过，在肾小管内发挥渗透性利尿作用。临床可用于改善休克后的尿量剧减或尿闭症状。

不良反应及注意事项

偶见过敏反应，如荨麻疹、发热、寒战、呼吸困难，严重者可致过敏性休克；用量过大可致凝血障碍。血小板减少症、出血性疾病和心功能不全者禁用。

探索七 促白细胞生成药

重组人粒细胞集落刺激因子

粒细胞集落刺激因子（G-CSF）是由血管内皮细胞、单核细胞和成纤维细胞合成的糖蛋白。临床应用的是重组人粒细胞集落刺激因子（rhG-CSF），也称非格司亭，主要作用是促进中性粒细胞成熟，刺激成熟的粒细胞从骨髓释放，增强中性粒细胞的趋化及吞噬功能，可用于肿瘤放疗和化疗、骨髓移植、再生障碍性贫血等引起的中性粒细胞减少症，也可用于先天性和原发性中性粒细胞减少症。不良反应可见皮疹、中性粒细胞浸润痛性红斑、骨痛、关节肌肉痛、恶心、呕吐、发热、头痛等，严重者可出现休克、间质性肺炎、急性呼吸窘迫综合征等。

重组人粒细胞-巨噬细胞集落刺激因子

粒细胞-巨噬细胞集落刺激因子（GM-CSF）主要由 T 细胞、单核细胞、内皮细胞和成纤维细胞合成。临床应用的是重组人粒细胞-巨噬细胞集落刺激因子（rhGM-CSF），也称沙格司亭，主要作用是刺激粒细胞、单核细胞等的增殖和分化，增强中性粒细胞、单核细胞、巨噬细胞等的集落形成，增强成熟中性粒细胞的功能。临床应用同 rhG-CSF。不良反应有皮疹、发热、骨和肌肉疼痛、皮下注射部位红斑等，严重者可出现心包炎、血栓形成、心力衰竭、呼吸困难等。

以测验效

一、单项选择题

1. 维生素K参与合成（　　）。
   A．凝血酶原　　　　　　　　　　B．凝血因子Ⅸ、Ⅹ、Ⅺ和Ⅻ
   C．PGI_2　　　　　　　　　　　D．凝血因子Ⅱ、Ⅶ、Ⅸ和Ⅹ
   E．抗凝血酶Ⅲ

2. 下列选项中，属于氨甲苯酸适应证的是（　　）。
   A．血小板减少性紫癜　　　　　　B．皮肤出血
   C．新生儿出血　　　　　　　　　D．香豆素过量所致的出血
   E．纤溶亢进所致的出血

3. 肝素的抗凝作用机制是（　　）。
   A．络合钙离子　　　　　　　　　B．抑制血小板聚集
   C．加速凝血因子的灭活　　　　　D．激活纤溶酶
   E．影响凝血因子的合成

4. 体内、体外均有抗凝作用的药物是（　　）。
   A．双香豆素　　B．华法林　　C．双嘧达莫　　D．枸橼酸钠
   E．肝素

5. 肝素最常见的不良反应是（　　）。
   A．骨质疏松　　　　　　　　　　B．脱发
   C．血小板减少症　　　　　　　　D．自发性骨折
   E．自发性出血

6. 肝素应用过量致严重出血时，可注射（　　）。
   A．维生素K　　　　　　　　　　B．硫酸鱼精蛋白
   C．葡萄糖酸钙　　　　　　　　　D．氨甲苯酸
   E．叶酸

7. 肝素及双香豆素均可用于（　　）。
   A．弥散性血管内凝血　　　　　　B．血栓栓塞性疾病
   C．体外循环抗凝　　　　　　　　D．高脂血症
   E．输血时抗凝

8. 双香豆素的抗凝机制是（　　）。
   A．抑制血小板聚集
   B．激活纤溶酶
   C．促进抗凝血酶Ⅲ的作用
   D．阻止凝血因子Ⅱ、Ⅶ、Ⅸ和Ⅹ的合成
   E．络合钙离子

9. 应用香豆素类期间应监测（　　）。

　　A．出血时间　　　B．凝血酶原时间　　C．凝血酶时间　　D．凝血时间

　　E．止血时间

10. 双嘧达莫的抗凝作用机制是（　　）。

　　A．抑制凝血酶

　　B．抑制磷酸二酯酶，使cAMP降解减少

　　C．抑制腺苷酸环化酶，使cAMP生成增多

　　D．激活纤溶酶

　　E．抑制纤溶酶

11. 噻氯匹定的作用机制是（　　）。

　　A．阻止维生素K的作用　　　　　　B．增强抗凝血酶Ⅲ的作用

　　C．激活纤溶酶　　　　　　　　　　D．抑制环加氧酶

　　E．抑制血小板聚集

12. 铁剂宜用于治疗（　　）。

　　A．巨幼细胞贫血　　　　　　　　　B．恶性贫血

　　C．缺铁性贫血　　　　　　　　　　D．再生障碍性贫血

　　E．溶血性贫血

二、病例分析题

1．患者，女，29岁，妊娠5个月，因面色苍白、疲乏无力、厌食、消化不良、舌痛、舌乳头萎缩就诊。检查见外周血呈大细胞性贫血，骨髓中出现巨幼红细胞。

请对上述病例进行分析：

（1）可为该患者选择何种药物进行治疗？

（2）该药物是如何发挥治疗作用的？

2．患者，男，38岁，患风湿性心脏病、二尖瓣狭窄伴房颤。为预防心房附壁血栓和下肢静脉血栓形成，口服使用某药抗凝，近日出现自发性出血倾向。

请对上述病例进行分析：

（1）该患者最可能服用的是哪种抗凝药？

（2）应如何应对该药所致的出血倾向？

以行践学

防栓溶栓，科学用药

【活动背景】随着人口老龄化、人们生活方式和习惯的改变，血栓性疾病越来越成为全球性的重大健康问题。据统计，血栓性疾病导致死亡的人数占死亡总人数的51%，这个比例远超过呼吸系统疾病、肿瘤、传染性疾病等的致死率。尤其是静脉血栓，作为全球前三位致死性血管性疾病，每1 000人中就有1~3人患病，因此被称为"沉默的杀手"。

项目五 作用于血液系统的药物

抗凝血药、抗血小板药和溶栓药三大药物作为预防血栓形成和治疗已形成血栓的基础治疗药物,能够有效防止血栓再形成和复发,但因抗栓药物治疗疾病过程中常需要平衡血栓和出血风险,所以对其合理应用的要求也非常高。

【活动内容】请以小组为单位,结合本项目所学知识,查阅相关资料,对比分析抗凝血药、抗血小板药和溶栓药三类药物的区别,并以 PPT 的形式在班内展示小组成果。

以评促优

将对本项目的学习成果评价填入表 5-1 中。

表 5-1 项目学习成果评价表

班级			组号		
姓名			学号		
项目名称					
评价项目	评价标准	分值	评分		
			自评分	师评分	
知识	明确促凝血药和抗凝血药的药理作用、临床应用、不良反应及注意事项	15			
	熟悉纤维蛋白溶解药和抗贫血药的药理作用、临床应用、不良反应及注意事项	10			
	了解抗血小板药、血容量扩充药和促白细胞生成药的药理作用、临床应用、不良反应及注意事项	10			
能力	能够运用书籍、网络等多种资源,主动学习血液系统药物的相关知识	10			
	能够根据疾病性质合理选择血液系统相关药物	15			
	能够指导患者安全、合理用药,并能正确处置药物的不良反应	10			
	PPT 制作精美,文字简洁,讲解流畅	10			
素质	具备"以患者为中心,科学精准用药"的理念	10			
	具有团队精神,能够与小组成员高效沟通和协作	10			
合计		100			
总分(自评分×40%+师评分×60%)					
自我评价					
教师评价					

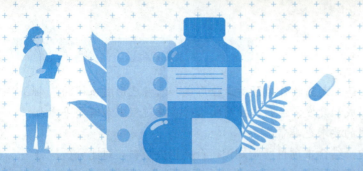

项目六

作用于呼吸系统的药物

 定靶导向

知识目标

- 掌握平喘药的药理作用、临床应用、不良反应及注意事项。
- 熟悉镇咳药的药理作用、临床应用、不良反应及注意事项。
- 了解祛痰药的药理作用、临床应用、不良反应及注意事项。

能力目标

- 能够根据疾病性质合理选择呼吸系统药物,并能正确处置药物的不良反应。
- 能够利用所学知识指导患者合理用药,并积极开展用药咨询服务。

素质目标

- 具备"以患者为中心,科学精准用药"的理念。
- 能够学以致用,具备较强的分析问题、解决问题和归纳总结能力。

以问导学

患者,女,35岁,有支气管哮喘病史。今日,患者同学喜迁新居,邀请其去做客。在与同学交谈过程中,患者突感胸闷、气短、呼吸困难,且进行性加重,急来医院就诊。查体:呼吸困难,哮鸣音明显,口唇发绀,体温36.8 ℃,脉搏106次/min,呼吸23次/min,血压110/70 mmHg,听诊两肺布满哮鸣音。诊断:支气管哮喘急性发作。

请思考:
1. 应选择何种药物为该患者进行治疗?
2. 应告知该患者哪些用药注意事项?

项目六　作用于呼吸系统的药物

呼吸系统疾病的常见症状有咳嗽、咳痰、喘息等，可单独出现或同时存在。临床治疗呼吸系统疾病，一是对因治疗，如抗感染、抗炎、抗过敏等；二是合理使用平喘药、镇咳药、祛痰药等对症治疗，以缓解症状，预防并发症的发生。

探索一　平喘药

喘息是呼吸系统疾病的常见症状，主要见于支气管哮喘（简称"哮喘"）和喘息性支气管炎。平喘药是指能够预防或缓解喘息症状的药物，根据作用方式，可分为抗炎平喘药、支气管扩张药和抗过敏平喘药三类。

医药智库

支气管哮喘与喘息性支气管炎

支气管哮喘是指多种细胞（如嗜酸性粒细胞、肥大细胞、T细胞、中性粒细胞、气道上皮细胞等）和细胞组分参与的气道慢性非特异性炎症疾病。这种慢性炎症与气道高反应性相关，通常出现广泛多变的可逆性气流受限，并引起反复发作性的喘息、胸闷或咳嗽等症状。

支气管哮喘

喘息性支气管炎是一种多基因遗传病，患者常有湿疹及其他过敏史。本病临床表现多为上呼吸道感染症状，咳嗽以刺激性干咳为主，不咳时常听到喉部有痰鸣音，喘鸣声大，但无明显呼吸困难，无喘憋表现，夜晚或清晨咳嗽加剧，似哮喘样，喘息严重者可出现发绀。

一、抗炎平喘药

糖皮质激素是目前最有效的抗变态反应炎症药物，可抑制哮喘发作时炎症反应的多个环节而发挥作用，是临床上的一线平喘药物。

糖皮质激素的给药方式可分为两种：① 全身给药，主要通过口服或注射给药，适用于严重哮喘或哮喘持续状态经其他药物治疗无效时，常用药物有地塞米松、泼尼松、泼尼松龙等；② 局部给药，主要通过气雾吸入给药，可避免全身用药带来的不良反应，常用药物有倍氯米松、布地奈德、氟替卡松等。

倍氯米松

倍氯米松气雾吸入后可迅速透过呼吸道和肺组织而产生强大的抗炎平喘作用，对多数反复发作的哮喘疗效好，但不能缓解哮喘急性发作，也不适用于哮喘持续状态。因吸入给药时药物易在咽部沉积，所以少数患者可出现声音嘶哑、口腔和咽部念珠菌感染，气雾吸入后及时漱口可明显降低发生率。

二、支气管扩张药

(一) β受体激动药

β受体激动药可通过激动支气管平滑肌细胞上的β受体，松弛支气管平滑肌，抑制肥大细胞和中性粒细胞释放炎症介质与过敏介质，从而缓解支气管痉挛与气道狭窄。

β受体激动药可分为非选择性β受体激动药和选择性$β_2$受体激动药。非选择性β受体激动药对$β_1$和$β_2$受体均有激动作用，但不良反应较多，目前已较少用于治疗哮喘。常用的选择性$β_2$受体激动药有沙丁胺醇、特布他林、克仑特罗和福莫特罗等。

沙丁胺醇

沙丁胺醇（舒喘灵）可选择性兴奋支气管平滑肌$β_2$受体，对支气管有强而持久的松弛作用。口服后15~30 min起效，作用可维持6 h以上；气雾吸入后1~5 min起效，作用可维持4~6 h。临床主要用于缓解哮喘和慢性阻塞性肺疾病引发的支气管痉挛，也可用于预防运动诱发的哮喘或过敏原诱发的支气管痉挛。预防哮喘可口服给药，控制哮喘发作多气雾吸入给药。本药治疗量导致的不良反应较少，偶见恶心、头痛、头晕、心悸等，剂量过大时可见心动过速和血压波动。心功能不全、高血压、糖尿病、甲状腺功能亢进者及妊娠期妇女慎用。

特布他林

特布他林的支气管扩张作用与沙丁胺醇相似。口服后约30 min可出现平喘作用，可维持4~7 h；皮下注射或气雾吸入后5~15 min起效，可维持1.5~4 h。临床主要用于支气管哮喘、喘息性支气管炎及慢性阻塞性肺疾病导致的支气管痉挛等。不良反应同沙丁胺醇，口服给药时不良反应发生率高，故以吸入给药为主，重症哮喘发作时才考虑静脉给药。对本品过敏者和严重心功能损害者禁用。

克仑特罗

克仑特罗松弛支气管平滑肌的作用强而持久，约为沙丁胺醇的100倍，除此作用外，还可增强纤毛运动，促进痰液排出，这些都有助于提高平喘作用。口服后10~20 min起效，可维持5 h以上；气雾吸入后5~10 min起效，可维持2~4 h；直肠给药后10~30 min起效，可维持8~24 h。本药适用于防治支气管哮喘和喘息性支气管炎，不良反应同沙丁胺醇。

(二) 茶碱类

茶碱为甲基黄嘌呤类衍生物，主要有氨茶碱、胆茶碱等。

氨茶碱

药理作用

1. **平喘作用** 本药可松弛支气管平滑肌，减少过敏介质释放，在解痉的同时可减轻支气管黏膜的充血和水肿；还可增强呼吸肌的收缩力，减轻呼吸肌疲劳。
2. **强心作用** 本药可增强心肌收缩力，增加心输出量，舒张冠状动脉和外周血管。
3. **利尿作用** 本药可增加肾血流量，提高肾小球滤过率，减少肾小管对水、钠的重吸收，产生利尿作用。
4. **其他作用** 本药还可松弛胆道平滑肌，解除胆道痉挛。

临床应用

1. **治疗支气管哮喘** 口服给药可用于预防哮喘发作，静脉滴注、缓慢静脉注射可用于重症哮喘或哮喘持续状态。与 $β_2$ 受体激动药合用可提高疗效；对哮喘持续状态，常用本药与糖皮质激素配伍治疗。
2. **治疗慢性阻塞性肺疾病** 本药具有扩张支气管、抗炎、增加纤毛运动、增强膈肌收缩力等作用，可改善患者的气促、喘息症状。

不良反应及注意事项

1. **局部刺激性** 本药碱性强，刺激性大，口服可致恶心、呕吐、胃痛等胃肠道反应，宜饭后服用。
2. **中枢兴奋作用** 本药可引起失眠、烦躁不安等，过量或静脉注射过快可致头痛、头晕、震颤、激动等，严重时可致惊厥，必要时可用镇静催眠药对抗。
3. **心血管反应** 静脉注射过快或剂量过大，易致心悸、心律失常、血压骤降，甚至心跳停止，故应稀释后缓慢注射给药。

活动性消化溃疡者、急性心肌梗死伴血压显著降低者、严重心律失常者及对本品过敏者禁用。

（三）M胆碱受体阻滞药

M 胆碱受体阻滞药可选择性阻滞支气管平滑肌的 M 受体，使支气管平滑肌松弛而产生平喘作用。阿托品、东莨菪碱、山莨菪碱等 M 胆碱受体阻滞药，对支气管平滑肌的 M 受体选择性低，对全身其他组织的 M 胆碱受体也有阻滞作用，可产生严重而广泛的不良反应，故临床不用于哮喘治疗。目前临床上用于治疗哮喘的为阿托品衍生物（如异丙托溴铵、噻托溴铵等），能选择性阻滞支气管平滑肌的 M 受体。

异丙托溴铵

异丙托溴铵（异丙阿托品）能选择性阻滞支气管平滑肌上的 M 受体，有较强的支气管平滑肌松弛作用，口服不易吸收，气雾吸入后 5 min 左右起效，作用可维持 4～6 h。临床主要用于不能耐受 $β_2$ 受体激动药或使用 $β_2$ 受体激动药效果不佳者，常见的不良反应有口干、头痛、喉部不适等，偶见心悸、眼干、尿潴留等。幽门梗阻者及对本品过敏者禁用。

三、抗过敏平喘药

抗过敏平喘药的主要作用是抗过敏和轻度抗炎，包括炎症细胞膜稳定药、H_1 受体阻滞药和抗白三烯药三类。本类药物起效慢，不宜用于哮喘急性发作期的治疗，主要用于预防哮喘的发作。

（一）炎症细胞膜稳定药

色甘酸钠

色甘酸钠（咽泰）无松弛血管平滑肌作用，亦无直接拮抗组胺、白三烯等过敏介质的作用，但在接触抗原前用药可预防哮喘发作。目前认为其作用机制如下：① 稳定肥大细胞膜，阻止肥大细胞释放过敏介质；② 降低气道内感受器的兴奋性，抑制反射性支气管痉挛；③ 抑制非特异性支气管高反应性（对正常时不引起或仅引起轻度应答反应的刺激因子出现过强或过早的收缩反应）；④ 抑制血小板活化因子引起的支气管痉挛。本药口服极少吸收，一般采用干粉喷雾吸入，可用于预防各型哮喘发作，对外源性哮喘疗效显著，对内源性哮喘和慢性哮喘也有一定疗效，对已发作的哮喘无效，也可用于过敏性鼻炎、春季结膜炎、过敏性湿疹等。本药不良反应少，少数患者在吸入粉雾时可出现呛咳、咽喉干痒、口干、胸部紧迫感，甚至可诱发哮喘。必要时，可吸入 β_2 受体激动药预防。

（二）H_1 受体阻滞药

酮替芬

酮替芬除可抑制组胺、白三烯等过敏介质释放外，还具有强大的 H_1 受体阻滞作用（抑制支气管痉挛）。本药可用于预防各型支气管哮喘的发作，也可用于喘息性支气管炎、变应性鼻炎、过敏性皮炎等，不良反应有嗜睡、困倦、口干等，偶见过敏反应，如皮肤瘙痒、皮疹等。用药期间不宜驾驶车辆、高空作业、操作精密仪器等。

（三）抗白三烯药

白三烯是一组强效炎症介质，对支气管平滑肌的收缩能力约为组胺和血小板活化因子的 1 000 倍，且作用持续时间较长。其可刺激支气管黏液分泌，增加血管通透性，从而使支气管黏膜充血、水肿；可促进嗜酸性粒细胞和中性粒细胞聚集浸润而引起炎症反应。

抗白三烯药包括白三烯受体拮抗药（如扎鲁司特、孟鲁司特等）和 5-脂氧酶活性抑制药（如齐留通）。前者可与支气管平滑肌等部位的白三烯受体结合，竞争性地阻滞白三烯的作用；后者可抑制白三烯的合成。

扎鲁司特

扎鲁司特为口服的长效白三烯受体拮抗药，既可拮抗白三烯的促炎症活动，也可缓解白三烯介导的支气管痉挛，从而减轻哮喘症状和改善肺功能。临床主要用于预防和治疗慢性轻、中度哮喘，不宜用于急性哮喘。不良反应可有头痛、咽炎、鼻炎及胃肠道反应，偶见转氨酶和胆红素升高、皮疹、创伤后凝血功能障碍等。

齐留通

齐留通（苯噻羟脲）可通过抑制白三烯生物合成途径中的起始酶 5-脂氧合酶的活性，阻止白三烯合成，从而抑制白三烯所致的支气管收缩和致炎作用。本药适用于支气管哮喘，尤其是抗原、阿司匹林等所导致的支气管痉挛，无严重不良反应。

探索二　镇咳药

咳嗽是呼吸道受刺激时所产生的一种保护性反射活动，能促进痰液和异物排出，保持呼吸道通畅。轻度咳嗽不需要镇咳，但长时间剧烈咳嗽会影响休息，甚至使病情加重或引起并发症，此时需在对因治疗的同时，适当给予镇咳药（对于咳嗽伴有黏痰难以咳出者，应使用祛痰药，而慎用镇咳药，以防发生呼吸道阻塞）。

镇咳药按作用部位可分为中枢性镇咳药和外周性镇咳药两类，其中有些药物（如喷托维林、苯丙哌林）兼有中枢性和外周性镇咳作用。

一、中枢性镇咳药

中枢性镇咳药可直接抑制延髓咳嗽中枢而产生镇咳作用，作用较强。

可待因

可待因（甲基吗啡）的镇咳作用迅速而强大，口服吸收快而完全，能抑制支气管腺体的分泌和纤毛运动，可使痰液黏稠。本药适用于各种原因引起的剧烈干咳和刺激性咳嗽。剂量过大可致兴奋、烦躁不安、瞳孔缩小、呼吸抑制、低血压、心率过缓等，长期应用可产生耐受性和成瘾性。多痰者和 18 岁以下儿童、青少年禁用。

右美沙芬

右美沙芬的镇咳作用与可待因相似或略强，主要适用于干咳，偶有头晕、嗜睡、口干、便秘等不良反应，长期应用不会产生耐受性和成瘾性。妊娠 3 个月以内妇女及有精神病史者禁用。

喷托维林

喷托维林（咳必清）兼有中枢和外周镇咳作用，既对咳嗽中枢有选择性抑制作用，也对支气管平滑肌有解痉作用。其镇咳作用约为可待因的 1/3，但无成瘾性，适用于上呼吸道感染引起的干咳和百日咳等，对小儿疗效优于成人。不良反应偶见轻度头晕、口干、恶心、腹胀、便秘等。青光眼、心功能不全伴肺淤血者慎用。

二、外周性镇咳药

外周性镇咳药通过抑制咳嗽反射弧中的感受器、传入神经、传出神经或效应器，发挥镇咳作用。

苯佐那酯

苯佐那酯（退嗽）具有较强的局部麻醉作用，可抑制肺牵张感受器和感觉神经末梢，从而减少咳嗽冲动的传导而镇咳。本药主要用于刺激性干咳、阵咳，也可用于支气管镜、喉镜检查及支气管造影前预防咳嗽。不良反应较轻，可见嗜睡、头晕、鼻塞、口干等，偶见过敏性皮炎。服用时应整片吞服，切勿嚼碎，以免引起口腔麻木。

苯丙哌林

苯丙哌林为非成瘾性强效镇咳药，既可抑制咳嗽中枢，又能抑制肺-胸膜的牵张感受器，且对平滑肌有松弛作用。其镇咳作用为可待因的 2～4 倍，可用于各种原因引起的咳嗽，对刺激性干咳疗效尤佳。不良反应轻，偶见口干、头晕、乏力、食欲缺乏、胃部烧灼感和药疹等。

医药智库

"镇咳良药"复方甘草片为何被限购？

在很长的一段时间中，复方甘草片都被人们认为是"镇咳良药"。复方甘草片属于祛痰镇咳药，其主要成分有甘草浸膏粉、阿片粉、樟脑、八角茴香油等。其中，甘草浸膏粉为保护性祛痰剂；阿片粉有较强的镇咳作用；樟脑和八角茴香油能刺激支气管黏膜，反射性地增加腺体分泌，稀释痰液，使痰易于咳出。

只不过"药无完药"，复方甘草片有着一个致命的缺点——药物成瘾。复方甘草片含有少量的阿片粉，它能快速进入人体大脑中枢神经系统，刺激多巴胺快速增加、释放，让人产生欣快感。因此，如果不对复方甘草片的用法和用量进行管控，容易使人对其产生依赖性。

2005 年，原国家食品药品监督管理局发出通知，决定将复方甘草片等 12 种非处方药转换为处方药，规定公众前往药店购买这些药品必须出具医师处方。

项目六 作用于呼吸系统的药物

随后，原国家食品药品监督管理局于 2009 年印发《关于切实加强部分含特殊药品复方制剂销售管理的通知》，原国家食品药品监督管理总局于 2013 年印发《关于进一步加强含可待因复方口服溶液、复方甘草片和复方地芬诺酯片购销管理的通知》，对复方甘草片的销售和流通进行了规范，指出复方甘草片易成瘾，不能长期使用，此类药物在药店必须凭处方购买，设专柜销售，由专人管理、专册登记。

2014 年，原国家食品药品监督管理总局发布《关于进一步加强含麻醉药品和曲马多口服复方制剂购销管理的通知》，明确将复方甘草片列入含麻醉药品和曲马多口服复方制剂产品名单。

2020 年，国家药监局再次加强对复方甘草片的限制，发布《关于修订复方甘草片说明书的公告》，重新修订了复方甘草片说明书中的"不良反应"和"注意事项"等内容，并明确规定了哪些人群不能服用。

（资料来源：健康时报网，有改动）

探索三　祛痰药

痰是呼吸道炎症的产物，可刺激呼吸道黏膜引起咳嗽，并可加重感染和喘息。祛痰药可稀释痰液或降低痰液的黏稠度，使痰易于咳出，从而改善咳嗽和喘息症状。按作用机制不同，祛痰药可分为痰液稀释药和黏痰溶解药两类。

一、痰液稀释药

氯化铵

氯化铵口服后可刺激胃黏膜的迷走神经末梢，反射性地引起呼吸道腺体分泌增加，使痰液变稀；此外，其吸收入血经呼吸道黏膜排出时，其渗透压作用可带出水分，从而使痰液变稀。本药主要用于急性呼吸道炎症致痰黏稠不易咳出时，但很少单独应用，常与其他止咳祛痰药配伍制成复方制剂使用。此外，氯化铵为酸性盐，也可用于酸化尿液、纠正代谢性碱中毒。本药可致恶心、呕吐、胃部不适等不良反应，故宜餐后服用；过量或长期应用可致高氯性酸中毒。肝、肾功能不全者禁用。

二、黏痰溶解药

乙酰半胱氨酸

乙酰半胱氨酸（痰易净）含巯基，可裂解黏痰中黏多糖蛋白多肽链的二硫键，降低痰的黏度，适用于大量黏痰难以咳出者。紧急时可气管滴入或注入给药，非紧急情况时一般采用雾化吸入给药。本药可引起恶心、呕吐、呛咳、支气管痉挛等不良反应，发生支气管痉挛时可应用异丙肾上腺素缓解。支气管哮喘者禁用。

羧甲司坦

羧甲司坦能影响支气管腺体的分泌，可使低黏度的蛋白分泌增加，高黏度的蛋白分泌减少，从而使痰液的黏度降低。本药主要用于慢性支气管炎、支气管哮喘等疾病所致的痰液黏稠、咳痰困难和痰阻气道等，也可用于防治术后咳痰困难。偶见恶心、头晕、腹泻、胃肠道出血、皮疹等不良反应。有消化道溃疡病史者慎用。

溴己新

溴己新（溴己铵）可裂解黏痰中的黏多糖蛋白，并可抑制其合成，从而降低痰液的黏稠度；还可促进呼吸道黏膜的纤毛运动，有利于痰液排出。本药适用于慢性支气管炎、哮喘、支气管扩张等所致的痰液黏稠不易咳出。偶有恶心、胃部不适、血清转氨酶升高等不良反应。消化道溃疡、肝功能不全者慎用。

以测验效

一、单项选择题

1. 下列选项中，长期应用易产生耐受性的是（　　）。
   A. 异丙托溴铵　　B. 扎鲁司特　　C. 沙丁胺醇　　D. 可待因
   E. 右美沙芬

2. 下列选项中，具有镇咳作用的是（　　）。
   A. 右美沙芬　　　　　　　　　B. 酮替芬
   C. 溴己新　　　　　　　　　　D. 乙酰半胱氨酸
   E. 氨茶碱

3. 下列选项中，对已发作的哮喘无效，主要用于预防哮喘发作的是（　　）。
   A. 倍氯米松　　B. 沙丁胺醇　　C. 氨茶碱　　　D. 特布他林
   E. 色甘酸钠

4. 下列选项中，属于非依赖型中枢性镇咳药的是（　　）。
   A. 可待因　　　B. 右美沙芬　　C. 氨溴索　　　D. 苯丙哌林
   E. 溴己新

5. 下列选项中，可用于治疗哮喘的是（　　）。
   A. 氯雷他定　　B. 氯苯那敏　　C. 氮䓬斯汀　　D. 扎鲁司特
   E. 特非那定

6. 治疗哮喘持续状态，宜选用（　　）。
   A．扎鲁司特　　B．氨茶碱　　C．倍氯米松　　D．沙丁胺醇
   E．色甘酸钠
7. 治疗百日咳，宜选用（　　）。
   A．苯丙哌林　　B．喷托维林　　C．可待因　　D．右美沙芬
   E．溴己新

二、病例分析题

患者，女，33岁，阵发性呼吸困难3年，曾因哮喘发作多次入院。3天前受凉感冒，今日突发哮喘，胸闷憋气，服药不能缓解。经检查，医生诊断该患者为哮喘持续状态。

请对上述病例进行分析：

应为该患者选择何种药物进行治疗？该药物是如何发挥作用的？

以行践学

解读药物，温故知新

任选一网上药店登录，查询该店所出售的平喘药、镇咳药和祛痰药，结合本项目所学知识，挑选3种不同类型的药物，在认真阅读各药物的说明书并总结归纳后，完善表6-1。

表6-1　药物信息一览表

类别	名称	药理作用	适应证	不良反应	注意事项
平喘药					
镇咳药					
祛痰药					

以评促优

将对本项目的学习成果评价填入表 6-2 中。

表 6-2 项目学习成果评价表

班级			组号	
姓名			学号	
项目名称				
评价项目	评价标准	分值	评分	
			自评分	师评分
知识	明确掌握平喘药的药理作用、临床应用、不良反应及注意事项	20		
	熟悉镇咳药的药理作用、临床应用、不良反应及注意事项	10		
	了解祛痰药的药理作用、临床应用、不良反应及注意事项	10		
能力	能够根据疾病性质合理选择呼吸系统药物	20		
	能够指导患者安全、合理用药,并能正确处置药物的不良反应	20		
素质	具备"以患者为中心,科学精准用药"的理念	10		
	能够积极、主动地分析问题、解决问题,并具备较强的归纳总结能力	10		
合计		100		
总分(自评分×40%+师评分×60%)				
自我评价				
教师评价				

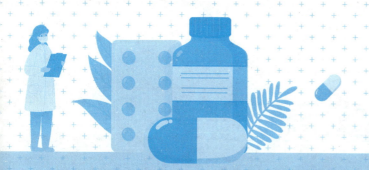

项目七

作用于消化系统的药物

定靶导向

知识目标

- 掌握抗消化性溃疡药的分类、药理作用、临床应用、不良反应及注意事项。
- 熟悉泻药、止泻药和止吐药的药理作用、临床应用、不良反应及注意事项。
- 了解助消化药和促胃肠动力药的药理作用、临床应用、不良反应及注意事项。

能力目标

- 能够根据消化系统疾病的类型合理选择药物,并能正确处置不良反应。
- 能够利用所学知识指导患者合理用药,并积极开展用药咨询服务。

素质目标

- 培养自主学习、合作探究的能力。
- 能够将理论联系实际,融会贯通,学以致用。

以问导学

患者,女,42岁,长期胃胀、反酸、嗳气,在腹部受凉或饥饿时出现上腹疼痛,进食后缓解,有时夜间出现疼痛。现因疼痛加剧,进食后不能完全缓解,来院就诊。胃镜检查示十二指肠球部溃疡,幽门螺杆菌(100+)。在医生的指导下,联用奥美拉唑、阿莫西林和甲硝唑4周后,症状明显减轻。

请思考:
1. 这三种药分别可缓解患者的哪些症状?
2. 医生选择联合用药的理由是什么?

探索一　助消化药

助消化药是一类能促进食物消化或促进消化液分泌的药物，主要在消化系统分泌功能减弱或消化不良时起补充或替代治疗作用。

稀盐酸

稀盐酸为10%的盐酸溶液，可增加胃液酸度，提高胃蛋白酶活性，促进胰液和胆汁的分泌。其可用于各种原因引起的胃酸缺乏及发酵性消化不良，宜于餐前或餐中稀释后服用，以免刺激胃黏膜。

胃蛋白酶

胃蛋白酶主要来源于动物胃黏膜，能水解蛋白质和多肽，在酸性环境中活性强，常与稀盐酸同服，主要用于胃蛋白酶缺乏症和蛋白质食用过多所致的消化不良。本药活性在碱性环境中可降低，故不能与碱性药物同服。

胰酶

胰酶中含胰蛋白酶、胰淀粉酶和胰脂肪酶，可促进蛋白质、淀粉和脂肪的消化，常与碳酸氢钠同服以提高活性，主要用于胰液分泌不足所致的消化不良、食欲减退等。本药遇酸易失活，故服用时不可咀嚼，且不可与酸性药物同服。

乳酶生

乳酶生为活乳酸杆菌干燥制剂，可在肠内分解糖类生成乳酸，提高肠内酸度，从而抑制肠内腐败菌的生长繁殖，减少肠内发酵和产气，主要用于消化不良、腹胀及小儿消化不良引起的腹泻。本药不宜与抗微生物药、吸附剂等合用，以免降低疗效。

探索二　抗消化性溃疡药

消化性溃疡是指发生在胃和十二指肠的慢性溃疡，是由损伤因子（胃酸、幽门螺杆菌等）作用增强，而保护因子（胃黏液、黏膜屏障等）作用减弱而引起的。目前，临床常用的抗消化性溃疡药主要有抗酸药、胃酸分泌抑制药、胃黏膜保护药和抗幽门螺杆菌药。

项目七 作用于消化系统的药物

一、抗酸药

抗酸药也称中和胃酸药，是一类弱碱性药物。本类药物在胃内可直接中和胃酸，降低胃内酸度，从而降低胃蛋白酶的活性，减轻或解除胃酸对胃、十二指肠黏膜的侵蚀及对溃疡面的刺激。此外，有的抗酸药还能形成胶状保护膜，覆盖于溃疡面和胃黏膜，起到物理保护作用。抗酸药主要用于消化性溃疡胃酸分泌过多的辅助治疗，但单用效果差，故常将不同的抗酸药与其他药物配伍制成复方制剂，以增强中和胃酸的作用，减少不良反应。常用抗酸药的作用特点如表 7-1 所示。

消化性溃疡

表 7-1 常用抗酸药的作用特点

抗酸药	作用特点
氢氧化铝	抗酸作用较强，缓慢而持久；具有收敛（引起机体组织收缩，减少腺体分泌）、止血作用；可致便秘
碳酸钙	抗酸作用强且持久，有收敛作用；可产生二氧化碳，致腹胀、嗳气，还可致便秘
三硅酸镁	抗酸作用较弱，缓慢而持久，生成的二氧化硅胶状物对溃疡有保护作用；可致轻度腹泻
氧化镁	抗酸作用强、缓慢而持久；可致轻度腹泻

二、胃酸分泌抑制药

胃酸是由胃壁细胞分泌的，胃壁细胞膜上有组胺-2（H_2）受体、M 受体和促胃液素（G）受体，它们可分别被组胺、乙酰胆碱和促胃液素激动后，通过第二信使的介导，最终激活胃壁细胞膜上的 H^+-K^+-ATP 酶，通过 H^+-K^+ 交换，将 H^+ 从壁细胞转移到胃腔内。因此，可阻滞以上 3 种受体或抑制 H^+-K^+-ATP 酶的药物，都可减少胃酸的分泌。

（一）H_2 受体阻滞药

H_2 受体阻滞药可通过阻滞壁细胞上的 H_2 受体而抑制胃酸的分泌，治疗溃疡病具有疗程短、溃疡愈合率较高、不良反应较少等特点。代表药物有西咪替丁（第一代）、雷尼替丁（第二代）、法莫替丁（第三代）、罗沙替丁醋酸酯（第四代）等。

【 西咪替丁 】

体内过程

本药口服吸收迅速，生物利用度约为 70%，1.5 h 左右血药浓度达峰值，$t_{1/2}$ 约为 2 h，体内分布广泛，可透过血-脑屏障和胎盘屏障，也可分泌入乳汁。

药理作用

本药可竞争性拮抗胃壁细胞膜上的 H_2 受体，不但可抑制基础胃酸的分泌，还可抑制促胃液素、迷走神经兴奋、进食等引起的胃酸分泌。

临床应用

本药主要用于胃溃疡、十二指肠溃疡、上消化道出血等，对胃溃疡的疗效不及十二指肠溃疡。停药后，复发率较高。

不良反应及注意事项

1．**对消化系统的影响**　常见腹泻、腹胀、口干等，偶见严重肝炎、肝坏死等。

2．**对泌尿系统的影响**　本药可引起急性间质肾炎，甚至导致衰竭。

3．**对造血系统的影响**　本药对骨髓有一定的抑制作用。少数患者可出现白细胞或粒细胞减少。

4．**对中枢神经系统的影响**　常见头晕、头痛、疲乏、嗜睡等。少数患者可出现不安、感觉迟钝、语言含糊、幻觉、妄想等。

5．**对心血管系统的影响**　本药可致心动过缓、面部潮红等。静脉注射时偶见血压骤降、心跳、呼吸骤停。

6．**抗雄性激素作用**　用药剂量较大可引起男性乳房发育、性欲减退、阳痿、精子数目减少，女性溢乳等。

由于不良反应较多，本药在临床上已较少使用。妊娠期和哺乳期妇女禁用。

雷尼替丁

雷尼替丁的药理作用机制与西咪替丁相似，但抑酸作用强度为西咪替丁的 5~8 倍，具有速效、长效等特点，作用可维持约 12 h。本药主要用于消化性溃疡、反流性食管炎、佐林格-埃利森综合征（以难治性、反复发作的消化性溃疡和高胃酸分泌为临床特征的临床综合征）等，静脉注射可用于上消化道出血，不良反应较西咪替丁少，部分患者静脉注射后可出现面热感、头晕、恶心等，偶见注射部位发红、瘙痒。妊娠期和哺乳期妇女禁用。

法莫替丁

法莫替丁的药理作用机制与西咪替丁相似，但抑酸作用强度为西咪替丁40倍左右，临床主要用于消化性溃疡、反流性食管炎、上消化道出血等。本药不良反应较少，对心血管系统和肾脏无不良影响，也无抗雄激素作用，可见头痛、头晕、便秘、腹泻等。

罗沙替丁醋酸酯

罗沙替丁醋酸酯在体内的代谢产物罗沙替丁为选择性 H_2 受体拮抗剂，其抑酸作用为西咪替丁的 3~6 倍、雷尼替丁的 2 倍，且具有胃黏膜保护作用，临床主要用于消化性溃疡、反流性食管炎和佐林格-埃利森综合征。本药不良反应较少，主要为皮疹、瘙痒感、嗜酸性粒细胞增多、白细胞减少、便秘、腹泻、恶心、腹胀等。

(二) M 胆碱受体阻滞药

哌仑西平

哌仑西平可通过阻滞胃壁细胞上的 M_1 受体而抑制胃酸分泌，对胃黏膜也有一定的保护作用。临床主要用于治疗胃和十二指肠溃疡，能明显缓解患者的疼痛，可致轻度口干、腹泻、便秘、恶心、头痛、视物模糊等不良反应。妊娠期妇女、青光眼和前列腺肥大患者禁用。

(三) 促胃液素受体阻滞药

丙谷胺

丙谷胺的化学结构与促胃液素相似，因此可竞争性阻滞促胃液素受体，从而抑制胃酸的分泌；同时可促进胃黏膜糖蛋白的合成，增强胃黏膜的屏障作用。临床主要用于消化性溃疡和胃炎，但因其抑酸作用较弱，临床已不再单独用于治疗溃疡病。本药无明显不良反应，偶有口干、便秘、瘙痒、失眠、腹胀、下肢酸胀等不良反应。

(四) H^+-K^+-ATP 酶抑制药

H^+-K^+-ATP 酶抑制药又称质子泵抑制药，疗效确切且不良反应少，临床应用广泛。代表药物有奥美拉唑（第一代）、兰索拉唑（第二代）、泮托拉唑和雷贝拉唑（第三代）等。

奥美拉唑

体内过程

本药口服易吸收，血浆蛋白结合率约为 95%，主要经肝代谢，经肾排泄。胃内容物充盈时可出现吸收延迟，故应餐前空腹口服。

药理作用及临床应用

本药可抑制胃壁细胞上的 H^+-K^+-ATP 酶，使 H^+ 不能从胃壁细胞转运至胃腔，从而减少胃酸的分泌，对基础胃酸的分泌和促胃液素、迷走神经兴奋、进食等引起的胃酸分泌都有抑制作用，且作用强而持久。临床主要用于十二指肠溃疡和佐林格-埃利森综合征，也可用于反流性食管炎和胃溃疡；静脉注射可用于消化性溃疡急性出血；与阿莫西林和克拉霉素或与甲硝唑和克拉霉素合用，可有效清除幽门螺杆菌。

不良反应及注意事项

本药不良反应较少，主要为恶心、腹胀、腹泻、便秘、上腹痛、头痛、头晕、失眠等，偶见皮疹、外周神经炎等。长期应用可发生胃部癌症，应定期检查胃黏膜有无肿瘤样增生。严重肾功能不全者禁用；严重肝功能不全者慎用，必要时酌减用量。

兰索拉唑

兰索拉唑的药理作用与奥美拉唑相似,但其抑制胃酸分泌作用和抗幽门螺杆菌作用较奥美拉唑强。临床应用及不良反应与奥美拉唑相似。

泮托拉唑与雷贝拉唑

泮托拉唑和雷贝拉唑的药理作用、临床应用与奥美拉唑相似,但不良反应较奥美拉唑轻。泮托拉唑口服后吸收迅速,虽然半衰期短,但一旦胃酸分泌抑制作用完成,可持续很长时间,且其在 pH 为 3.5~7.0 的条件下较稳定;雷贝拉唑较奥美拉唑起效更快。

三、胃黏膜保护药

胃黏膜屏障包括细胞屏障和黏液-碳酸氢盐屏障,能防止胃酸、胃蛋白酶损伤胃黏膜细胞。当胃黏膜屏障功能受损时,可导致溃疡发作。胃黏膜保护药就是通过增强胃黏膜细胞屏障和黏液-碳酸氢盐屏障的功能而发挥抗溃疡作用,代表药物有枸橼酸铋钾、米索前列醇、硫糖铝等。

枸橼酸铋钾

枸橼酸铋钾可在溃疡表面形成保护膜,隔绝胃酸、胃蛋白酶及食物等对溃疡面的刺激;可促进黏液和碳酸氢盐分泌,抑制胃蛋白酶的活性,促进前列腺素合成,改善胃黏膜血流,增强黏液屏障功能;还可抑制幽门螺杆菌,阻止其对黏膜的破坏。临床主要用于胃和十二指肠溃疡,也可用于糜烂性胃炎等。本药不良反应少,可使口中有氨味,并可使舌染黑、大便呈黑色,偶可致恶心等胃肠道症状。不宜与牛奶、抗酸药等同服。严重肾病患者和妊娠期妇女禁用。

 集思广"议"

> 一男子近来时感上腹部疼痛,饭前和夜间更为明显,饭后缓解。经检查,医生诊断其患有十二指肠溃疡,并为其开具西咪替丁口服治疗。服用一段时间后,该男子自觉疗效不佳,自行前往药店购买枸橼酸铋钾,打算与西咪替丁同时服用。
> 这两种药物可以同时服用吗?如果想用这两种药物进行治疗,应如何服用?

米索前列醇

米索前列醇为前列腺素的衍生物,对基础胃酸分泌和食物、组胺、促胃液素等引起的胃酸分泌均有抑制作用,同时也可抑制胃蛋白酶的分泌。本药可促进黏液和碳酸氢盐的分泌,促进胃黏膜受损上皮细胞的重建和增殖,增加胃黏膜血流等,从而增强胃黏液的屏障功能,临床主要用于治疗胃和十二指肠溃疡。本药的不良反应主要为腹泻,也可见轻微的头痛、头晕、恶心等。孕妇，对前列腺素过敏、青光眼、哮喘、过敏性结肠炎及过敏体质者禁用。

硫糖铝

硫糖铝（胃溃宁）可与溃疡或炎症处渗出的带正电荷的蛋白质络合，形成保护膜，覆盖于溃疡表面，防止胃酸、胃蛋白酶等的刺激；可抑制胃蛋白酶的活性，减少胃黏膜蛋白质的分解；可促进胃黏膜合成前列腺素，改善黏液质量，加速组织修复；可诱导表皮生长因子聚集在溃疡区，促进溃疡愈合；还可抑制幽门螺杆菌繁殖，阻止其对黏膜的破坏。临床主要用于胃和十二指肠溃疡、胃炎等，不良反应较轻，主要为便秘，个别患者可出现口干、恶心等，习惯性便秘者禁用。

四、抗幽门螺杆菌药

幽门螺杆菌主要寄生于胃上皮细胞表面和腺体内的黏液层，可破坏黏膜屏障，是导致消化性溃疡的重要因素。常用的抗幽门螺杆菌药主要有两类：一类是抗消化性溃疡药，主要为含铋制剂（如枸橼酸铋钾）、H^+-K^+-ATP 酶抑制药、硫糖铝；一类是抗菌药，如阿莫西林、甲硝唑、四环素、呋喃唑酮等（详见项目十一）。但这些药物单用几乎无效，临床常用含铋制剂或质子泵抑制剂与 2~3 抗菌药联合应用，组成三联法或四联法。

科学认识幽门螺杆菌

探索三　止吐药与促胃肠动力药

呕吐是消化道常见症状，可由许多原因引起，是一种复杂的病理现象。根据参与呕吐的不同受体，止吐药分为 H_1 受体阻滞药（如苯海拉明、异丙嗪，详见项目十）、M 胆碱受体阻滞药（如东莨菪碱，详见项目二）和多巴胺 D_2 受体阻滞药（除本项目所讲的甲氧氯普胺和多潘立酮外，还有氯丙嗪等，详见项目三）、5-HT_3 受体阻滞药（如昂丹司琼，详见本项目）等。

促胃肠动力药是一类能增强并协调胃肠节律性运动的药物，主要用于胃肠功能运动低下所引起的消化道症状。根据药物作用机制，促胃肠动力药主要可分为多巴胺 D_2 受体阻滞药（如甲氧氯普胺、多潘立酮）和 5-HT_4 受体阻滞药（如西沙必利）。

甲氧氯普胺

甲氧氯普胺（胃复安）可通过血-脑屏障，具有中枢和外周双重作用。

药理作用

1. 止吐　本药可阻滞延髓催吐化学感受区的多巴胺 D_2 受体，而发挥强大的中枢性止吐作用。

2. 促进胃肠运动　本药可通过阻滞胃肠多巴胺 D_2 受体，增强食道至近段小肠平滑肌的运动；增加贲门括约肌张力，松弛幽门，加速胃的排空；促进肠内容物从十二指肠向回盲部推进。

临床应用

本药主要用于治疗慢性消化不良、反流性食管炎、胆汁反流性胃炎、糖尿病性胃轻瘫，以及放疗、化疗、手术、药物等引起的呕吐。

不良反应及注意事项

本药的不良反应主要为嗜睡、倦怠等，偶可致溢乳、男性乳房发育，大剂量或长期应用可引起锥体外系反应。对普鲁卡因或普鲁卡因胺过敏者、癫痫患者、嗜铬细胞瘤患者、因行化疗和放疗而呕吐的乳癌患者、胃肠出血或机械性肠梗阻患者（胃肠道动力增加会加重病情）及妊娠期妇女禁用。

多潘立酮

多潘立酮（吗丁啉）不易通过血-脑屏障，为较强的选择性多巴胺受体阻滞药。

药理作用与临床应用

本药可通过阻滞胃肠多巴胺 D_2 受体而加强胃肠蠕动，促进胃肠排空，防止食物反流，具有促进胃肠运动和止吐作用。临床主要用于由胃排空延缓、反流性胃炎、慢性胃炎、反流性食管炎等引起的消化不良，以及各种原因引起的恶心、呕吐。

不良反应及注意事项

本药不良反应较轻，偶见头痛、头晕、嗜睡、倦怠、溢乳、男性乳房发育等。嗜铬细胞瘤、乳腺癌、机械性肠梗阻、胃肠出血者及妊娠期妇女禁用。

西沙必利

西沙必利为 $5-HT_4$ 受体激动药，可增强胃的排空，防止食物反流，具有强大的促胃肠运动作用，可用于胃肠运动障碍性疾病、反流性食管炎、胃轻瘫、慢性功能性便秘等。但因本药可致 Q-T 间期延长、晕厥和严重的心律失常，目前已不作为临床一线用药。

昂丹司琼

昂丹司琼为 $5-HT_3$ 受体拮抗药，可产生强大的止吐作用，临床主要用于放疗和化疗引起的恶心、呕吐，对晕动病所致的呕吐无效，不良反应主要有疲劳、头痛、便秘或腹泻等。肠道梗阻者和妊娠期妇女禁用。

项目七 作用于消化系统的药物

探索四 泻药与止泻药

一、泻药

泻药是指能刺激肠道蠕动或软化粪便、润滑肠道，促进粪便排出的药物。按照作用机制，泻药主要可分为容积性泻药、刺激性泻药和润滑性泻药三类。

（一）容积性泻药

容积性泻药口服后很少吸收，可在肠道内形成高渗透压，增加肠内容积，刺激肠黏膜而促进肠道蠕动，产生导泻作用。

硫酸镁

药理作用及临床应用

1. **导泻**　本药口服不吸收，可在肠内形成高渗状态，阻止肠内水分吸收，增加肠容积，刺激肠壁，使肠蠕动加快而导泻，可用于治疗急性便秘、加速肠内毒物及驱虫后虫体的排出。

2. **利胆**　口服 33%的硫酸镁溶液，可促进胆囊排空而产生利胆作用，可用于阻塞性黄疸、胆石症和慢性胆囊炎等。

3. **降血压**　注射给药后，Mg^{2+}可竞争性拮抗Ca^{2+}，松弛血管平滑肌，降低外周阻力，发挥降血压作用，可用于治疗高血压危象、高血压脑病及妊娠期高血压。

4. **抗惊厥**　注射给药可抑制中枢神经系统，松弛骨骼肌，从而产生抗惊厥作用，适用于各种原因所致的惊厥，尤其是子痫。

不良反应及注意事项

导泻时，服用大量浓度过高的硫酸镁可致脱水；静脉注射过量或过快，可致血压急剧下降、呼吸抑制等中毒症状，一旦出现应立即停药，可静脉注射10%葡萄糖酸钙溶液 10 mL 进行解救。肠道出血患者、急腹症患者、妊娠期和经期妇女禁用本品导泻。

（二）刺激性泻药

酚酞

酚酞（果导）口服后可与碱性肠液形成可溶性钠盐，刺激肠黏膜，促进肠蠕动，同时抑制水分的吸收，从而产生导泻作用，适用于习惯性或慢性便秘。本药偶可致过敏反应、肠炎、皮炎及出血倾向等，长期或大剂量使用可引起血糖升高、血钾降低、心律失常、神志不清、肌痉挛等。

比沙可啶

比沙可啶口服或直肠给药后,可在肠道转化为具有活性的代谢产物而对肠黏膜产生刺激,主要用于治疗便秘,也可用于腹部 X 线检查、内镜检查及术前肠道清洁。该药刺激结肠作用较强,少数患者可有腹痛感。急腹症、炎症性肠病及电解质紊乱者禁用。

(三) 润滑性泻药

液体石蜡

液体石蜡口服后不吸收,可软化大便,同时润滑肠壁,促进大便排出。长期应用可影响脂溶性维生素和钙、磷的吸收。

开塞露

开塞露为含 55% 的甘油或含硫酸镁、山梨醇的溶液,密封于特制的塑料容器内,从肛门注入使用。注入肛门后,因高渗压刺激肠壁可引起排便反射,并可润滑局部肠壁,几分钟内即可引起排便。本药导泻作用快捷、方便、安全、有效,适用于偶发的急性便秘、轻度便秘、老人和儿童便秘。

二、止泻药

止泻药主要通过减少肠道蠕动或防止肠道受刺激而发挥止泻作用,适用于剧烈腹泻或长期慢性腹泻,以防机体过度脱水、水盐代谢失调、消化和营养障碍。需要注意的是,应用止泻药治疗腹泻的同时,应以对因治疗为主,以免贻误病情。

地芬诺酯

地芬诺酯(苯乙哌啶)是人工合成的哌替啶衍生物,对肠道的作用与阿片类相似,可直接作用于肠道平滑肌,抑制肠蠕动,使肠内容物通过缓慢,有利于肠内水分的吸收。本药适用于急、慢性功能性腹泻和慢性肠炎,不良反应轻,偶见口干、恶心、呕吐、腹胀和腹部不适等,长期大剂量应用可致成瘾性。

洛哌丁胺

洛哌丁胺又名苯丁哌胺、易蒙停,作用与地芬诺酯相似,除可通过作用于肠道平滑肌而抑制肠蠕动外,还可通过减少肠壁神经末梢释放乙酰胆碱而直接抑制蠕动反射,止泻作用强而迅速,适用于急、慢性腹泻。本药不良反应较轻,可见皮疹、瘙痒、口干、腹胀、恶心等,偶见呕吐。2 岁以下小儿禁用。

项目七 作用于消化系统的药物

蒙脱石散

蒙脱石散的主要成分为双八面体蒙脱石,口服后可均匀地吸附于整个肠腔表面,吸附、固定多种病原体,而后随肠蠕动排出体外,适用于急、慢性腹泻,对小儿急性腹泻疗效尤佳,也可用于反流性食管炎、胃炎、肠道菌群失调等,少数患者服用后可出现轻微便秘,可减少剂量继续服用。本药可影响其他药物吸收,必须合用时应提前 1 h 服用其他药物。

以测验效

一、单项选择题

1. 可使胃蛋白酶活性增强的药物是(　　)。
   A. 胰酶　　　B. 稀盐酸　　　C. 乳酶生　　　D. 奥美拉唑
   E. 氢氧化铝

2. 遇酸易失活,一般制成肠溶片吞服的助消化药是(　　)。
   A. 稀盐酸　　B. 胰酶　　　C. 乳酶生　　　D. 胃蛋白酶
   E. 西沙必利

3. 不宜与抗微生物药、吸附剂等合用的助消化药是(　　)。
   A. 稀盐酸　　B. 胰酶　　　C. 乳酶生　　　D. 吗丁啉
   E. 胃蛋白酶

4. 长期使用可引起男性乳房发育的抗消化性溃疡药是(　　)。
   A. 氢氧化铝　B. 西咪替丁　C. 哌仑西平　D. 法莫替丁
   E. 奥美拉唑

5. 下列选项中,属于 H_2 受体阻滞药的抗消化性溃疡药是(　　)。
   A. 哌仑西平　B. 雷尼替丁　C. 丙谷胺　　D. 枸橼酸铋钾
   E. 奥美拉唑

6. 可抑制 H^+ 从胃壁细胞转运至胃腔而发挥抗消化性溃疡作用的药物是(　　)。
   A. 西咪替丁　B. 哌仑西平　C. 丙谷胺　　D. 奥美拉唑
   E. 米索前列醇

7. 可用于治疗消化性溃疡的前列腺素类药物是(　　)。
   A. 双嘧达莫　B. 前列环素　C. 米索前列醇　D. 前列腺素 E_2
   E. 奥美拉唑

8. 米索前列醇抗消化性溃疡的机制是(　　)。
   A. 中和胃酸　　　　　　　　B. 阻滞壁细胞胃泌素受体
   C. 阻滞壁细胞 H_2 受体　　　D. 阻滞壁细胞 M_1 受体
   E. 增强细胞屏障和黏液-碳酸氢盐屏障的功能

9. 长期大剂量服用可产生成瘾性的止泻药是(　　)。
   A. 地芬诺酯　B. 洛哌丁胺　C. 蒙脱石散　D. 鞣酸蛋白
   E. 次碳酸铋

10. 习惯性便秘的首选药是（　　）。
    A. 硫酸镁　　　B. 酚酞　　　C. 比沙可啶　　　D. 液体石蜡
    E. 开塞露
11. 下列关于硫酸镁药理作用的说法，错误的是（　　）。
    A. 可降低血压　　　　　　B. 具有导泻作用
    C. 具有中枢兴奋作用　　　D. 可松弛骨骼肌
    E. 具有利胆作用
12. 严重胃溃疡患者不宜使用的药物是（　　）。
    A. 氢氧化铝　　B. 氢氧化镁　　C. 三硅酸镁　　D. 碳酸钙
    E. 奥美拉唑
13. 硫酸镁不能用于（　　）。
    A. 加速肠内毒物排出　　　B. 治疗阻塞性黄疸
    C. 治疗子痫　　　　　　　D. 治疗高血压危象
    E. 治疗消化性溃疡

二、病例分析题

1. 患者，女，49岁，间断上腹部饱胀、恶心1年。患者1年前无明显诱因出现恶心、上腹饱胀感，自行服用胃药（具体不详）治疗后症状好转。2个月前，患者上述症状再次发作。查体：上腹部轻微压痛，无反跳痛。胃镜、腹部B超检查未见明显异常。诊断：功能性消化不良。

请对上述病例进行分析：
（1）该患者可服用哪类药物进行治疗？
（2）请举例说明其中一种药物的作用机制和使用注意事项。

2. 患者，男，25岁，1年前出现间断性上腹部痛、反酸，疼痛多出现在早上10点和下午4点左右，有时夜间可痛醒，进食后缓解。因近日疼痛加重前来就诊，经X线钡餐检查，诊断为十二指肠溃疡，幽门螺杆菌阳性。医生给予奥美拉唑和阿莫西林口服治疗。

请对上述病例进行分析：
（1）医生为该患者制订的用药方案的临床治疗目的是什么？
（2）该患者还可加服何种药物？为什么？

以行践学

护"胃"健康，无"幽"未来

【活动背景】每年的5月15日为"无幽日"，旨在提高公众对幽门螺杆菌与胃癌相关性的正确认识，积极进行幽门螺杆菌的筛查和防治，尽早消除隐患。同时，呼吁广大医务工作者规范幽门螺杆菌感染的诊断和治疗。

幽门螺杆菌是被世界卫生组织列为一级致癌物的"健康杀手"，目前在我国的感染率约为50%，约63.4%的胃癌与它有关。虽然幽门螺杆菌感染可导致胃部癌变，但研究表明，

项目七 作用于消化系统的药物

从感染幽门螺杆菌到胃炎,再到胃溃疡,最后到胃癌,其实是一个慢性发展的过程,平均需要10年左右。因此,根除幽门螺杆菌治疗,可有效降低胃癌的发生风险。

【活动内容】请以小组为单位,以"护'胃'健康,无'幽'未来"为主题制作一份PPT,并选派一人在班内进行展示和讲解。具体要求如下:

(1)查阅相关资料,对幽门螺杆菌的致病机制和常用筛查方法进行简要介绍。

(2)根据所学知识,对常用的联合应用药物进行举例说明(抗菌药除外)。

(3)版式精美,图文并茂,形式新颖。

以评促优

将对本项目的学习成果评价填入表 7-2 中。

表 7-2 项目学习成果评价表

班级			组号		
姓名			学号		
项目名称					
评价项目	评价标准		分值	评分	
				自评分	师评分
知识	明确抗消化性溃疡药的分类、药理作用、临床应用、不良反应及注意事项		20		
	熟悉泻药、止泻药和止吐药的药理作用、临床应用、不良反应及注意事项		15		
	了解助消化药和促胃肠动力药的药理作用、临床应用、不良反应及注意事项		5		
能力	能够根据消化性系统疾病的类型合理选择药物		20		
	能够利用所学知识指导患者合理用药,并能正确处置药物的不良反应		10		
	PPT 版式精美、形式新颖,讲解清晰流畅		10		
素质	能够将理论联系实际,自主探究,主动学习		10		
	具有团队精神,能够与小组成员高效沟通和协作		10		
合计			100		
总分(自评分×40%+师评分×60%)					
自我评价					
教师评价					

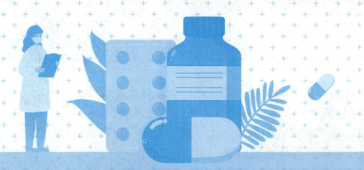

项目八

作用于泌尿系统和生殖系统的药物

定靶导向

知识目标

- 掌握呋塞米、氢氯噻嗪、螺内酯、甘露醇和缩宫素的药理作用、临床应用、不良反应及注意事项。
- 熟悉其他作用于泌尿系统和生殖系统药物的药理作用、临床应用、不良反应及注意事项。
- 了解利尿药作用的生理学基础及常用利尿药的分类。

能力目标

- 能够根据疾病性质合理选择利尿药或脱水药。
- 能够根据疾病性质合理选择子宫平滑肌兴奋药或抑制药。
- 能够指导患者安全、合理用药,并能正确处置药物的不良反应。

素质目标

- 了解我国安徽援疆医疗队营救重型胎盘早剥孕妇的事迹,树立"生命至上,科学救治"的理念。

以问导学

患儿,女,12岁,因血尿、少尿、水肿4天就诊。查体:血压156/96 mmHg,尿蛋白(++)。结合其他辅助检查,医生诊断该患儿患有急性肾小球肾炎,给予呋塞米40 mg静脉注射,每日2次。数日后,患儿尿量增加、水肿减轻,血钾为2.9 mmol/L(正常范围:3.5~5.5 mmol/L),并出现低血钠、低血氯。

请思考:

1. 为患儿应用呋塞米治疗的目的是什么?其作用机制如何?
2. 患儿为何会出现低血钾、低血钠、低血氯?应如何处理?

项目八 作用于泌尿系统和生殖系统的药物

探索一 作用于泌尿系统的药物

一、利尿药

利尿药是一类作用于肾，通过抑制肾小管对电解质和水的重吸收，促进水和电解质的排出，使尿量增加的药物。临床主要用于治疗各种原因（如充血性心力衰竭、肾衰竭、肝硬化等）引起的水肿；也可用于治疗非水肿性疾病，如高血压、尿崩症、肾结石、高钙血症、青光眼等。

（一）利尿药的生理学基础

尿液的生成是通过肾小球的滤过、肾小管和集合管的重吸收与分泌三个环节实现的。利尿药通过作用于不同环节和肾单位的不同部位而产生利尿作用，如图8-1所示。

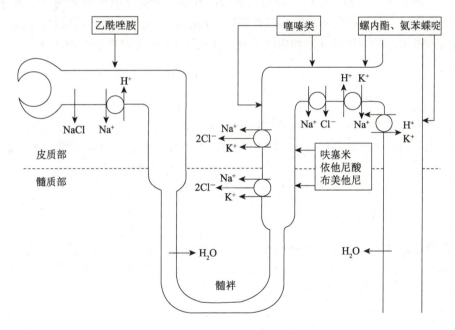

图8-1 肾小管各段重吸收功能和利尿药作用部位示意图

1. 肾小球的滤过

血液流经肾小球，除蛋白质和血细胞外，其他成分均可滤过形成原尿。正常情况下，约99%的原尿在肾小管和集合管被重吸收，因此，增加肾小球滤过率的药物利尿作用很弱。

2. 肾小管和集合管的重吸收与分泌

（1）近曲小管

原尿中60%～65%的Na^+在此通过Na^+-H^+交换被重吸收。近曲小管上皮细胞内的H^+主

要来自 H_2CO_3，而 H_2CO_3 则由碳酸酐酶催化 H_2O 和 CO_2 而来，因此，能够抑制碳酸酐酶活性的药物（如乙酰唑胺，但因利尿作用较弱，现已很少作为利尿药使用），可减少 H^+ 的生成，抑制 Na^+-H^+ 的交换，促进 Na^+ 的排出，从而产生利尿作用。

（2）髓袢升支粗段

原尿中 20%～30% 的 Na^+ 在此段依赖管腔膜上的 Na^+-K^+-$2Cl^-$ 同向转运体被重吸收。在此段，Na^+ 被重吸收时几乎不伴有水的重吸收，所以管腔中的原尿随着 Na^+ 和 Cl^- 的重吸收会被逐渐稀释，此即尿液的稀释过程。同时，被转运到髓质间液的 Na^+ 和 Cl^- 与尿素一起形成此段髓质间液的高渗，当低渗尿流经髓质高渗区时，在抗利尿激素的作用下，大部分水被重吸收而形成高渗尿，此即尿液的浓缩过程。因此，能抑制 Na^+-K^+-$2Cl^-$ 同向转运体的药物（高效能利尿药），既可抑制尿液的稀释过程，也可抑制尿液的浓缩过程，从而产生强大的利尿作用。

（3）远曲小管和集合管

原尿中 5%～10% 的 Na^+ 在远曲小管和集合管被重吸收。在远曲小管近端，NaCl 的重吸收主要通过 Na^+-Cl^- 同向转运体完成，因此能够选择性阻滞 Na^+-Cl^- 同向转运体的药物（如噻嗪类利尿药）可产生利尿作用。远曲小管远端和集合管的重吸收方式为 Na^+-K^+ 交换和 Na^+-H^+ 交换，Na^+-H^+ 交换受碳酸酐酶活性影响，Na^+-K^+ 交换受醛固酮调节，因此能够拮抗醛固酮或阻滞钠通道的药物（如螺内酯、氨苯蝶啶等），可保钾排钠而利尿。

（二）常用利尿药

1. 高效能利尿药

高效能利尿药主要作用于髓袢升支粗段，通过抑制该部位对 Na^+ 和 Cl^- 的吸收而产生强大的利尿作用，又称袢利尿药。本类药物的代表药有呋塞米、依他尼酸、布美他尼等。

呋塞米

体内过程

本药口服易吸收，口服后 30～60 min 显效，1～2 h 血药浓度达高峰，作用可维持 6～8 h；静脉注射 2～5 min 显效，作用可维持 2 h 左右。本药的血浆蛋白结合率为 95%～99%，大部分以原形经肾脏排出体外。

药理作用

1. 利尿作用　本药主要作用于髓袢升支粗段，通过抑制 Na^+-K^+-$2Cl^-$ 同向转运体而减弱肾脏对尿液的稀释与浓缩功能，使尿液大量排出（Na^+、Cl^-、K^+、Ca^{2+} 和 Mg^{2+} 的排出均增加）。

2. 扩张血管作用　本药可扩张肾血管，增加肾血流量；还可扩张肺部容量血管，减少回心血量，降低左心室充盈压，减轻肺淤血。

临床应用

1. 治疗严重水肿　本药对心源性、肝性和肾性水肿均有效，主要用于其他利尿药无效的顽固性水肿和严重水肿。

2．治疗急性肺水肿和脑水肿　对于急性肺水肿，静脉注射呋塞米能迅速扩张血管，减少回心血量，减轻左心负担而迅速缓解急性肺水肿；对于脑水肿，呋塞米的利尿作用可使血液浓缩，血浆渗透压升高，从而有利于减轻脑水肿。

3．防治急性肾衰竭　在急性肾衰竭少尿期，静脉注射呋塞米可扩张肾血管，增加肾血流量，从而改善肾缺血和少尿；同时，尿量增加还可使肾小管得到冲洗，从而防止肾小管萎缩、坏死。

4．促进毒物排泄　配合静脉输液，呋塞米强大的利尿作用可加速毒物排泄，主要用于经肾排泄的毒物中毒抢救，如巴比妥类、水杨酸类、溴化物、碘化物中毒等。

5．其他　本药还可用于高钙血症、高钾血症的治疗，也可用于伴有肾功能不全的高血压或高血压危象的治疗。

不良反应及注意事项

1．水、电解质紊乱　长期用药导致利尿过度可引起低血容量、低血钾、低血钠、低血镁和低氯血症。其中以低钾血症最为常见，应注意及时补充钾盐或加服保钾利尿药。

2．耳毒性　本药可引起眩晕、耳鸣、听力减退或暂时性耳聋，应注意避免与氨基糖苷类等具有耳毒性的药物合用。

3．胃肠道反应　本药可致恶心、呕吐、上腹部不适等，大剂量可致胃肠出血。

4．其他　本药还可引起高尿酸血症、高血糖、中性粒细胞减少、皮疹、血小板减少性紫癜等。

布美他尼

布美他尼具有速效、高效、短效、低毒等特点。其口服吸收迅速且完全，口服后 30～60 min 显效，作用可维持 4～6 h；静脉注射 5 min 显效，作用可维持 2～4 h。其作用机制、临床应用及不良反应等与呋塞米相似，但利尿强度为呋塞米的 20～40 倍，且排钾作用相对较弱。

2．中效能利尿药

中效能利尿药主要作用于远曲小管近端，通过抑制该部位对 Na^+ 和 Cl^- 的吸收而产生利尿作用，代表药物有噻嗪类、吲达帕胺、氯噻酮等。噻嗪类代表药物有氢氯噻嗪、环戊噻嗪等，其中以氢氯噻嗪最常用。吲达帕胺、氯噻酮等虽无噻嗪环结构，但其药理作用与噻嗪类相似。

氢氯噻嗪

体内过程

本药口服吸收迅速，口服后 2 h 产生利尿作用，4 h 血药浓度达高峰，作用可维持 6～12 h。本药大部分以原形从近曲小管分泌，由尿排出。

药理作用

1. 利尿作用 本药的利尿作用温和持久。其作用机制如下：抑制远曲小管近端对Na^+和Cl^-的重吸收，起到排钠利尿作用；转运至远曲小管的Na^+增加，可促进Na^+-K^+交换，故K^+的排泄增多（长期服用可引起低血钾）。

2. 抗利尿作用 本药能明显减少尿崩症患者的尿量和口渴症状，作用机制尚不明确。

3. 降压作用 用药早期通过利尿、减少血容量而降压，长期用药则通过扩张外周血管而产生降压作用（详见项目四）。

临床应用

1. 治疗水肿 本药可用于各种原因引起的轻、中度水肿。对心源性水肿疗效较好；对肾性水肿的疗效与肾的损害程度有关；对肝性腹水，最好与螺内酯合用，以防血钾过低诱发肝性脑病。

2. 治疗高血压 本药可单用或与其他降压药物合用治疗各型高血压。

3. 治疗尿崩症 本药主要用于肾性轻度尿崩症或对抗利尿激素无效的垂体性尿崩症。

4. 治疗肾结石 本药可用于高尿钙伴有肾结石患者，可抑制高尿钙引起的肾结石的形成与扩大。

> **医药智库**
>
> ### 尿崩症
>
> 尿崩症是指由下丘脑-神经垂体病变引起抗利尿激素不同程度的缺乏，或多种病变引起肾脏对抗利尿激素敏感性缺陷，而导致的一组临床综合征（特点为多尿、烦渴、低比重尿和低渗尿）。前者称为垂体性尿崩症，后者称为肾性尿崩症。

不良反应及注意事项

1. 水、电解质紊乱 本药可导致低血钾、低血钠、低血镁、低氯性碱中毒等，其中以低血钾最为常见，应注意及时补钾或合用保钾利尿药。

2. 高尿酸血症 其原因与高效能利尿药相同，对痛风患者，可诱发或加剧痛风症状，临床可与促进尿酸排泄的氨苯蝶啶合用。

3. 代谢变化 长期应用本药可引起血糖升高，血清总胆固醇、三酰甘油、低密度脂蛋白等升高，故糖尿病和高脂血症患者应慎用。

4. 过敏反应 本药可致过敏反应，如皮疹、皮炎等，偶可见严重的过敏反应，如溶血性贫血、血小板减少、坏死性胰腺炎等。

3. 低效能利尿药

低效能利尿药主要作用于远曲小管远端和集合管，通过阻滞醛固酮受体或直接抑制肾小管上皮细胞钠通道而产生利尿作用，代表药物有螺内酯、氨苯蝶啶、阿米洛利等。

螺内酯

螺内酯（安体舒通）口服后吸收较好，起效慢，口服后 1 天左右起效，2～3 天血药

项目八 作用于泌尿系统和生殖系统的药物

浓度达高峰,作用可维持 5~6 天。本药进入体内后大部分被代谢为有活性的坎利酮,后者可与醛固酮竞争远曲小管和集合管内的醛固酮受体而拮抗醛固酮的排钾保钠作用,产生保钾排钠的作用。

本药主要用于与醛固酮升高有关的顽固性水肿,如肝硬化和肾病综合征引起的水肿,常与排钾利尿药合用,不仅可增加利尿效果,还可预防低钾血症;也可用于高血压的辅助治疗和原发性醛固酮增多症的治疗。本药久用可致高血钾,还会引起抗雄激素样作用,如男性乳房发育和性功能障碍、女性多毛等。血钾过高和肾衰竭者禁用。

氨苯蝶啶

氨苯蝶啶口服吸收迅速但不完全,生物利用度约为 50%。口服后 2 h 左右起效,6 h 左右血药浓度达高峰,作用可维持 12~16 h。其作用机制为直接抑制远曲小管和集合管的 Na^+-K^+ 交换,减少 Na^+ 的重吸收,从而产生保钾排钠作用。

本药可用于治疗各类水肿,常与保钾利尿药合用;也可用于氢氯噻嗪或螺内酯无效的病例。长期大量使用或与螺内酯合用,可引起高钾血症;也可见胃肠道反应,如恶心、呕吐、腹泻等;偶见肝损害、过敏反应等。严重肝、肾功能不全和高钾血症者禁用。

二、脱水药

脱水药又称渗透性利尿药,是一类经静脉给药后,能迅速提高血浆渗透压,使组织内水分向血浆转移而使组织脱水的药物。脱水药一般具有以下特点:① 在体内不易被代谢;② 不易透过毛细血管进入组织细胞;③ 易经肾小球滤过,但不易被肾小管重吸收,可在肾小管形成高渗透压而具有利尿作用。常用药物有甘露醇、山梨醇、高渗葡萄糖等。

甘露醇

甘露醇口服吸收很少,临床一般用 20% 的高渗溶液静脉给药。

药理作用

1. 脱水作用 静脉给药后能迅速提高血浆渗透压,使组织间液水分向血浆转移而产生组织脱水作用,从而迅速降低颅内压和眼内压。一般静脉给药后 15 min 起效,作用可维持 4~8 h。

2. 利尿作用 作用机制如下:① 增加血容量,从而使肾血管扩张,肾血流量增加,同时可使肾小球滤过率增加;② 从肾小球滤过后,几乎不被肾小管重吸收,使肾小管液中的渗透压增高,从而减少肾小管和集合管对水的重吸收产生利尿作用。

临床应用

1. 预防急性肾衰竭 急性肾衰竭早期(少尿时),本药可通过脱水作用减轻肾间质水肿;可增加肾血流量,改善肾实质的缺血缺氧状态;可维持足够的尿量,稀释肾小管内的有害物质,防止肾小管萎缩坏死。

2. 治疗脑水肿 本药可用于治疗各种原因引起的脑水肿，可降低颅内压，防止脑疝的发生。

3. 治疗青光眼 本药可用于其他降眼压药治疗无效或青光眼的术前准备。

4. 其他 本药通过渗透性利尿作用可促进毒物排泄，临床可用于巴比妥类、水杨酸类等药物中毒的抢救；口服可产生腹泻作用，因此可用于肠道术前准备。

不良反应及注意事项

本药最常见的不良反应为水和电解质紊乱，可致心力衰竭、稀释性低钠血症，偶可致高钾血症；静脉滴注过快可致口干、口渴、恶心、眩晕、头痛、视物模糊等；偶可引起过敏反应，如皮疹、荨麻疹。

山梨醇

山梨醇是甘露醇的同分异构体，临床常用其 25% 的高渗溶液，其药理作用和临床应用与甘露醇相似。因进入体内后，部分转化为果糖而失去渗透性脱水作用，故在相同浓度和剂量时，作用和疗效低于甘露醇。

50%的高渗葡萄糖

50% 的高渗葡萄糖可作为脱水药使用，静脉注射后可产生脱水和渗透性利尿作用，临床可用于治疗脑水肿和急性肺水肿，但部分葡萄糖可从血管内弥散到组织中，且易被代谢，故作用较弱且不持久。单独用于脑水肿治疗时，由于葡萄糖进入脑组织的同时会带入水分而使颅内压回升，造成反跳现象，故一般与甘露醇交替使用，以巩固疗效。

探索二 作用于生殖系统的药物

一、子宫平滑肌兴奋药

子宫平滑肌兴奋药是一类选择性兴奋子宫平滑肌，促进子宫收缩的药物。其作用可因药物种类、用药剂量和子宫生理状态的不同而有差异。引起子宫平滑肌节律性收缩的，可用于催产或引产；引起子宫强直性收缩的，可用于产后止血或子宫复原。常用的药物包括垂体后叶素类、麦角生物碱类和前列腺素类。

（一）垂体后叶素类药物

缩宫素

体内过程

缩宫素（催产素）口服易被胰蛋白酶灭活，故口服无效；可经口腔和鼻黏膜吸收，但作用较弱；肌内注射吸收良好，3～5 min 起效，可持续 20～30 min；静脉注射起效更快，但维持时间短，故必要时可采用静脉滴注给药以维持药效。

药理作用

1. **兴奋子宫** 本药能选择性直接兴奋子宫平滑肌，加强子宫的收缩，作用特点如下：① 收缩性质取决于剂量的大小。小剂量（2～5 U）可使子宫产生节律性收缩，利于胎儿顺利娩出；大剂量（5～10 U）可使子宫产生持续的强直性收缩，利于产后止血。② 收缩强度受激素的影响。雌激素能增加子宫对缩宫素的敏感性，孕激素则可降低其敏感性。妊娠早期，孕激素水平高，雌激素水平低，子宫对缩宫素不敏感；妊娠中、后期，雌激素水平增高，子宫对缩宫素的敏感性逐渐增高，临产时敏感性最高。

2. **促进排乳** 本药能兴奋乳腺平滑肌，使乳腺导管收缩，促进排乳。

临床应用

1. **催产和引产** 小剂量可用于胎位正常、无产道障碍而宫缩乏力的难产，也可用于过期妊娠、死胎或某种原因需中断妊娠的引产。

2. **产后止血** 产后出血时，立即肌内注射大剂量缩宫素，可迅速引起子宫平滑肌强直性收缩，压迫子宫肌层内的血管而止血，但作用维持时间短，须加用麦角新碱来维持子宫的收缩状态。

> **医药智库**
>
> #### 催产、引产和产后出血
>
> 催产是指当子宫已开全，无禁忌证而出现低张性宫缩无力时，用药物增强子宫收缩力以促进分娩。
>
> 引产是指对过期妊娠或因某些原因必须提前中断的妊娠，用药物诱发子宫收缩，促使胎儿娩出。
>
> 产后出血是指胎儿娩出 24 h 内阴道流血量超过 500 mL。

不良反应及注意事项

本药不良反应较少，偶见恶心、呕吐、血压下降等；过量可引起子宫强直性收缩，导致胎儿窒息或子宫破裂，故使用时应严格控制用量和滴速。凡胎位不正、产道异常、头盆不称、前置胎盘、3 次以上妊娠的经产妇及有剖宫产史者，禁用。

> **病例分析**
>
> 患者，女，29 岁，初产妇。孕 39 周，估计胎儿重约 3 800 g，临产 16 h，宫口开大 1 cm，以 5%葡萄糖液、缩宫素 5 U 静脉滴注，4 h 后宫口开大 9 cm，但产妇烦躁不安，腹痛难忍。腹部检查见脐下两指处呈环形凹陷，下段有压痛，胎心音正常，导尿呈血性。诊断：先兆子宫破裂。
>
> 请思考：
> 该产妇出现先兆子宫破裂的原因可能是什么？

(二) 麦角生物碱类药物

麦角是寄生在黑麦上的麦角菌的干燥菌核，其中含有多种生物碱类。按照化学结构，麦角新碱可分为两类：① 胺生物碱类，如麦角新碱和甲麦角新碱，口服易吸收，对子宫的兴奋作用迅速而强大；② 肽生物碱类，如麦角胺和麦角毒，口服吸收不规则，对血管作用明显，起效慢，作用维持时间较久。

药理作用

1. **兴奋子宫** 胺生物碱类能选择性兴奋子宫平滑肌，作用迅速、强大、持久，对妊娠子宫尤其是临产和产后子宫的作用最明显，但剂量稍大即引起子宫产生强直性收缩，且对子宫体和子宫颈平滑肌均有较强的兴奋作用，故不适用于催产和引产。

2. **收缩血管** 肽生物碱类（尤其是麦角胺）能直接收缩动脉和静脉。

临床应用

1. **子宫出血** 常选用麦角新碱，其可引起子宫强直性收缩，压迫子宫肌层血管，主要用于产后子宫出血或其他原因（如流产后）引起的子宫出血。

2. **产后子宫复原** 产后子宫复原缓慢易发生出血或感染，麦角新碱和麦角流浸膏等可促进子宫收缩，加速子宫复原。

不良反应及注意事项

麦角新碱注射时可引起恶心、呕吐、血压升高等。麦角流浸膏中含有麦角毒和麦角胺，大剂量应用可损伤血管内皮细胞，导致血栓形成和肢端坏死。本类药物禁用于催产、引产，妊娠期高血压和冠心病患者禁用本类药物。

医药先锋

孕妇胎盘早剥，医生上演"生死营救"

2021年9月14日18点45分，刚刚抵达皮山县、尚在驻地休整的安徽援疆医疗队接到了皮山县人民医院的紧急求助，一名32岁的孕妇突发重型胎盘早剥，在手术台上出现大出血，生命垂危。

安徽援疆指挥部第一时间响应，派出4位专家火速赶往皮山县人民医院。进入手术室后，专家发现产妇血压不平稳，子宫疲软，后壁大面积卒中，左侧阔韧带血肿形成，虽已开放多条静脉通道及一条中心静脉通道，应用麦角新碱和缩宫素加强了宫缩，但出血仍在继续，情况很危急。

产科援疆专家姚洁副主任医师来自安徽医科大学第一附属医院，具有十分丰富的危重症孕产妇抢救工作经验。看到这一情况，她立即洗手上台详细探查，在其他援疆医疗专家及皮山县本地医生的配合下，行子宫后壁卒中处补丁缝合（压迫止血）和行改良式子宫捆绑+双侧子宫动脉上行支结扎，并再次给予麦角新碱注射，同时清除左侧阔韧带血肿……

经过及时正确的处置，患者的血压慢慢回升，逐步转危为安。

（资料来源：人民网，有改动）

（三）前列腺素类药物

前列腺素（PG）是一类广泛存在于体内各组织中的不饱和脂肪酸，对心血管、消化、呼吸、生殖系统等具有广泛的生理作用，其中与生殖系统密切相关的有前列腺素 E_1（PGE_1）、前列腺素 E_2（PGE_2）和前列腺素 $F_{2\alpha}$（$PGF_{2\alpha}$）三种。目前，临床上作为子宫平滑肌兴奋药应用的前列腺素类药物主要有地诺前列酮（PGE_2）、地诺前列素（$PGF_{2\alpha}$）等。

地诺前列酮

药理作用及临床应用

本药对各期妊娠子宫均有收缩作用，对临产子宫作用最强，对子宫颈有软化和扩张作用，临床主要用于中期妊娠引产、足月妊娠引产、过期妊娠引产，也可用于产后止血。

不良反应及注意事项

本药常见不良反应有恶心、呕吐、腹泻、发热等，偶见头痛、畏寒、发抖等，剂量过大可致宫颈撕裂、宫颈后方穿孔、子宫破裂、大出血等。用于引产时，禁忌证同缩宫素。

地诺前列素

地诺前列素对各期妊娠子宫均有收缩作用，对子宫颈有软化和扩张作用，临床主要用于中期妊娠引产，也可用于足月妊娠引产和过期妊娠引产。常见不良反应有腹泻、恶心、呕吐、发热等，少见畏寒、头痛等。有高血压史、宫颈硬化、子宫纤维瘤、胎膜破裂、妊娠晚期头盆不称者禁用。

二、子宫平滑肌抑制药

子宫平滑肌抑制药又称抗早产药，可使子宫平滑肌收缩力减弱，临床主要用于防止早产。常用的药物有 β_2 肾上腺素受体激动药（如利托君、沙丁胺醇、特布他林等）、硫酸镁及缩宫素受体拮抗药（阿托西班）等。

利托君

利托君可选择性兴奋子宫平滑肌上的 β_2 受体，降低子宫平滑肌的收缩强度和频率，减少子宫活动，临床主要用于预防妊娠 20 周以后的早产。本药可致母亲和胎儿心率加快、母亲血压升高，故使用时应控制母亲的心率不超过 140 次/min；还可致心悸、胸闷、胸痛、心律失常等不良反应。妊娠不足 20 周和处于分娩进行期（宫口开打 4 cm 以上）者禁用。

以测验效

一、单项选择题

1. 下列选项中，常用于抗高血压的利尿药是（　　）。
   A. 布美他尼　　B. 氢氯噻嗪　　C. 阿米洛利　　D. 甘露醇
   E. 螺内酯

2. 下列关于利尿药作用部位的说法，错误的是（　　）。
   A. 呋塞米作用于髓袢升支粗段　　B. 氢氯噻嗪作用于髓袢升支粗段
   C. 氨苯蝶啶作用于远曲小管和集合管　　D. 乙酰唑胺作用于近曲小管
   E. 螺内酯作用于远曲小管和集合管

3. 呋塞米的利尿作用机制是（　　）。
   A. 抑制肾脏的稀释功能　　B. 抑制肾脏的浓缩功能
   C. 抑制肾脏的稀释和浓缩功能　　D. 对抗醛固酮的作用
   E. 促进 Na^+ 重吸收

4. 氢氯噻嗪的适应证不包括（　　）。
   A. 心源性水肿　　B. 高血压
   C. 尿崩症　　D. 轻型肾性水肿
   E. 高尿酸血症

5. 呋塞米的不良反应不包括（　　）。
   A. 低血镁　　B. 低血钾　　C. 低血钠　　D. 耳毒性
   E. 高血钙

6. 强效利尿药的作用机制是（　　）。
   A. 抑制 H^+-Na^+ 交换
   B. 抑制 K^+-Na^+ 交换
   C. 抑制远曲小管对 Na^+ 和 Cl^- 的重吸收
   D. 抑制髓袢升支粗段 Na^+-K^+-$2Cl^-$ 的联合转运
   E. 增加肾小球的滤过率

7. 下列选项中，可拮抗醛固酮作用的是（　　）。
   A. 螺内酯　　B. 呋塞米　　C. 阿米洛利　　D. 氨苯蝶啶
   E. 甘露醇

8. 下列选项中，可降低血钾浓度并可损害听力的是（　　）。
   A. 氨苯蝶啶　　B. 氢氯噻嗪　　C. 呋塞米　　D. 甘露醇
   E. 螺内酯

9. 下列选项中，可增加肾血流量的是（　　）。
   A. 氢氯噻嗪　　B. 螺内酯　　C. 氨苯蝶啶　　D. 呋塞米
   E. 阿米洛利

10. 治疗轻、中度心源性水肿首选的利尿药是（   ）。
    A．布美他尼   B．螺内酯   C．阿米洛利   D．呋塞米
    E．氢氯噻嗪
11. 急性脑水肿时最常用的利尿药是（   ）。
    A．螺内酯   B．呋塞米   C．氢氯噻嗪   D．甘露醇
    E．氨苯蝶啶
12. 下列关于呋塞米的说法，错误的是（   ）。
    A．可治疗早期的急性肾衰竭
    B．可引起水与电解质紊乱
    C．可迅速解除左心衰竭所致的急性肺水肿
    D．通过抑制髓袢升支粗段的 Na^+-K^+-$2Cl^-$ 同向转运体发挥利尿作用
    E．通过抑制远曲小管近端的 Na^+-Cl^- 同向转运体发挥利尿作用
13. 下列关于氢氯噻嗪的说法，错误的是（   ）。
    A．单用治疗中、重度高血压效果好   B．可用于轻型尿崩症
    C．可治疗轻、中度心源性水肿   D．可引起高尿酸血症
    E．可升高血糖
14. 下列关于布美他尼作用特点的说法，正确的是（   ）。
    A．效能比呋塞米高   B．最大利尿效应与呋塞米相同
    C．不良反应较呋塞米多且严重   D．不会引起电解质紊乱
    E．排钾作用比呋塞米强
15. 长期应用可致高钾血症的药物是（   ）。
    A．布美他尼   B．氨苯蝶啶   C．氢氯噻嗪   D．吲达帕胺
    E．呋塞米
16. 使用氢氯噻嗪时加用螺内酯的主要目的是（   ）。
    A．增强利尿作用   B．对抗氢氯噻嗪所致的低血钾
    C．延长氢氯噻嗪的作用时间   D．对抗氢氯噻嗪的升血糖作用
    E．对抗氢氯噻嗪升高血尿酸的作用
17. 下列选项中，可加速毒物排泄的是（   ）。
    A．呋塞米   B．氢氯噻嗪   C．吲达帕胺   D．螺内酯
    E．氨苯蝶啶
18. 治疗急性肺水肿常选用的利尿药是（   ）。
    A．乙酰唑胺   B．呋塞米   C．氢氯噻嗪   D．螺内酯
    E．氨苯蝶啶
19. 麦角新碱不能用于催产和引产的原因是（   ）。
    A．对子宫颈的兴奋作用明显大于子宫体
    B．口服吸收慢而不完全，难达有效浓度
    C．作用比缩宫素弱而短
    D．作用比缩宫素强大而持久，易引起子宫强直性收缩
    E．可松弛子宫平滑肌

20. 缩宫素对子宫平滑肌的作用特点是（　　）。
    A．作用强度与体内性激素水平无关　　B．小剂量可引起子宫强直性收缩
    C．妊娠早期作用最明显　　D．小剂量可引起子宫节律性收缩
    E．作用强度与妊娠阶段无关

21. 下列选项中，属于麦角新碱临床用途的是（　　）。
    A．催产　　B．扩张和软化宫颈
    C．产后止血　　D．抗早孕
    E．引产

22. 防止早产应使用（　　）。
    A．麦角新碱　　B．缩宫素　　C．地诺前列素　　D．利托君
    E．垂体后叶素

23. 麦角新碱用于产后子宫出血的机制是（　　）。
    A．收缩局部血管，促使血小板聚集　　B．使子宫平滑肌收缩
    C．拮抗α受体　　D．增强PGE_2或$PGE_{2\alpha}$的作用
    E．促进凝血因子生成

24. 下列选项中，可松弛子宫平滑肌的是（　　）。
    A．麦角新碱　　B．利托君　　C．地诺前列酮　　D．麦角胺
    E．缩宫素

二、病例分析题

1. 患儿，男，8岁，因高热、头痛、喷射状呕吐入院就诊。经相关检查，医生诊断该患儿患有乙型脑炎，给予20%甘露醇口服治疗。

   请对上述病例进行分析：
   （1）上述医嘱是否合理？为什么？
   （2）应用甘露醇进行治疗的目的是什么？

2. 患者，女，30岁，患高血压4个月，妊娠足月后自然分娩，产后3 h突然出现阴道大出血。

   请对上述病例进行分析：
   应选择何种药物对该患者进行抢救？请说明这一选择的理由。

以行践学

合理用药，科学宣教

【活动背景】李某，女，26岁，首次妊娠，孕23周。近日出现无明显诱因干咳，且伴有午后低热和夜间盗汗，入院检查，结核菌素试验阳性，痰培养阳性，诊断为肺结核，需终止妊娠。产科检查：胎位正常，无产道异常。

【活动内容】请以小组为单位，根据上述病例情况，结合本项目所学知识，完善表8-1。

项目八　作用于泌尿系统和生殖系统的药物

表 8-1　用药情况一览表

用药前	药物选择	药物名称：
		药物剂量：
		使用理由：
	健康评估	
用药中	注意事项	
	健康教育	

以评促优

将对本项目的学习成果评价填入表 8-2 中。

表 8-2　项目学习成果评价表

班级			组号	
姓名			学号	
项目名称				
评价项目	评价标准	分值	评分	
			自评分	师评分
知识	明确呋塞米、氢氯噻嗪、螺内酯、甘露醇和缩宫素的药理作用、临床应用、不良反应及注意事项	20		
	熟悉其他作用于泌尿系统和生殖系统药物的药理作用、临床应用、不良反应及注意事项	10		
能力	能够根据疾病性质合理选择利尿药或脱水药	20		
	能够根据疾病性质合理选择子宫平滑肌兴奋药或抑制药	20		
	能够指导患者安全、合理用药，并能正确处置药物的不良反应	10		
素质	具备"以患者为中心，科学精准用药"的理念	10		
	具有团队精神，能够与小组成员高效沟通和协作	10		
	合计	100		
	总分（自评分×40%+师评分×60%）			
自我评价				
教师评价				

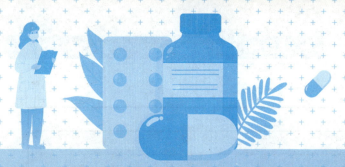

项目九

作用于内分泌系统的药物

定靶导向

知识目标

- 掌握糖皮质激素类药物、甲状腺激素类药物、硫脲类药物、胰岛素、雌激素类药、孕激素类药和雄激素类药的药理作用、临床应用、不良反应及注意事项。
- 熟悉碘和碘化物、磺酰脲类、双胍类口服降血糖药和避孕药的药理作用、临床应用、不良反应及注意事项。
- 了解其他作用于内分泌系统药物的药理作用、临床应用、不良反应及注意事项。

能力目标

- 能够根据疾病的性质,合理选择作用于内分泌系统的药物。
- 能够利用所学知识正确开展用药咨询服务,指导患者安全、合理用药。

素质目标

- 了解协和医院最新研究有望改写垂体腺瘤诊疗指南的事迹,弘扬严谨务实、精益求精的专业精神,坚持生命至上、健康第一。
- 了解我国全球首创糖尿病新药获批上市的事迹,培养锐意进取、勇于创新的科学精神。
- 学习肖碧莲院士的事迹,树立对人民生命安全高度负责的理念,培养求真务实的治学态度和勇攀高峰的科学精神。

以问导学

高某,男,58岁,近几个月来经常感觉四肢无力、下肢水肿,且发现尿中泡沫增多,遂入院就诊。经相关检查后,医生诊断其患有肾病综合征。

请思考:
1. 可为该患者应用哪些药物进行治疗?
2. 应嘱患者在用药过程中注意哪些问题?

项目九 作用于内分泌系统的药物

探索一　肾上腺皮质激素类药物

　　肾上腺皮质激素是肾上腺皮质所分泌的各种激素的总称，包括糖皮质激素、盐皮质激素及少量的性激素。肾上腺皮质激素类药物是指与肾上腺皮质激素生物活性相似的一类药物，临床上常用的是糖皮质激素类药物。

一、糖皮质激素类药物

　　糖皮质激素包括氢化可的松和可的松等，生理状态下分泌的糖皮质激素主要影响糖、蛋白质和脂肪的代谢，药理剂量的糖皮质激素还具有抗炎、免疫抑制、抗毒素、抗休克等作用。临床常用的糖皮质激素类药物如表9-1所示。

表9-1　常用糖皮质激素类药物比较

分类	药物	水盐代谢	糖代谢	抗炎作用	抗炎等效剂量/mg
短效类	可的松	0.8	0.8	0.8	25.0
	氢化可的松	1.0	1.0	1.0	20.0
中效类	泼尼松	0.8	3.5	4.0	5.0
	曲安西龙	0	5.0	5.0	4.0
	泼尼松龙	0.8	4.0	4.0	5.0
长效类	地塞米松	0	30.0	25.0	0.75
	倍他米松	0	30.0~35.0	25.0	0.6
外用	氟氢可的松	75.0	12.0	10.0	
	氟轻松	强	17.0	40.0	

注：将氢化可的松的水盐代谢作用强度、糖代谢作用强度和抗炎作用强度设为1.0。

体内过程

　　本类药物脂溶性大，口服、注射均易吸收。氢化可的松和可的松口服吸收快而完全，1~2 h后血药浓度达高峰，作用可维持8~12 h。本类药物主要经肝代谢，经肾排泄。其中可的松和泼尼松需在肝内转化为氢化可的松和泼尼松龙才具有生物活性，故严重肝功能不全的患者应用氢化可的松或泼尼松龙。

药理作用

　　1. **抗炎作用**　本类药物具有强大的非特异性抗炎作用，对各种原因引起的炎症都有明显的抑制作用，且可抑制炎症全过程。在炎症早期，可抑制毛细血管扩张，降低血管壁的通透性，同时可抑制白细胞的浸润和吞噬反应，从而缓解红、肿、

糖皮质激素类的药理作用

热、痛等症状；在炎症后期，可通过抑制毛细血管和成纤维细胞的增生、肉芽组织的形成，防止粘连和瘢痕形成。但必须注意的是，炎症反应是机体的一种防御性反应，本类药物在抗炎的同时也会降低机体的防御功能，可能会引起感染扩散或伤口愈合延缓。

2．抗免疫作用 本类药物对免疫过程的多个环节均有抑制作用。小剂量主要抑制细胞免疫，抑制巨噬细胞对抗原的吞噬和处理，干扰淋巴组织在抗原作用下的分裂和增殖，加速致敏淋巴细胞的破坏和解体；大剂量则能抑制体液免疫，减少抗体生成。此外，还可抑制由抗原-抗体引起的肥大细胞脱颗粒作用，减少组胺、5-羟色胺、缓激肽等过敏介质的释放，从而抑制过敏反应，减轻过敏症状。

3．抗毒作用 本类药物可提高机体对细菌内毒素的耐受力，减轻内毒素对机体造成的损伤，缓解毒血症症状；可减少内源性致热原的释放，对毒血症的高热有退热作用。但糖皮质激素既不能杀灭细菌，也不能中和、破坏内毒素，故对细菌外毒素无效。

> 集思广"议"
>
> 糖皮质激素能否用于治疗病毒感染？为什么？

4．抗休克作用 大剂量可对抗各种严重休克，特别是中毒性休克，一般认为与下列因素有关：① 降低血管对某些缩血管活性物质的敏感性，改善微循环；② 稳定溶酶体膜，减少心肌抑制因子的形成，增强心肌收缩力，使心输出量增加。

5．其他作用

（1）允许作用：本类药物虽对某些器官、组织和细胞无直接作用，但可为其他激素发挥作用创造有利条件，如可增强儿茶酚胺的缩血管作用和胰高血糖素的升血糖作用。

（2）对血液和造血系统的影响：本类药物可刺激骨髓造血，使红细胞和血小板数量增多；可刺激骨髓中的中性粒细胞向外周血释放，从而使中性粒细胞计数增多，但会降低其游走、吞噬、消化等功能；还可使血中淋巴细胞和嗜酸性粒细胞减少。

（3）对中枢神经系统的作用：本类药物可提高中枢神经系统的兴奋性，导致欣快、激动、失眠等，偶可诱发精神失常，故精神异常患者应慎用；可降低大脑的电兴奋阈，诱发癫痫发作，大剂量可致儿童惊厥。

（4）对消化系统的作用：本类药物可使胃酸和胃蛋白酶分泌增多，从而增强食欲，促进消化，但大剂量应用可诱发或加重溃疡病。

临床应用

1．替代疗法 本类药物可用于急性和慢性肾上腺皮质功能减退、脑垂体前叶功能减退及肾上腺次全切除术后的替代治疗。

2．治疗严重感染 对中毒性感染或同时伴有明显毒血症（如中毒性菌痢、暴发型流行性脑膜炎、中毒性肺炎、败血症等）者，在应用足量有效抗菌药物控制感染的同时，可用本类药物辅助治疗。对于病毒性感染，因目前缺乏有效的抗病毒药物，一般不用激素，否则可降低机体的防御能力，反而使感染加重、扩散。但当严重病毒性感染（如严重传染性肝炎、麻疹、乙型脑炎等）已对生命构成威胁时，可短期应用本类药物迅速控制症状。

3. 预防某些炎症的后遗症 对某些重要脏器或部位的炎症,如结核性脑膜炎、风湿性心瓣膜炎、睾丸炎、角膜炎、虹膜炎、视网膜炎、视神经炎等,早期应用本类药物可避免组织粘连、瘢痕形成等后遗症的发生。

4. 治疗免疫相关疾病

(1) 自身免疫性疾病:本类药物可用于严重风湿热、风湿性和类风湿性关节炎、自身免疫性溶血性贫血、系统性红斑狼疮、肾病综合征等自身免疫性疾病,但只能缓解症状,停药后易复发。一般采用综合疗法,不宜单用。

(2) 过敏性疾病:对荨麻疹、血管神经性水肿、过敏性鼻炎、支气管哮喘、过敏性休克等,本类药物可通过其抗炎作用和免疫抑制作用来缓解症状,可用于辅助治疗。

(3) 器官移植排斥反应:本类药物可用于异体器官移植术后产生的免疫排斥反应,与环孢素等免疫抑制药合用,疗效更好。

5. 治疗血液系统疾病 本类药物可改善急性淋巴细胞白血病、再生障碍性贫血、粒细胞减少症、血小板减少症、过敏性紫癜等的症状,但停药后易复发。

6. 抗休克 本类药物可对抗各种休克。对感染中毒性休克效果最好,需与有效、足量的抗菌药物合用;对过敏性休克,可与首选药肾上腺素合用;对低血容量性休克,在输血、补液及补电解质后效果不明显时合用;对心源性休克,须结合病因治疗。

7. 治疗皮肤病 对一般性皮肤病,如湿疹、接触性皮炎、肛门瘙痒、银屑病等,宜用氢化可的松、泼尼松、氟轻松等软膏、霜剂或洗剂局部用药,严重者可全身用药。

医药前沿

协和医院一项最新研究有望改写垂体腺瘤诊疗指南

全球每年约有 27 万人被诊断为垂体腺瘤。自 20 世纪 50 年代起,全球多数神经外科中心常规使用围术期糖皮质激素替代方案,以预防术后垂体-肾上腺皮质功能低下及肾上腺危象的发生。

近年来,学界围绕"垂体腺瘤围术期是否需要常规应用激素替代治疗"的争议越来越大。多项观察性研究显示,对于术前 HPA 轴功能正常的垂体腺瘤患者,不用激素也不会增加术后肾上腺皮质功能低下的发生率,也不会增加术后其他并发症的发生率。但迄今为止,全球仍没有高级别证据支持以上观察结论。

2020 年 11 月 1 日至 2022 年 1 月 31 日,北京协和医院神经外科开展了一项临床试验,回答了这个悬而未决的临床问题,为垂体腺瘤患者围术期规范使用激素提供了高级别证据支持。

试验期间,研究团队纳入了 436 例 18~70 岁、需接受手术、术前 HPA 轴功能正常的垂体腺瘤患者,将他们随机分为试验组(不应用激素组)或对照组(常规应用激素组)。试验结果显示,围手术期内,试验组出现肾上腺皮质功能低下的概率为 11%,而对照组出现肾上腺皮质功能低下的概率为 6.4%,两组概率相差 4.6%,达到了非劣效检验标准(试验药物的疗效不劣于对照药物);术后 3 个月,试验组出现肾上腺皮质功能低下的概率为 3.7%,而对照组为 3.2%,两组概率相差 0.5%,达到了非劣效检验标准。此外，试验组新发糖尿病、高钠血症、低钾血症、低钙血症的概率均低于对照组。

同时，研究团队对血总皮质醇的水平进行了动态分析。不应用激素的患者，手术日血总皮质醇水平稍有下降，但仍在正常范围内；术后第 1 天和第 2 天，血总皮质醇水平较基线显著上升（手术应激）；术后 3 个月则恢复至基线水平。应用激素的患者，糖皮质激素在围术期形成高皮质醇血症，对促肾上腺皮质激素水平造成了显著的压制。

此外，研究团队也给出了预测患者术后可能发生肾上腺皮质功能低下的术前血总皮质醇值。结果提示，术前晨起 8 点血总皮质醇<9.25 μg/dL 时，围手术期发生肾上腺皮质功能低下的概率（17%）显著增高；术前晨起 8 点血总皮质醇<8.8 μg/dL 时，患者术后三个月仍出现肾上腺皮质功能低下的概率（9.8%）较高。

据悉，本研究有望改变垂体腺瘤诊疗指南。研究表明，围术期不应用激素对 HPA 轴正常的垂体腺瘤患者的影响不劣于常规应用激素治疗的患者。研究也提示，对于术前晨起 8 点血皮质醇<9.25 μg/dL 的患者，围手术期应加强激素监测，及早发现肾上腺皮质功能低下的发生，及时进行激素替代治疗。

（资料来源：中国科技网，有改动）

不良反应及注意事项

1. 长期大剂量应用引起的不良反应

（1）医源性肾上腺皮质功能亢进：由物质代谢和水盐代谢紊乱导致，表现为向心性肥胖（典型表现包括满月脸、水牛背、悬垂腹和锁骨上窝脂肪垫）、皮肤变薄、痤疮、多毛、水肿、低血钾、高血压、糖尿病等。一般停药后可自行消退，必要时可对症治疗。

（2）诱发或加重某些疾病：① 诱发或加重感染，这是因为本类药物无抗病原体作用，且可抑制正常免疫，长期应用可诱发感染或使潜在病灶扩散，尤其是原有疾病已使抵抗力降低时更易发生，如静止期结核病、白血病、再生障碍性贫血、肾病综合征等。② 诱发或加重溃疡，这是因为本类药物可促进胃酸和胃蛋白酶分泌，抑制胃黏液分泌，降低胃黏膜的抵抗力，甚至可造成消化道出血或穿孔。对少数患者，可诱发胰腺炎或脂肪肝。③ 诱发或加重高血压、糖尿病、动脉粥样硬化等，与长期用药致物质代谢紊乱有关。④ 诱发或加重癫痫、精神失常。

（3）其他疾病：长期应用还可导致肌肉萎缩、伤口愈合迟缓、骨质疏松、自发性骨折等。

2. 停药反应

（1）医源性肾上腺皮质功能不全：长期大剂量应用本类药物可负反馈抑制促肾上腺皮质激素的分泌，使肾上腺皮质失用性萎缩、功能减退。当突然停药或减量过快时，尤其是合并感染、分娩、创伤等应激情况时，可致糖皮质激素合成和分泌不足甚至肾上腺危象，表现为恶心、呕吐、低血压、休克等，须及时抢救。

（2）反跳现象：突然停药或减量过快时可致原有症状复发或加重。

为减轻停药反应，长期应用糖皮质激素类药物的患者停药时应注意以下几点：① 不可突然停药，应逐渐减量；② 可采用隔日疗法；③ 在停药1年内如遇应激情况，应及时使用足量的糖皮质激素；④ 必要时可在停药后连续应用促肾上腺皮质激素7日左右。

肾上腺皮质功能亢进、抗菌药不能控制的感染（如水痘、带状疱疹、真菌感染等）、活动性消化性溃疡、严重高血压、糖尿病、有严重精神病和癫痫病史、新近胃肠吻合术、骨折、创伤修复期、角膜溃疡等患者及孕妇禁用。

患者，女，33岁，患类风湿性关节炎2年，使用泼尼松治疗1年，近期时感乏力、头晕、头痛、恶心。体检：面部和躯干部皮下脂肪明显增加，脸部可见痤疮，体毛增多，略有水肿，血压130/85 mmHg，尿糖定性试验（+）。采取相应治疗措施后，上述病症减轻。后因原疾病基本控制，患者自行停用泼尼松，几天后出现明显全身不适、乏力、头晕，且类风湿性关节炎症状复发。

请思考：
1. 患者使用泼尼松1年后为何会出现上述症状和体征？
2. 患者自行停用泼尼松后为何会发生上述现象？应如何处理？

二、盐皮质激素类药物

盐皮质激素包括醛固酮和去氧皮质酮两种，对维持机体正常的水、电解质代谢起着重要作用。盐皮质激素主要作用于深的远曲小管和集合管，促进 Na^+、Cl^- 的重吸收和 K^+、H^+ 的排出，临床上常与糖皮质激素类药物合用，作为替代疗法治疗慢性肾上腺皮质功能减退症，纠正失水、失钠和钾潴留等。

三、促皮质素与皮质激素抑制药

（一）促皮质素

天然的促肾上腺皮质激素（ACTH，简称"促皮质素"）由垂体前叶的嗜碱性细胞合成分泌，其对维持肾上腺的正常形态和功能具有重要作用。临床可用于诊断脑垂体前叶-肾上腺皮质功能状态，检测长期使用糖皮质激素停药前后的皮质功能水平以防止因停药而发生皮质功能不全。

（二）皮质激素抑制药

皮质激素抑制药可阻滞皮质激素的生物合成，临床常用的有米托坦、美替拉酮、氨鲁米特等。

药理学

米托坦

米托坦能选择性地作用于肾上腺皮质束状带和网状带细胞，使其萎缩、坏死，使血液中氢化可的松及其代谢产物迅速减少，但不影响球状带细胞，故醛固酮分泌不受影响。本药主要用于不能手术切除的肾上腺皮质癌及皮质癌术后的辅助治疗，可有厌食、恶心、腹泻、皮疹、嗜睡、头痛、眩晕、乏力、运动失调等不良反应。

美替拉酮

美替拉酮可抑制氢化可的松的生成，临床主要用于肾上腺皮质癌、腺瘤、氢化可的松过多症及垂体释放 ACTH 功能测试等。本药不良反应较少，可有眩晕、胃肠道反应等。

氨鲁米特

氨鲁米特可抑制氢化可的松和醛固酮的合成，能有效减少肾上腺肿瘤和 ACTH 过度分泌时氢化可的松的增多，临床主要与美替拉酮合用，治疗 ACTH 过度分泌诱发的皮质醇增多症。

> **医药智库**
>
> ### 皮质醇增多症
>
> 皮质醇增多症又称库欣综合征，是由肾上腺皮质长期分泌过量皮质醇引起的一组症候群，主要表现为多血质外貌、向心性肥胖、痤疮、紫纹、高血压、继发性糖尿病和骨质疏松等。

探索二 甲状腺激素类药物与抗甲状腺药物

甲状腺激素是促进生长发育和维持机体正常代谢所必需的激素，包括甲状腺素（T_4）和三碘甲状腺原氨酸（T_3）。甲状腺激素分泌不足，可引起甲状腺功能减退症（简称"甲减"），需用甲状腺激素类药物治疗；甲状腺激素分泌过多，可引起甲状腺功能亢进症（简称"甲亢"，主要表现为心悸、多汗、多食、便次增多、体重减少等），需用抗甲状腺药物治疗。

一、甲状腺激素类药物

甲状腺激素类药物主要包括由动物甲状腺脱脂、干燥、研碎而制得的甲状腺片，以及人工合成的左甲状腺素（四碘甲状腺原氨酸）和碘塞罗宁（三碘甲状腺原氨酸）。

体内过程

T_3 和 T_4 口服易吸收,但 T_4 的吸收易受肠内容物的影响,两者生物利用度分别为 90%~95% 和 50%~75%,血浆蛋白结合率均在 99% 以上。T_3 对蛋白质的亲和力低于 T_4,其游离型的含量约为 T_4 的 10 倍,加之约 36% 的 T_4 需脱碘转化为 T_3 才能发挥作用,故 T_3 的作用更快、强、短,其 $t_{1/2}$ 约为 2 d,而 T_4 的 $t_{1/2}$ 约为 5 d。两者主要在肝、肾线粒体内脱碘,经肾排泄,可通过胎盘屏障和进入乳汁。

药理作用

1. 维持生长发育 甲状腺激素可促进蛋白质的合成和骨骼、中枢神经系统的生长发育。甲状腺功能不足可致婴幼儿患呆小病,成人患黏液性水肿。

医药智库

呆小病与黏液性水肿

呆小病又称克汀病,是一种先天性或严重碘缺乏导致甲状腺发育不全或功能低下造成发育障碍的代谢性疾病。患者主要表现为身材矮小、表情淡漠、智力低下等。

黏液性水肿是指由甲状腺功能减退、甲状腺激素缺乏而导致的皮肤非可凹性水肿。水肿处皮肤因黏多糖沉积而呈苍白色或蜡黄色。

2. 促进代谢 甲状腺激素可促进糖、蛋白质和脂肪等物质的代谢,增加机体耗氧量,提高基础代谢率,使产热和散热增多。

3. 增强交感神经系统的活性和机体的敏感性 甲状腺激素可增强机体对儿茶酚胺类物质的敏感性,使中枢神经系统兴奋性增高,导致烦躁易怒、失眠不安、心率加快、血压升高等。

临床应用

1. 呆小病 重在预防和及早治疗,若治疗过晚,虽躯体可正常发育,但智力仍然低下。应从小剂量开始逐渐增大剂量,至症状好转可转为维持量,并根据症状随时调整剂量。

2. 黏液性水肿 从小剂量开始用药,逐渐增至足量。若 2~3 周后基础代谢率恢复正常,则改为维持量。若发生黏液性水肿昏迷,则应立即静脉注射大剂量左甲状腺素,待患者苏醒后再改为口服。

3. 单纯性甲状腺肿 缺碘所致者应补碘;对原因不明者,可给予适量甲状腺激素,以补充内源性激素的不足,同时抑制 TSH 的分泌以缓解甲状腺代偿性增生肥大。

不良反应

本类药物应用过量可引起甲状腺功能亢进的症状,如心悸、手震颤、多汗、食欲增加、体重减轻、失眠等;重者可出现腹泻、呕吐、发热,甚至心绞痛、心肌梗死等,可用 β 受体阻滞药对抗。一旦出现不良反应,应立即停药,停药 1 周后再从小剂量开始服用。

病例分析

患者，女，43岁，因畏寒乏力、食欲缺乏、少言懒语1年，面部水肿半个月入院。查体：表情淡漠，面色蜡黄，皮肤粗糙，双眼睑和面部水肿，甲状腺大小正常，TSH（促甲状腺激素）增高，T_4降低。诊断：甲状腺功能减退症。

请思考：
1. 可为该患者应用哪些药物进行治疗？
2. 应如何指导患者合理用药以减少不良反应？

二、抗甲状腺药物

抗甲状腺药物是指能干扰甲状腺激素合成和分泌的药物，常用的有硫脲类、碘和碘化物、放射性碘、β受体阻滞药等。

（一）硫脲类

硫脲类可分为两类：① 硫氧嘧啶类，包括甲硫氧嘧啶和丙硫氧嘧啶；② 咪唑类，包括甲巯咪唑（他巴唑）和卡比马唑（甲亢平）。

体内过程

本类药物口服易吸收，生物利用度约为80%，血浆蛋白结合率约为75%，在体内分布较广，以甲状腺浓集较多，易进入乳汁，可通过胎盘屏障，主要在肝代谢，部分结合葡萄糖醛酸后排出。

药理作用

1. **抑制甲状腺激素的合成**　本类药物可通过抑制过氧化物酶阻止碘离子氧化为活性碘，从而影响酪氨酸的碘化和偶联，使甲状腺激素合成减少。但其对已合成的甲状腺激素没有影响，所以须待已合成的激素耗竭后才能显效，一般应用后2~3周才能使甲亢症状减轻，1~2个月后可使基础代谢率恢复正常。

2. **抑制外周组织中的T_4转化为T_3**　丙硫氧嘧啶可抑制外周组织中的T_4向T_3转化，迅速降低血清中生物活性较强的T_3水平，故首选用于严重病例和甲状腺危象。

3. **免疫抑制作用**　本类药物可轻度抑制免疫球蛋白的生成，使血液循环中的甲状腺刺激性免疫球蛋白减少，起到一定的对因治疗作用。

医药智库

甲状腺危象

甲状腺危象是一种甲状腺毒性症状急性加重而导致全身代谢严重紊乱的严重内科急性综合征，多发生于甲亢未治疗或控制不良者。本病诱因主要有感染、手术、创伤、突然停药等，主要临床表现有高热、大汗、烦躁不安、心动过速、呕吐、腹泻、昏迷等。

临床应用

1. 甲亢的内科治疗 本类药物适用于轻症、不宜手术和不宜用放射性碘治疗的甲亢患者。开始治疗时应给予大剂量，以对甲状腺激素的合成产生最大的抑制作用；待症状缓解后，即可递减药量至维持量。疗程一般为1~2年，疗程过短容易导致复发。

2. 甲亢术前准备 术前服用本类药物使甲状腺功能接近或恢复正常，可减少麻醉和术后并发症，防止术后发生甲状腺危象。但本类药物可使TSH分泌增多，导致甲状腺增生、充血，不利于手术进行，故应在术前2周左右加服大剂量碘剂，以使腺体缩小、变韧，减少术中出血。

3. 甲状腺危象的辅助治疗 对甲状腺危象，除应用大剂量碘剂抑制甲状腺激素释放外，还应辅以大剂量硫脲类药物（常用丙硫氧嘧啶）来抑制甲状腺激素的合成，但疗程一般不超过一周。

不良反应

1. 过敏反应 常见瘙痒、药疹等，少数伴有发热，可停药或减量。

2. 粒细胞缺乏症 此为严重不良反应，多于用药后2~3个月出现，应定期检查血象。若出现咽痛或发热等前驱症状，应立即停药并检查血象。

3. 甲状腺肿和甲状腺功能减退症 长期大剂量应用可使血清甲状腺激素水平显著下降，反馈性增加TSH分泌而引起腺体代偿性增生、充血，甲状腺功能减退。

4. 胃肠道反应 部分患者可出现厌食、呕吐、腹痛、腹泻等。

（二）碘和碘化物

临床常用的碘和碘化物制剂有碘化钾、碘化钠、复方碘溶液（卢戈液）等。

药理作用

1. 小剂量碘促进甲状腺激素的合成 碘是甲状腺激素合成的原料，缺碘可致甲状腺激素合成和释放减少，TSH分泌增多，刺激甲状腺代偿性增生，出现单纯性甲状腺肿。小剂量碘可防治该病。

2. 大剂量碘（>6 mg/d）产生抗甲状腺作用 大剂量碘可抑制蛋白水解酶，使T_3、T_4不能和甲状腺球蛋白解离，抑制甲状腺激素的释放；可抑制过氧化酶而影响甲状腺激素的合成；还可拮抗TSH的作用。

临床应用

1. 防治单纯性甲状腺肿 食盐中加入碘化钾或碘化钠，即可预防本病；疾病早期，用复方碘溶液或碘化钾，必要时加用甲状腺片，可抑制腺体增生。

2. 甲亢术前准备 在硫脲类药物控制症状的基础上，术前2周给予大剂量碘可使腺体缩小、变韧，有利于进行手术并可减少术中出血。

3. 控制甲状腺危象 大剂量碘剂和硫脲类药物配合使用，可迅速控制甲状腺危象。危象消除后应逐渐停药，用药时间不宜超过2周。

为什么要吃碘盐？

> **集思广"议"**
>
> 我国古文中关于甲状腺疾病的描述就已颇多,其中一些描述和现代医学观点不谋而合,令人称奇。例如,西汉时期的《淮南子·地形训》记载:"险阻之气多瘿。"西晋时期的《博物志》记载:"山居多瘿,饮泉水之不流者也。"《神农本草经》记载:"海藻,主瘿瘤结气。"
>
> 请查阅相关资料,说一说古文中的"瘿"是什么意思,并结合所学知识谈一谈你对上述古文的理解。

不良反应及注意事项

1. **慢性碘中毒** 长期应用可引起喉部烧灼感、口内金属味、鼻窦炎、眼结膜炎、唾液分泌增多、唾液腺肿大等,停药后可消退。

2. **过敏反应** 少数人可发生过敏反应,表现为皮疹、药热、血管神经性水肿,甚至喉头水肿而窒息。一般停药即可消退,严重者可给予抗过敏药物治疗。

3. **甲状腺功能紊乱** 长期或过量服用可诱发甲状腺功能紊乱,且碘可通过胎盘屏障或进入乳汁引起胎儿或新生儿甲状腺功能紊乱。

对碘有过敏史者、妊娠期和哺乳期妇女、婴幼儿禁用。

(三)放射性碘

临床应用的放射性碘是 ^{131}I,其 $t_{1/2}$ 约为 8 d,其放射性在用药后 56 d 可消除 99% 以上。

药理作用

本药被甲状腺摄取后可在甲状腺组织内释放 β 射线(占 99%)和 γ 射线(占 1%)。β 射线的射程仅为 0.5~2 mm,且只有增生细胞对射线的敏感性大,故 β 射线的辐射损伤仅限于甲状腺实质,对周围组织基本无损伤,其作用类似于手术切除部分甲状腺。γ 射线射程远,可在体外测得,故可用于甲状腺摄碘功能的测定。

临床应用

1. **甲亢** 本药适用于不宜手术、手术后复发及抗甲状腺药物治疗无效或致敏的甲亢患者。作用缓慢,一般 1 个月起效,3~4 个月使甲状腺功能恢复正常。

2. **甲状腺功能测定** 小剂量可用于检查甲状腺功能。甲亢时,摄碘率高,摄碘高峰时间前移;单纯性甲状腺肿时,摄碘率高,但摄碘高峰时间不前移;甲状腺功能低下时,摄碘率低,摄碘高峰时间后移。

不良反应

本药易致甲状腺功能低下,故应严格掌握剂量并密切观察有无不良反应,一旦发生可补充甲状腺激素对抗。

(四)β 受体阻滞药

无内在拟交感活性的 β 受体阻滞药(如普萘洛尔、阿普洛尔等)可减轻甲亢所致的焦

项目九 作用于内分泌系统的药物

虑、心跳加快等交感神经兴奋症状，也可抑制外周组织中的 T_4 转变为 T_3。临床主要用于甲亢的辅助治疗和甲状腺部分切除术前准备，单用时控制症状的作用有限，常与硫脲类合用以提高疗效。

探索三　抗糖尿病药

糖尿病是由胰岛素缺乏或机体对胰岛素抵抗所引发的以糖和脂质代谢紊乱、血糖水平增高为特征的代谢紊乱综合征，主要表现为"三多一少"，即多饮、多尿、多食、消瘦。该病可分为两种类型：① 1 型糖尿病（胰岛素依赖型糖尿病），因胰岛 B 细胞被破坏，胰岛素绝对缺乏，必须用胰岛素治疗；② 2 型糖尿病（非胰岛素依赖型糖尿病，占 90% 以上），因胰岛素作用异常和/或分泌障碍，胰岛素相对缺乏，可口服降血糖药物或用胰岛素治疗。

一、胰岛素

天然胰岛素由胰岛 B 细胞分泌，药用胰岛素多由猪、牛胰腺提取制得，目前也可通过 DNA 重组技术合成人胰岛素。

集思广"议"

你知道世界上第一个人工合成的蛋白质牛胰岛素是由哪个国家完成的吗？这一成果有何重要意义？

体内过程

本药口服易被消化酶破坏，一般采用皮下注射，皮下注射吸收快，作用可维持数小时，主要在肝、肾代谢。为延长胰岛素的作用时间，可在胰岛素中加入碱性蛋白和锌制成中效或长效制剂。但所有中效和长效制剂为混悬剂，不可静脉注射。常用胰岛素制剂的分类及作用特点见表 9-2。

表 9-2　常用胰岛素制剂的分类及作用特点

分类	药物名称	注射途径	作用时间/h		
			开始时间	达峰时间	维持时间
短效	普通胰岛素	静脉	立即	0.5	2
		皮下	0.5~1	2~4	6~8
中效	低精蛋白锌胰岛素	皮下	2~4	8~12	18~24
	球蛋白锌胰岛素	皮下	2~4	6~10	12~18
长效	精蛋白锌胰岛素	皮下	3~6	14~20	24~36

药理作用

1. **调节糖代谢** 本药可增加葡萄糖的转运，加速葡萄糖的有氧氧化和无氧酵解，促进糖原的合成和贮存，抑制糖原分解和糖异生，从而降低血糖。

2. **调节脂肪代谢** 本药可增加脂肪酸的转运，促进脂肪合成并抑制其分解，减少游离脂肪酸和酮体的生成。

3. **调节蛋白质代谢** 本药可增加氨基酸的转运和蛋白质的合成，同时可抑制蛋白质的分解。

4. **促进 K^+ 转运** 本药可促进 K^+ 由细胞外液向细胞内转运。

临床应用

1. **治疗糖尿病** 本药对各型糖尿病均有效，主要适用于：① 1 型糖尿病，唯一的治疗药物是胰岛素，且须终身用药；② 2 型糖尿病，经饮食控制或用口服降血糖药未能控制者；③ 糖尿病严重并发症，如酮症酸中毒、非酮症高渗性昏迷等；④ 糖尿病伴合并症，如重度感染、消耗性疾病、高热、妊娠、创伤、手术等。

2. **纠正细胞内缺钾和高钾血症** 本药可与葡萄糖和氯化钾组成极化液，用于纠正细胞内缺钾，防治心肌梗死或心律失常；治疗高钾血症时，只需与葡萄糖合用即可。

不良反应

1. **低血糖症** 这是本药最常见的不良反应，多为胰岛素过量或未按时进餐导致，主要表现为面色苍白、有饥饿感、出汗、心悸、震颤等，严重者可出现昏迷、惊厥或休克，甚至脑损伤和死亡。轻者可饮糖水，重者应立即静脉注射 50% 葡萄糖。

2. **过敏反应** 多见于应用动物胰岛素者，应用高纯度胰岛素和人胰岛素者较少发生。轻者注射部位出现瘙痒、肿胀、红斑，少数可出现荨麻疹和血管神经性水肿，偶见过敏性休克，可改用其他种属动物的胰岛素。

3. **局部反应** 注射部位可出现皮下脂肪萎缩或皮下硬结，应经常更换注射部位或换用高纯度胰岛素。

 集思广"议"

患者，女，63 岁，糖尿病史 10 余年，长期使用胰岛素治疗。某日清晨注射胰岛素后即外出锻炼身体，一段时间后突感心悸、出冷汗、震颤，继而昏迷。

你认为该患者为何会出现上述症状？应采取什么措施来抢救患者？

二、口服降血糖药

临床常用口服降血糖药包括磺酰脲类、双胍类、α-葡萄糖苷酶抑制药、胰岛素增敏剂等，可口服，使用较胰岛素方便。

（一）磺酰脲类

目前，磺酰脲类药物已发展到第三代：第一代有甲苯磺丁脲（D-860）、氯磺丙脲，临

项目九 作用于内分泌系统的药物

床已较少应用;第二代有格列本脲(优降糖)、格列吡嗪(美吡达)、格列齐特(达美康)、格列喹酮等;第三代为格列美脲。

体内过程

本类药物口服吸收迅速而完全,与血浆蛋白结合率高达 90%以上,多数药物经肝代谢后迅速随尿排出。第一代药物中,甲苯磺丁脲作用弱且维持时间短,而氯磺丙脲 $t_{1/2}$ 长且排泄慢;第二、三代药物作用较强且维持时间长。

药理作用

1. 降血糖 本类药物对正常人和胰岛功能尚存的糖尿病患者均有降血糖作用,对胰岛功能完全丧失者无效。作用机制:① 刺激胰岛 B 细胞释放胰岛素;② 提高靶细胞对胰岛素的敏感性,增加靶细胞膜上胰岛素受体的数目和亲和力;③ 抑制胰高血糖素的分泌。

2. 抗利尿 氯磺丙脲和格列本脲可促进抗利尿激素分泌并增强其作用,从而产生抗利尿作用。

3. 影响凝血功能 第二代药物可减弱血小板的黏附力,刺激纤溶酶原合成,增加纤溶酶的活性,从而起到抗凝、改善微循环的作用。

临床应用

1. 糖尿病 本类药物主要用于胰岛功能尚存且饮食控制无效的 2 型糖尿病患者;也可与胰岛素合用,减少胰岛素抵抗患者胰岛素的用量。

2. 尿崩症 氯磺丙脲和格列本脲可明显减少尿崩症患者的尿量,与噻嗪类药物合用可提高疗效。

不良反应

1. 低血糖 较严重的不良反应为持久性低血糖,多见于老年人及肝肾功能不全者。第二、三代药物较少引起低血糖。

2. 胃肠道反应 常见恶心、呕吐、腹痛、腹泻等,饭后或减量服用可减轻。

3. 其他 少数患者可出现黄疸和肝损害,也可出现粒细胞减少、血小板减少、再生障碍性贫血、溶血性贫血等,故长期应用需定期检查血象和肝功能。此外,大剂量氯磺丙脲可引起精神错乱、嗜睡、眩晕、共济失调等中枢神经系统症状。

> **集思广"议"**
>
> 患者,男,57 岁,体形较胖,1 个月前因感冒去医院检查,发现空腹血糖 7.2 mmol/L,餐后血糖 13.4 mmol/L。经过一段时间的饮食控制,效果不佳。
> 你认为此时应如何为该患者进行治疗?治疗时应如何对该患者进行健康教育?

(二) 双胍类

双胍类药物有二甲双胍(甲福明)和苯乙双胍(苯乙福明),因苯乙双胍可致严重的乳酸酸中毒,现临床上已基本不用。

二甲双胍

体内过程

本药的 $t_{1/2}$ 约为 1.5 h，不与血浆蛋白结合，大部分以原形随尿排出。

药理作用

本药可明显降低糖尿病患者的血糖，对正常人的血糖则无明显影响。其作用机制如下：① 促进组织摄取和利用葡萄糖；② 抑制肠道对葡萄糖的吸收；③ 抑制糖异生；④ 抑制胰高血糖素的释放；⑤ 增加机体对胰岛素的敏感性。

临床应用

本药主要用于轻、中度 2 型糖尿病患者，尤其是肥胖及单用饮食控制无效者。

不良反应

1. **胃肠道反应** 常见食欲下降、恶心、呕吐、腹泻、口苦、口中金属味等，饭后服用可减轻，减量或停药后即消失。
2. **乳酸酸中毒** 本药促进葡萄糖无氧酵解，使乳酸产生增多。

（三）α-葡萄糖苷酶抑制药

常用的 α-葡萄糖苷酶抑制药有阿卡波糖、伏格列波糖等。本类药物可竞争性抑制小肠葡萄糖苷酶的活性，减慢葡萄糖的生成，延缓葡萄糖的吸收，从而降低餐后血糖，主要用于治疗 2 型糖尿病，尤其适用于餐后血糖明显升高者。常见胃肠道反应，如腹胀、腹泻、排气增多等。

（四）胰岛素增敏剂

胰岛素增敏剂主要为噻唑烷酮类药物，对 2 型糖尿病及其心血管并发症均有疗效，代表药物有罗格列酮、吡格列酮、环格列酮等。

药理作用

本类药物可提高机体对胰岛素的敏感性，减轻胰岛素抵抗，降低血糖；可改善脂肪代谢紊乱，抑制血小板聚集、炎症反应和内皮细胞增生，防治糖尿病血管并发症；还可改善胰岛功能，阻止胰岛 B 细胞功能衰退。

临床应用

本类药物主要用于其他降血糖药疗效不佳的 2 型糖尿病，尤其是伴有胰岛素抵抗者。

不良反应

本类药物不良反应较少，常见胃肠道反应、嗜睡、头痛、肌肉痛、骨骼痛等。

（五）促胰岛素分泌药

常用的促胰岛素分泌药有瑞格列奈、那格列奈等。

项目九 作用于内分泌系统的药物

瑞格列奈

本药口服吸收迅速,能较快地降低餐后血糖水平,故又被称为"餐时血糖调节剂"。其作用机制是通过刺激胰岛 B 细胞释放胰岛素使血糖快速降低,主要适用于 2 型糖尿病患者。本药可致低血糖、腹痛、腹泻等,但发生率低,且较轻微。

三、新型降血糖药

(一) GLP-1 受体激动剂

GLP-1 受体激动剂是与天然 GLP-1(胰高血糖素样肽-1)结构相似的多肽,可通过激动 GLP-1 受体而发挥增强胰岛素分泌、抑制胰高血糖素释放的作用,并可减慢胃排空、抑制食欲,因此降糖效果显著。目前,临床可用的 GLP-1 受体激动剂包括艾塞那肽和利拉鲁肽,均须皮下注射,主要用于单用二甲双胍、磺酰脲类和两药联用不能有效控制的 2 型糖尿病。常见不良反应为胃肠道反应(恶心、呕吐、腹泻等)和低血糖,主要见于初始治疗时。

(二) DPP-4 抑制剂

DPP-4 抑制剂可通过抑制 DPP-4(二肽基肽酶-4)的活性而减少 GLP-1 在体内的失活,使内源性 GLP-1 水平升高。目前,临床可用的 DPP-4 抑制剂有西格列汀、沙格列汀、维格列汀、利格列汀和阿格列汀,主要用于经饮食控制和体育锻炼等生活方式干预不能有效控制的 2 型糖尿病,可致头痛、上呼吸道感染、鼻咽炎、胰腺炎等不良反应。

(三) SGLT-2 抑制剂

钠-葡萄糖耦联转运体-2(SGLT-2)是将肾小球滤液中的葡萄糖重吸收入血液循环的主要转运蛋白。SGLT-2 抑制剂可通过抑制 SGLT-2,减少葡萄糖的重吸收,降低肾糖阈而促进葡萄糖的排出,从而降低血液循环中葡萄糖的水平。目前,临床可用的 SGLT-2 抑制剂有达格列净、恩格列净和卡格列净,主要用于配合饮食控制和体格锻炼,改善 2 型糖尿病的血糖,常见不良反应有低血压、酮症酸中毒、尿路感染、血脂异常等。

病例分析

李奶奶最近患上了"怪病",口渴难忍,尿量大增,皮肤瘙痒,日渐消瘦,小便有水果味,近日在家人的催促下才去医院就诊,结果诊断为 2 型糖尿病。

请思考:

可为李奶奶选用哪些药物进行治疗?

> **医药前沿**
>
> ### 全球首创糖尿病新药获批上市
>
> 2022年10月8日，国家药品监督管理局批准了华领医药技术（上海）有限公司（以下简称"华领医药"）申报的Ⅰ类创新药多格列艾汀片（商品名：华堂宁）上市。这是全球第一款获批上市的葡萄糖激酶激活剂类药物，用于治疗成人2型糖尿病。它能重塑人体血糖稳态，具有从源头上缓解糖尿病的潜力。
>
> "我们一直秉承立足中国，研发全球原创新药的理念，多格列艾汀片研究推进了十年，数据资料堆满三卡车，它是全球首创，没有任何可参考的先例。"华领医药创始人陈力博士说。多格列艾汀片从临床前试验到Ⅰ期、Ⅱ期、Ⅲ期临床试验再到上市，整个过程都由中国科学家、临床专家和中国企业主导完成。
>
> 此次获批的多格列艾汀作用于胰岛、肠道、肝脏等葡萄糖储存与输出器官中的葡萄糖激酶靶点，改善2型糖尿病患者的血糖稳态失调。该药品的上市为2型糖尿病患者提供了新的治疗选择。"葡萄糖激酶是人体内的血糖传感器，它的失灵是2型糖尿病的根本病因。"陈力介绍。多格列艾汀片获批两个适应证：一是单独用药，治疗未经药物治疗的成人2型糖尿病新发患者；二是与二甲双胍联合用药，治疗已单独使用二甲双胍但血糖控制效果不佳的成人2型糖尿病患者。
>
> （资料来源：人民网，有改动）

探索四　性激素类药和避孕药

性激素是指性腺分泌的类固醇激素的总称，包括雌激素、孕激素和雄激素。临床应用的性激素类药多为人工合成品及其衍生物。常用的避孕药大多为雌激素和孕激素的复合制剂。

一、雌激素类药和抗雌激素类药

（一）雌激素类药

卵巢分泌的天然雌激素的主要成分是雌二醇，其代谢产物有雌三醇、雌酮等。临床常用的雌激素类药是以雌二醇为母体，人工合成的衍生物，如炔雌醇、炔雌醚、戊酸雌二醇等。

药理作用

1. 促进女性性成熟　对未成年女性，雌激素可促进性子宫的发育、乳腺导管的增生，维持女性第二性征；对成年女性，可促进子宫内膜产生周期性变化而维持正常月经周期，可提高子宫平滑肌对缩宫素的敏感性，还可刺激阴道上皮增生、浅表层细胞角化。

2. **抑制排卵**　大剂量雌激素可抑制促性腺激素释放激素的分泌而抑制排卵。

3. **抑制泌乳**　大剂量雌激素可抑制催乳素对乳腺的雌激作用而减少乳汁分泌。

4. **影响代谢**　雌激素有轻度的水钠潴留作用；能增加骨骼的钙盐沉积，加速骨骺闭合；可降低血清胆固醇，也可使糖耐量降低。

临床应用

1. **治疗围绝经期综合征**　雌激素可抑制腺垂体分泌促性腺激素，从而改善围绝经期综合征的症状；可减少骨质吸收，对围绝经期女性的骨质疏松有一定疗效；局部应用对老年性阴道炎和女阴干枯病有一定疗效。

> **医药智库**
>
> #### 围绝经期综合征
>
> 围绝经期综合征是指女性因卵巢功能衰退而出现的以自主神经功能紊乱为主的综合征，表现为月经周期紊乱、潮红、出汗、心悸、情绪改变等。

2. **治疗功能性子宫出血**　雌激素水平较低，子宫内膜创面修复不良，可致阴道持续少量出血，雌激素可促进子宫内膜增生，修复出血创面而止血；也与孕激素合用，调整月经周期。

3. **治疗卵巢功能不全和闭经**　对原发性或继发性卵巢功能低下者，可用雌激素做替代治疗，以促进外生殖器、子宫及第二性征的发育。此外，将雌激素与孕激素类合用，可产生人工月经周期。

4. **抑制泌乳**　部分妇女停止哺乳后，乳汁会继续分泌而引起乳房胀痛，大剂量雌激素可使乳汁分泌减少。

5. **治疗前列腺癌和痤疮**　两者均与雄激素分泌过多有关。大剂量雌激素可抑制腺垂体分泌促性腺激素而使雄激素分泌减少，同时还具有抗雄激素作用，故可用于治疗前列腺癌和痤疮。

不良反应

1. **类早孕反应**　常见厌食、恶心、呕吐、头晕等，从小剂量开始逐渐增加剂量，可减轻此反应。

2. **子宫内膜过度增生**　长期大量应用可使子宫内膜过度增生，引起子宫出血，故有子宫出血倾向和子宫内膜炎者慎用。

3. **水钠潴留**　长期大量应用可导致水钠潴留，故水肿、高血压、心力衰竭及肝功能不全者慎用。

（二）抗雌激素类药

抗雌激素类药是指具有抑制或减弱雌激素作用的药物，临床常用的有氯米芬、他莫昔芬、雷洛昔芬等。

氯米芬

氯米芬(克罗米芬)为雌激素拮抗药,具有较强的抗雌激素作用和较弱的雌激素活性,可促进腺垂体分泌促性腺激素,从而诱发排卵。临床主要用于治疗女性无排卵性不孕、避孕药引发的闭经和月经紊乱等。连续大剂量服用可引起卵巢肥大,故卵巢囊肿者禁用。

 病例分析

患者,女,53岁,3年前自觉午后经常突发面部发热,之后伴颜面潮红,约半月余,面部潮红时更见汗出且量多,继而头晕目眩、全身乏力,持续到下午6点左右,身体逐渐恢复正常。入院后经检查诊断为绝经期综合征。

请思考:
1. 可为该患者选用哪些药物治疗?
2. 该患者用药期间可能会出现哪些不良反应?

二、孕激素类药

天然孕激素主要是卵巢黄体分泌的黄体酮,又称孕酮。目前临床用药多为人工合成品及其衍生物,如甲羟孕酮、甲地孕酮、炔诺酮、炔诺孕酮、地屈孕酮等。

药理作用

本类药物的药理作用主要包括:① 在月经周期后期,与雌激素协同作用,促进子宫内膜继续增厚、充血,腺体增生并分支,使子宫内膜由增殖期转为分泌期,为受精卵着床和胚胎发育做好准备;② 在妊娠期,可降低子宫对缩宫素的敏感性,抑制子宫收缩,具有保胎作用;③ 与雌激素共同作用,促进乳腺腺泡发育,为产乳做准备;④ 使子宫颈口闭合,黏液减少、变稠,限制精子穿透;⑤ 大剂量可抑制腺垂体分泌促性腺激素而抑制卵巢排卵。

临床应用

1. **治疗功能性子宫出血** 当黄体功能不足引起子宫内膜不规则成熟与脱落,导致子宫出血时,应用孕激素可使子宫内膜进一步发育成熟并同步转为分泌期,维持正常月经。

2. **治疗痛经和子宫内膜异位症** 与雌激素合用,可通过抑制排卵和子宫平滑肌痉挛性收缩而止痛;大剂量可使异位的子宫内膜萎缩,治疗子宫内膜异位症。

3. **避孕** 孕激素可单用或与雌激素组成复合制剂用于避孕。

4. **其他** 大剂量可抑制垂体前叶分泌间质细胞刺激素,减少睾酮分泌,促进前列腺细胞萎缩、退化,治疗前列腺癌和前列腺肥大;还可使子宫内膜癌细胞分泌耗竭,从而使瘤体萎缩退化。

不良反应

本类药物可致恶心、呕吐、头痛等,有时可见乳房胀痛;长期应用可引起子宫内膜萎缩、月经量减少甚至闭经。

项目九 作用于内分泌系统的药物

三、雄激素类药和同化激素类药

（一）雄激素类药

天然的雄激素为睾酮，目前临床应用的雄激素主要为人工合成的睾酮衍生物，常用的有甲睾酮、丙酸睾酮、十一酸睾酮等。

药理作用

1．**对生殖系统的作用** ① 促进男性性器官和第二性征的发育成熟，促进精子的生成及成熟；② 大剂量可抑制腺垂体分泌促性腺激素，也可抑制卵巢分泌雌激素，并有直接抗雌激素作用。

2．**同化作用** 本类药物可促进蛋白质合成（同化作用），减少蛋白质分解（异化作用），从而促进肌肉增长，体重增加。

3．**刺激骨髓造血** 在骨髓功能低下时，大剂量可以促使红细胞生成素分泌增多，也可直接刺激骨髓造血，使红细胞生成增多。

4．**免疫增强作用** 本类药物能促进免疫球蛋白的合成，增强机体的免疫功能和抗感染能力；尚有糖皮质激素样抗炎作用。

临床应用

1．**替代疗法** 本类药物可用于无睾症、类无睾症等的替代治疗。

2．**治疗妇科疾病** 本类药物具有抗雌激素作用，因此可用于缓解围绝经期综合征、功能性子宫出血、乳腺癌、卵巢癌、子宫肌瘤等的症状。

3．**治疗再生障碍性贫血** 大剂量可改善骨髓造血功能，可用于治疗再生障碍性贫血。

不良反应

1．**女性男性化** 女性患者长期使用可出现多毛、痤疮、声音变粗、闭经等。

2．**胆汁淤积性黄疸** 部分雄激素类药物可干扰肝内毛细胆管的排泄功能，引起胆汁淤积性黄疸。用药过程中若发现黄疸，应立即停药。

3．**水肿** 本类药物具有一定的水钠潴留作用，长期应用可致水肿，故肾炎、肾病综合征、高血压及心力衰竭者慎用。

（二）同化激素类药

同化激素是一类蛋白质同化作用强而雄激素活性较弱的睾酮衍生物，目前临床应用的有苯丙酸诺龙、达那唑等。

苯丙酸诺龙

苯丙酸诺龙可促进蛋白质合成，抑制蛋白质分解，减少尿氮排出，还能促使钙、磷沉积，临床主要用于治疗蛋白质合成不足或分解增多，如严重烧伤、骨折不易愈合、骨质疏松、儿童生长发育迟缓等。长期应用可能会引起水钠潴留、黄疸等，女性患者可能会出现轻微男性化、月经紊乱。肝功能不全者慎用，高血压、前列腺癌患者及孕妇禁用。

四、避孕药

生殖过程包括精子和卵子的形成、成熟与排放，受精，着床，胚胎发育等多个环节，阻断其中任何一个环节，均可达到避孕或终止妊娠的目的。目前临床应用的避孕药多为女性避孕药，男性避孕药较少。

（一）女性避孕药

根据作用环节不同，女性避孕药可分为抑制排卵药、阻碍受精药、干扰受精卵着床药和抗早孕药。

1．抑制排卵药

本类药物是最常用的女性避孕药，多为孕激素和雌激素类药物组成的复方制剂。根据维持时间和给药方法，本类药物主要可分为三类：① 短效口服避孕药，如复方炔诺酮片、复方左炔诺孕酮片、复方甲地孕酮片等；② 长效口服避孕药，如三合一炔雌醚片（由氯地孕酮、炔诺孕酮和炔雌醚配伍而成）；③ 长效注射避孕药，如复方己酸孕酮注射液、复方庚酸炔诺酮注射液等。

药理作用

1．抑制排卵　　外源性雌激素可通过负反馈机制抑制下丘脑促性腺激素释放激素的释放，从而减少卵泡刺激素的释放，使卵泡的发育和成熟过程受到抑制；孕激素则能抑制黄体生成素的释放。两者协同抑制排卵。

2．阻碍受精　　孕激素成分可使宫颈黏液黏稠度增加，不利于精子进入宫腔；还可影响子宫和输卵管的收缩活性，阻碍精子与卵子结合。

3．抗着床　　孕激素成分可抑制子宫内膜的正常增殖，使子宫内膜腺体停留在发育不完全阶段，且可使腺体萎缩、分泌衰竭，不利于受精卵着床。

不良反应

1．类早孕反应　　少数女性在用药初期可出现头晕、恶心、呕吐、挑食、乳房胀痛等类早孕反应。

2．子宫不规则出血　　这一反应多见于用药后最初几个周期，可加服炔雌醇。

3．月经变化　　部分女性可出现月经减少，偶见闭经。若连续2个月闭经，则应停药。

4．凝血功能亢进　　长期用药可能会增加血栓栓塞性疾病的发生率。

2．阻碍受精药

常用药物有壬苯醇醚、孟苯醇醚、烷苯醇醚等，为外用避孕药。本类药物主要通过降低精子表面张力，损害精子生物膜结构而杀死阴道内精子，或阻碍精子运动，使精子不能进入宫颈口，从而达到避孕目的。

3．干扰受精卵着床药

干扰受精卵着床药也称探亲避孕药，可抑制子宫内膜的发育，从而干扰受精卵着床。本类药物的优点是使用时间灵活，不受月经周期的限制，一般于同居当晚或事后服用，常用药有炔诺酮、甲地孕酮、炔诺孕酮、双炔失碳酯等。

4. 抗早孕药

抗早孕药是指在妊娠 12 周内能产生完全流产、终止妊娠的药物,包括抗孕激素类药(如米非司酮等)、前列腺素类药(如米索前列醇等)等。米非司酮和米索前列醇的序贯给药方案是目前药物终止早期妊娠的最佳方案。妊娠早期应用可破坏子宫蜕膜,使子宫平滑肌的收缩增强,并可软化、扩张宫颈而诱发流产。

(二)男性避孕药

棉 酚

棉酚可破坏睾丸曲细精管的生精上皮,抑制生精过程,使精子数量逐渐减少。本药的不良反应主要有乏力、恶心、呕吐、心悸、肝功能改变等,少数人可出现低血钾和肌无力。

> **医药先锋**
>
> #### 女性健康的守护者——肖碧莲
>
> 米非司酮,这个几乎所有育龄女性熟知的药品,与一位女院士紧紧联系在一起。她,就是肖碧莲。
>
> 肖碧莲是公认的女性健康的守护者。20 世纪 60 年代,她主持研发了世界上最低剂量的避孕药;20 世纪 90 年代,她将紧急避孕的概念引进国内,并组建了"米非司酮降低非意愿妊娠和人工流产的合作研究与开发"临床研究组。
>
> 1949 年,肖碧莲大学毕业获医学博士学位,成为一名妇产科医生。在临床工作中,她敏锐地观察到生殖内分泌在人类生殖领域的巨大影响,于是于 1956 年赴苏联莫斯科大学第一医学院就读妇产科内分泌研究生,并于 1959 年获博士学位。
>
> 1960 年回国后,肖碧莲入职上海第二医学院附属仁济医院,创建了国内第一个计划生育研究室,开展内分泌的临床和实验室研究工作。当时,国际上口服避孕药常规用量大,副反应明显,不易为妇女接受。为此,肖碧莲提出了对口服避孕药进行减量研究。她带领全室人员进行低剂量试验,发现口服避孕药剂量减半同样具有抗排卵的作用,而对肝功能的影响明显降低。1967 年,肖碧莲主持研制的口服避孕药通过国家鉴定并正式在全国推广使用。随后,她又开始进行 1/4 剂量的试验工作,最终证实 1/4 剂量的避孕药同样有效。至此,我国口服避孕药的剂量达到国际最低值。1983 年,美国一位著名化学家在瑞士举行的一次国际会议上曾高度评价肖碧莲带领的课题组的成就:"目前国际上正在进行低剂量的口服避孕药研究,而中国在七八年前就已经使用上了。"
>
> 20 世纪 90 年代中期,肖碧莲将"紧急避孕"的概念引进国内,并组建了"米非司酮降低非意愿妊娠和人工流产的合作研究与开发"临床研究组,历时 5 年完成 4 项研究课题。其研究成果有效地降低了我国的人工流产率,促进了女性的生殖健康保护。同时,她联合国际专家对课题研究人员进行临床研究规范化培训,确保科研工作真正走上规范化轨道。

药理学

1994年，肖碧莲被聘任为中国工程院医药与卫生工程学部首批院士之一，1995年获第二届中华人口奖之科技奖。她主持的"米非司酮用于紧急避孕、黄体期避孕及催经的研究"荣获2003年度中华医学科技奖一等奖、2004年度国家科学技术进步奖二等奖。

肖碧莲院士从事妇产科内分泌的临床、教学和科研工作60余年，是我国生殖健康和计划生育领域的著名学科带头人之一。她倾其一生研究生育调节机制和适合中国妇女的避孕药具，为推动我国计划生育事业发挥了重要作用。

（资料来源：新京报网，有改动）

 以测验效

一、单项选择题

1. 糖皮质激素类药物不可用于治疗（　　）。
   A. 急性淋巴细胞白血病　　B. 中毒性菌痢
   C. 骨质疏松　　　　　　　D. 感染中毒性休克
   E. 器官移植排斥反应

2. 糖皮质激素类药物的不良反应不包括（　　）。
   A. 精神失常　　　　　　　B. 感染加重
   C. 胃和十二指肠溃疡　　　D. 低血糖
   E. 高血压

3. 下列选项中，应用糖皮质激素类药物治疗效果最好的是（　　）。
   A. 过敏性休克　　　　　　B. 心源性休克
   C. 神经性休克　　　　　　D. 感染性休克
   E. 低血容量性休克

4. 糖皮质激素类药物的禁忌证不包括（　　）。
   A. 活动性溃疡　　　　　　B. 肾上腺皮质功能亢进
   C. 过敏性疾病　　　　　　D. 重症高血压
   E. 严重精神病

5. 应用糖皮质激素类药物治疗慢性炎症的目的是（　　）。
   A. 促进炎症消散
   B. 抑制肉芽组织生长，防止粘连和瘢痕
   C. 促进炎症区的血管收缩，降低其通透性
   D. 稳定溶酶体膜，减少蛋白水解酶的释放
   E. 抑制花生四烯酸释放，使炎症介质PG合成减少

项目九 作用于内分泌系统的药物

6. 下列选项中,属于糖皮质激素类药物对血液和造血系统作用的是（　　）。
   A. 刺激骨髓造血　　　　　　　　B. 使红细胞和血红蛋白减少
   C. 使中性粒细胞减少　　　　　　D. 使血小板减少
   E. 使淋巴细胞增加

7. 下列关于糖皮质激素特点的说法,错误的是（　　）。
   A. 抗炎不抗菌,可降低机体的防御功能
   B. 肝功能不良者须选用可的松或泼尼松
   C. 停药前应逐渐减量或采用隔日给药法
   D. 长期应用易导致骨质疏松
   E. 突然停药可能会发生肾上腺皮质功能不全

8. 下列选项中,属于盐皮质激素类药物的是（　　）。
   A. 促皮质素　　B. 地塞米松　　C. 氢化可的松　　D. 去氧皮质酮
   E. 泼尼松龙

9. 下列关于甲状腺激素的说法,错误的是（　　）。
   A. 可促进蛋白质合成　　　　　　B. 可用于治疗呆小病
   C. 分为 T_3 和 T_4 两种　　　　　D. 是维持生长发育必需的激素
   E. T_4 的作用更快、强、短

10. 可诱发甲状腺功能亢进的药物是（　　）。
    A. 放射性碘　　B. 甲硫氧嘧啶　　C. 丙硫氧嘧啶　　D. 碘化物
    E. 普萘洛尔

11. 可能会引起喉头水肿的药物是（　　）。
    A. 卡比马唑　　B. 丙硫氧嘧啶　　C. 左甲状腺素　　D. 阿普洛尔
    E. 碘化钾

12. 可能会诱发心力衰竭的药物是（　　）。
    A. 甲硫氧嘧啶　　B. 普洛萘尔　　C. 放射性碘　　D. 甲状腺片
    E. 卡比马唑

13. 下列关于碘制剂的说法,错误的是（　　）。
    A. 大剂量可抑制甲状腺激素的释放　　B. 常用于甲亢术前准备
    C. 治疗单纯性甲状腺肿应用小剂量　　D. 不能用于治疗甲状腺危象
    E. 孕妇和乳母应慎用

14. 甲亢术前2周,应用大剂量碘剂的目的是（　　）。
    A. 防止术后甲状腺功能低下
    B. 使甲状腺变小、变韧,有利于进行手术
    C. 使甲状腺变大、变软,有利于进行手术
    D. 防止术后发生甲状腺危象
    E. 防止术后甲亢症状复发

15. 甲状腺激素不能用于治疗（　　）。
    A. 呆小病　　　　　　　　　　　　B. 轻度黏液性水肿

231

C．单纯性甲状腺肿 　　　　　　　　D．甲状腺功能亢进

E．黏液性水肿昏迷

16．硫脲类药物最严重的不良反应是（　　）。

A．粒细胞缺乏症 　　　　　　　　　B．胃肠道反应

C．甲状腺肿 　　　　　　　　　　　D．甲状腺功能减退

E．过敏反应

17．下列选项中，属于磺酰脲类降血糖药不良反应的是（　　）。

A．黏膜出血　　B．乳酸血症　　C．肾损伤　　D．粒细胞减少

E．肾上腺皮质功能减退

18．肥胖且单用饮食控制无效的糖尿病患者宜选用（　　）。

A．吡格列酮　　B．格列本脲　　C．那格列奈　　D．二甲双胍

E．阿卡波糖

19．下列关于胰岛素和口服降血糖药的说法，正确的是（　　）。

A．胰岛素仅用于胰岛功能完全丧失的患者

B．格列本脲主要的作用机制为刺激胰岛 B 细胞释放胰岛素

C．双胍类主要降低糖尿病患者的餐后血糖

D．双胍类对正常人的血糖也有降低作用

E．胰岛素仅用于口服降血糖药无效的患者

20．下列关于二甲双胍的说法，错误的是（　　）。

A．对正常人的血糖无明显影响　　　B．可促进胰高血糖素的分泌

C．可促进组织摄取和利用葡萄糖　　D．不与血浆蛋白结合

E．可提高机体对胰岛素的敏感性

21．阿卡波糖降糖的机制是（　　）。

A．促进胰岛 B 细胞释放胰岛素

B．提高靶细胞膜上胰岛素受体的数目和亲和力

C．抑制胰高血糖素的分泌

D．延缓葡萄糖的吸收而降低餐后血糖

E．促进组织摄取和利用葡萄糖

22．可能会导致乳酸酸中毒的降血糖药是（　　）。

A．格列吡嗪　　B．二甲双胍　　C．格列本脲　　D．瑞格列奈

E．阿卡波糖

23．下列选项中，其降血糖作用与胰岛 B 细胞无关的是（　　）。

A．格列吡嗪　　B．瑞格列奈　　C．格列齐特　　D．二甲双胍

E．氯磺丙脲

24．可纠正细胞内缺钾的激素是（　　）。

A．生长激素　　B．胰岛素　　C．地塞米松　　D．甲状腺素

E．雄性激素

25．下列关于胰岛素的说法，错误的是（　　）。
　　A．促进糖原的合成和贮存　　　　B．抑制糖原分解和糖异生
　　C．促进脂肪的合成　　　　　　　D．增加蛋白质的合成
　　E．减少氨基酸的转运
26．合并重度感染的糖尿病患者应使用（　　）。
　　A．胰岛素　　　B．那格列奈　　　C．二甲双胍　　　D．阿卡波糖
　　E．甲苯磺丁脲
27．使用胰岛素造成严重的低血糖反应时，应（　　）。
　　A．静脉注射肾上腺素
　　B．静脉注射生理盐水
　　C．静脉注射 5%葡萄糖
　　D．只需停止使用胰岛素，不需要采取其他措施
　　E．静脉注射 50%葡萄糖
28．孕激素类药物可用于（　　）。
　　A．绝经期综合征　　　　　　　　B．晚期乳腺癌
　　C．功能性子宫出血　　　　　　　D．再生障碍性贫血
　　E．老年阴道炎
29．睾丸功能不全宜选用（　　）。
　　A．雌激素　　　B．孕激素　　　C．雄激素　　　D．同化激素
　　E．甲状腺激素
30．抑制排卵药的避孕机制不包括（　　）。
　　A．抑制排卵　　　　　　　　　　B．改变宫颈黏液性质
　　C．改变子宫内膜结构　　　　　　D．改变输卵管功能
　　E．杀灭精子
31．下列关于雄激素类药物的说法，错误的是（　　）。
　　A．同化作用　　　　　　　　　　B．抗雌激素作用
　　C．刺激骨髓造血　　　　　　　　D．影响下丘脑作用，调节体温
　　E．治疗乳腺癌
32．雄激素、雌激素和孕激素都可用于（　　）。
　　A．避孕　　　　　　　　　　　　B．前列腺癌
　　C．子宫内膜异位症　　　　　　　D．功能性子宫出血
　　E．睾丸功能不全
33．下列选项中，属于天然雌激素的是（　　）。
　　A．雌二醇　　　B．他莫昔芬　　　C．炔雌醚　　　D．甲羟孕酮
　　E．己烯雌酚
34．雄激素不宜用于（　　）。
　　A．卵巢癌　　　　　　　　　　　B．功能性子宫出血
　　C．子宫肌瘤　　　　　　　　　　D．前列腺癌
　　E．乳腺癌

35. 下列关于雌激素药理作用的说法，错误的是（　　）。
   A．维持正常月经周期　　　　　B．促进乳汁分泌
   C．促进第二性征和性器官的发育成熟　D．影响水盐代谢
   E．较大剂量时可抑制排卵

二、病例分析题

1．患者，女，35岁，因患系统性红斑狼疮而长期使用糖皮质激素，近日来出现面部水肿、头痛、头昏、胃口差但有饥饿感，遂入院就诊。经查血电解质发现该患者血钾降低，医生要求该患者暂时停用药物。

请对上述病例进行分析：

（1）该患者为何会出现上述症状？

（2）该医生的处理方式是否合理？为什么？若不合理，请给出合理的建议。

2．患者，女，23岁，多食、怕热、消瘦、手抖3个月，诊断为甲亢。在服用丙硫氧嘧啶治疗2个月后，突然出现高热、咽痛。

请对上述病例进行分析：

该患者出现高热、咽痛的原因可能是什么？应如何处理？

3．黄某，女，43岁，1年以来多饮、多尿、乏力，近来症状加重，来院就诊。查体：体重超重12%，空腹血糖和餐后血糖均高于正常。

请对上述病例进行分析：

（1）首选哪种药物为该患者进行治疗？

（2）除采用药物治疗外，患者在日常生活中还应该注意哪些事项？

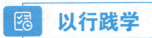

正确认识激素，无须谈之色变

【活动背景】一提到"激素"，很多人往往先想到"满月脸""水牛背""肥胖"等一系列副作用，非常排斥使用激素，医生也经常会遇到患者在应用激素的过程中随意减量甚至停药，结果造成疾病反复、治疗困难。其实，人体内有70多种激素，包括糖皮质激素、甲状腺激素、胰岛素、性激素等，不同的激素具有不同的作用。例如，甲状腺激素可以促进糖、蛋白质和脂肪的代谢，胰岛素可以降低血糖。激素自发现之日起就减轻了无数人的痛苦，挽救了无数人的生命。当然，每件事物都有双面性，激素就是一把双刃剑，既可杀敌，亦能伤己。面对激素，人们不应该一味地选择逃避，而应该选择合理利用，让这把双刃剑"杀敌"远大过"伤己"。

【活动内容】请以小组为单位，结合所学知识，查阅相关资料，完成以下任务：

（1）讨论：激素类药物有很多种，人们平时所说的"激素"一般指哪种药物？所有的激素类药物都会产生上述副作用吗？

（2）分类整理激素类药物，梳理它们的临床应用、不良反应和注意事项。

项目九 作用于内分泌系统的药物

（3）以"正确认识激素，无须谈之色变"为主题，将整理的资料和讨论的结果制作成科普手册或科普视频。要求：图文结合，语言简洁，通俗易懂。

（4）在附近社区分发科普手册，或将科普视频上传至各自媒体平台。

以评促优

将对本项目的学习成果评价填入表 9-3 中。

表 9-3　项目学习成果评价表

班级			组号	
姓名			学号	
项目名称				
评价项目	评价标准	分值	评分	
			自评分	师评分
知识	掌握糖皮质激素类药物、甲状腺激素类药物、硫脲类药物、胰岛素、雌激素类药、孕激素类药和雄激素类药的药理作用、临床应用、不良反应及注意事项	20		
	熟悉碘和碘化物、磺酰脲类、双胍类口服降血糖药和避孕药的药理作用、临床应用、不良反应及注意事项	10		
能力	能够根据疾病的性质，合理选择作用于内分泌系统的药物	20		
	能够正确开展用药咨询服务，指导患者安全、合理用药	10		
	制作的科普手册或科普视频图文并茂、实用性强	10		
素质	具备生命至上、健康第一的理念	10		
	具备综合分析能力和融会贯通能力	10		
	具有团队精神，能够与小组成员高效沟通和协作	10		
合计		100		
总分（自评分×40%+师评分×60%）				
自我评价				
教师评价				

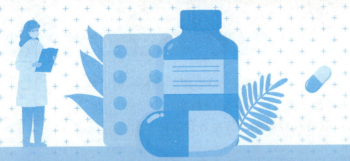

项目十

抗变态反应药与免疫功能调节药

定靶导向

知识目标

- 熟悉 H_1 受体阻滞药的分类。
- 掌握 H_1 受体阻滞药的药理作用、临床应用、不良反应及注意事项。
- 熟悉环孢素、卡介苗的药理作用、临床应用、不良反应及注意事项。
- 了解其他免疫功能调节药的药理作用、临床应用、不良反应及注意事项。

能力目标

- 能够根据变态反应性疾病的类型合理选择 H_1 受体阻滞药。
- 能够根据免疫性疾病的类型合理选择免疫功能调节药。
- 能够利用所学知识正确开展用药咨询服务，指导患者安全、合理用药。

素质目标

- 了解我国科学家首次利用冷冻电镜揭示人组胺受体复合物结构的事迹，弘扬科学精神，树立创新意识。
- 能够积极做好科学用药的宣传工作，增强公众安全用药意识。

以问导学

患者，男，33岁，昨天起床开窗通风后自觉全身寒战，随后左上肢出现红色丘疹伴瘙痒，挠抓后丘疹增大，今天全身出现红色斑块，遂入院就诊。经检查，医生诊断为寒冷性荨麻疹。

请思考：
1. 可为该患者选用哪些药物进行治疗？
2. 应告知患者用药期间注意哪些事项？

项目十 抗变态反应药与免疫功能调节药

探索一 抗变态反应药

抗变态反应药是指防治变态反应性疾病的药物,主要包括抗组胺药(主要是 H_1 受体阻滞药)、过敏反应介质阻释剂(如色甘酸钠等,详见项目六)、白三烯受体拮抗药(主要用于呼吸系统过敏症,如扎鲁司特、孟鲁司特等,详见项目六)及其他抗变态反应药(如糖皮质激素等,详见项目九)。本项目主要对 H_1 受体阻滞药进行讲解。

医药智库

变态反应、组胺与抗组胺药

变态反应是指机体对某些抗原初次应答后,再次接受相同抗原刺激时,发生的一种以机体生理功能紊乱或组织细胞损伤为主的特异性免疫应答。

组胺是广泛存在于人体组织中的自体活性物质,通常以非活化状态储存于肥大细胞和嗜碱粒细胞中,当机体发生变态反应时,组胺被释放出来,与组胺受体结合而产生广泛的生物效应。组胺受体有 H_1、H_2 和 H_3 三种亚型。

抗组胺药是指能竞争性地阻滞组胺与受体结合而产生抗组胺作用的药物,可分为 H_1 受体阻滞药、H_2 受体阻滞药和 H_3 受体阻滞药。其中,H_2 受体阻滞药(如西咪替丁、雷尼替丁、法莫替丁等)能竞争性对抗组胺引起的胃酸分泌增加,防止或减轻胃黏膜损伤,主要用于治疗消化性溃疡病(详见项目七);H_3 受体阻滞药主要抑制交感神经传导和抑制大脑血管的扩张,其临床重要性尚在研究中。

目前,H_1 受体阻滞药分为三代:第一代药物有苯海拉明(苯那君)、异丙嗪(非那根)、氯苯那敏(扑尔敏)、赛庚啶等,第二代药物有西替利嗪(仙特明)、氯雷他定、阿伐斯汀(新敏乐)等,第三代药物有非索非那定、地氯雷他定、左旋西替利嗪等。

体内过程

本类药物口服易吸收,口服后 15～30 min 起效,2～3 h 血药浓度达到高峰,作用可维持 4～6 h,主要经肝代谢,经肾排泄。

药理作用

1. H_1 受体阻滞作用 本类药物能竞争性阻滞 H_1 受体,对组胺引起的毛细血管通透性增加、局部渗出性水肿以及支气管和胃肠道平滑肌痉挛性收缩有明显的抑制作用,对组胺引起的血管扩张和血压下降有部分对抗作用。

2. 中枢抑制作用 第一代药物多数可透过血-脑屏障,可不同程度地抑制中枢神经系统,产生镇静催眠作用,其中以异丙嗪和苯海拉明的作用最强;第二代药物因不易透过血-脑屏障,几乎无中枢抑制作用。

3. 防晕止吐 异丙嗪、苯海拉明等具有防晕和止吐作用,可能与其抗胆碱作用有关;第二代药物几乎无抗胆碱作用。

临床应用

1. **皮肤黏膜变态反应性疾病**　本类药物对荨麻疹、过敏性鼻炎等疗效较好（一般用第二代药物），对昆虫咬伤引起的皮肤瘙痒和水肿有良好效果，对药疹、接触性皮炎等有一定疗效，对支气管哮喘疗效差，对过敏性休克无效。

2. **晕动病和呕吐**　苯海拉明、异丙嗪等可用于晕动病、妊娠呕吐、恶性肿瘤化疗或放疗后继发的恶心和呕吐。

3. **失眠**　苯海拉明和异丙嗪具有中枢抑制作用，可用于短期失眠。

不良反应及注意事项

第一代药物最常见的不良反应为中枢抑制作用，表现为嗜睡、乏力、反应迟钝等，以苯海拉明和异丙嗪最为显著，驾驶员和高空作业者工作期间不宜使用；此外，还有口干、恶心、呕吐、便秘等不良反应。第二代药物基本没有中枢抑制作用，但有一定的心脏毒性。第三代药物的不良反应相对较少。

集思广"议"

大部分的抗感冒药为复方药，有些感冒药中会含有氨苯那敏、苯海拉明等。抗感冒药中为何要加入抗组胺药？在服用含有此类药物成分的抗感冒药时应注意哪些事项？

医药前沿

我国科学家首次利用冷冻电镜揭示人组胺受体复合物结构

哈尔滨工业大学生命科学学院何元政教授团队首次利用冷冻电镜对人组胺受体复合物（1/Gq）的结构进行了解析，锁定了配体组胺在人组胺受体1蛋白活性口袋中的位置，为今后过敏性疾病的新药设计开发提供了重要依据。

何元政介绍，临床上，抗组胺药物开发距今已长达半个多世纪，一直用于治疗过敏性疾病。不足的是，第一代抗组胺药血-脑屏障通透性高，受体选择性低，容易引起嗜睡、口干等问题。第二、三代抗组胺药，如西替利嗪、氯雷替丁、非索非那定等，尽管能显著降低脑通透性，但与受体亲和力低，且有心脏毒性。

目前，最成功的抗组胺药物多是带有一个碱性氨基的大分子，这与组胺的咪唑环和乙胺侧链有很大不同，而这些大分子的抗组胺药阻滞组胺受体1信号的机制却仍然是待解之谜。在国家自然科学基金等项目的支持下，何元政团队凭借冷冻电镜，清晰地"勾勒"出人组胺受体1与Gq蛋白的复合物结构。这一结构显示，组胺通过与跨膜结构域3和跨膜结构域6的关键残基相互作用激活受体，挤压细胞外侧的结合口袋，打开细胞内侧的空腔，使Gq蛋白募集。相反，抗组胺药利用其庞大的基团将跨膜结构域3和跨膜结构域6推开，扩展了配体结合口袋，形成了一种"挤压激活，扩张失活"的模型。这一结构的详细分析为设计更加有效、副反应轻微的新型抗组胺药物提供了重要线索。

（资料来源：中国科学院官网，有改动）

项目十 抗变态反应药与免疫功能调节药

探索二 免疫功能调节药

免疫是指机体的免疫系统对一切异物或抗原性物质进行非特异或特异性识别与排斥清除的一种生理学功能。免疫功能异常时，可出现免疫病理反应，包括变态反应、自身免疫性疾病、免疫缺陷病、免疫增殖病等。免疫功能调节药是指通过作用于免疫过程的一个或多个环节，从而对免疫功能进行调节的一类药物，包括免疫抑制药和免疫增强药。

> **医药智库**
>
> **免疫系统**
>
> 免疫系统是指机体执行免疫应答和免疫功能的组织系统，由免疫器官和组织（如胸腺、骨髓、淋巴结、脾、扁桃体等）、免疫细胞（如淋巴细胞、单核细胞、粒细胞、肥大细胞等）、免疫分子（如免疫球蛋白、补体、细胞因子等）组成。

一、免疫抑制药

免疫抑制药是指能抑制机体免疫反应的药物，临床主要用于治疗自身免疫性疾病和抑制器官移植的排异反应。根据作用方式不同，免疫抑制药可分为钙神经蛋白抑制药（如环孢素、他克莫司等）、抗增殖药（如环磷酰胺、硫唑嘌呤等）、糖皮质激素类药（详见项目九）、多克隆或单克隆抗体（如抗淋巴细胞球蛋白等）等。

环孢素

体内过程

环孢素（环孢素 A）可口服或静脉给药，口服吸收慢而不完全，生物利用度仅为20%～50%，$t_{1/2}$ 为 6～30 h，主要经肝代谢，由胆汁排泄。

药理作用

本药可选择性地抑制 T 细胞活化，从而减少白细胞介素（IL）、干扰素（IFN）等的生成；还可增加 T 细胞中转化生长因子-β（TGF-β）的表达，从而减少 IL-2 的产生和释放，抑制有赖于 IL-2 的 T 细胞的增殖。本药仅抑制 T 细胞介导的细胞免疫，一般不影响机体的防御能力。

临床应用

本药主要用于器官移植后的排斥反应；也可用于自身免疫性疾病，主要用于其他药物治疗无效的难治性自身免疫性疾病。

不良反应及注意事项

本药最常见及严重的不良反应为肾毒性,表现为肾小球滤过率下降、血肌酐升高,停药后可恢复;还可见肝毒性、高血压、胃肠道反应、震颤、多毛等。

他克莫司

他克莫司口服吸收不完全,生物利用度约为25%,主要经肝代谢,经胆汁和粪便排泄。其作用与环孢素相似,但更强,主要用于器官移植后的排斥反应,尤其适用于肝移植;不良反应与环孢素相似,但肾毒性和神经毒性发生率更高。

环磷酰胺

环磷酰胺可明显抑制机体对各种抗原引起的免疫反应,对B细胞和T细胞均有很强的抑制作用,主要用于各种自身免疫性疾病,如类风湿性关节炎、系统性红斑狼疮等,也可用于器官移植后的排异反应。

硫唑嘌呤

硫唑嘌呤可通过干扰嘌呤代谢而抑制DNA、RNA和蛋白质的合成,进而抑制淋巴细胞的增殖。本药对T细胞的抑制作用较强,对B细胞的抑制作用较弱,主要用于器官移植后的排异反应,也可用于类风湿性关节炎、系统性红斑狼疮、特发性血小板减少性紫癜、溃疡性结肠炎等自身免疫性疾病。大剂量或长期应用可致严重的骨髓抑制,也可致中毒性肝炎、脱发、腹水肿、恶心、口腔炎等,还可增加细菌、真菌和病毒感染的易感性,并有一定的致畸作用,因此一般不作为上述疾病的首选药。

抗淋巴细胞球蛋白

抗淋巴细胞球蛋白是从人淋巴细胞免疫动物(马、兔等)的抗淋巴细胞血清中经提纯得到的。本药可选择性地与淋巴细胞结合,在补体的共同作用下,使淋巴细胞裂解,主要用于器官移植后的排异反应,也可用于肾小球肾炎、系统性红斑狼疮、类风湿性关节炎等自身免疫性疾病。

二、免疫增强药

免疫增强药是指单独或同时与抗原使用时能增强机体免疫功能的药物,临床主要用于免疫缺陷病、慢性感染及恶性肿瘤的辅助治疗。

卡介苗

卡介苗(BCG)是牛结核分枝杆菌的减毒活菌苗,可增强多种免疫细胞的活性,增强抗原的免疫原性，增强非特异性免疫功能；也可提高机体的体液免疫和细胞免疫功能。本药主要用于急性白血病、恶性黑色素瘤、肺癌等的辅助治疗；不良反应常见注射部位红斑、硬结或溃疡，也可见寒战、发热和全身不适等，瘤内注射时偶见过敏性休克。

左旋咪唑

左旋咪唑可使处于免疫缺陷或免疫抑制状态的机体免疫功能恢复正常，但不影响正常机体抗体的产生。本药主要用于治疗免疫功能低下或缺陷所致的复发性和慢性感染，也可用于肿瘤的辅助治疗，对自身免疫性疾病（如类风湿性关节炎、系统性红斑狼疮等）也有一定的疗效；不良反应主要有恶心、呕吐、眩晕、腹痛等，偶见白细胞和血小板减少。

白细胞介素-2

白细胞介素-2（T细胞生长因子）可促进T细胞增殖，激活B细胞的增殖及抗体分泌，增强巨噬细胞、NK细胞、淋巴因子激活的杀伤细胞（LAK）的活性，诱导干扰素生成。本药可用于治疗肾细胞癌、黑色素瘤等，也可用于治疗先天或后天免疫缺陷病（如艾滋病等），对某些病毒、细菌和真菌感染（如乙型肝炎、麻风病、肺结核、白色念珠菌感染等）也有一定的疗效；不良反应主要有寒战、发热、皮肤瘙痒、胃肠道反应等。

胸腺素

胸腺素可诱导T细胞分化成熟，增强成熟T细胞对抗原或其他刺激的反应，促进T细胞产生各种细胞因子，从而增强细胞免疫功能。本药主要用于免疫缺陷病（如胸腺发育不全综合征、运动失调性毛细血管扩张症、慢性皮肤黏膜真菌病等）、某些自身免疫性疾病（如类风湿性关节炎、系统性红斑狼疮等）、恶性肿瘤、病毒感染（如麻风、病毒性肝炎）等；不良反应主要为发热，偶见皮疹。

转移因子

转移因子（TF）是从健康人的白细胞或动物脾脏中提取的多核苷酸和多肽小分子物质，无抗原性，可将供体细胞免疫信息转移给未致敏受体的淋巴细胞，使之获得与供体同样的细胞免疫功能。本药主要用于某些抗生素难以控制的病毒性感染和霉菌性细胞内感染（如带状疱疹、流行性乙型脑炎、白色念珠菌感染等），对恶性肿瘤有辅助治疗作用，对自身免疫性疾病和细胞免疫功能低下的有关疾病也有一定的疗效；不良反应主要为注射部位有酸、胀、痛感，也可见皮疹、皮肤瘙痒、发热等。

病例分析

患者，女，20岁，全身乏力、双膝关节肿痛2个月，近1个月渐现面颊对称性红斑、暴露部位皮肤日光过敏、口腔溃疡反复发作。经检查，诊断为系统性红斑狼疮。

请思考：

可选用何种药物为该患者进行治疗？

以测验效

一、单项选择题

1. 下列选项中，对荨麻疹疗效较好的是（　　）。
   A．色甘酸钠　　　B．肾上腺素　　　C．西咪替丁　　　D．西替利嗪
   E．倍他司汀

2. 下列药物中，中枢镇静作用最强的是（　　）。
   A．氯苯那敏　　　B．苯海拉明　　　C．氯雷他定　　　D．阿伐斯汀
   E．西替利嗪

3. 下列选项中，H_1受体阻滞药对其最有效的是（　　）。
   A．支气管哮喘　　　　　　　　　B．皮肤黏膜过敏症状
   C．药疹　　　　　　　　　　　　D．过敏性休克
   E．过敏性紫癜

4. 下列关于异丙嗪的说法，错误的是（　　）。
   A．是H_1受体阻滞药　　　　　　B．有明显的中枢抑制作用
   C．能抑制胃酸分泌　　　　　　　D．有抗过敏作用
   E．有止吐作用

5. 下列关于苯海拉明的说法，错误的是（　　）。
   A．可用于失眠患者　　　　　　　B．可用于治疗荨麻疹
   C．是H_1受体阻滞药　　　　　　D．可用于治疗胃和十二指肠溃疡
   E．可用于治疗过敏性鼻炎

6. 无中枢镇静作用的H_1受体阻滞药是（　　）。
   A．苯海拉明　　　B．异丙嗪　　　　C．赛庚啶　　　　D．氯雷他定
   E．氯苯那敏

7. 下列关于H_1受体阻滞药的说法，错误的是（　　）。
   A．主要用于治疗变态反应性疾病
   B．主要代表药有法莫替丁
   C．可用于治疗呕吐
   D．可用于治疗变态反应性失眠
   E．可致中枢抑制作用等不良反应

8. H_1受体阻滞药的作用机制是（　　）。
   A．与组胺竞争H_1受体，使组胺不能与H_1受体结合而起拮抗作用
   B．和组胺起化学反应，使组胺失效
   C．有相反的药理作用，发挥生理对抗效应
   D．能稳定肥大细胞，抑制组胺的释放
   E．能促进组胺的释放

9. 下列选项中，属于免疫抑制剂的是（　　）。
   A. 卡介苗　　　B. 左旋咪唑　　　C. 环孢素　　　D. 白细胞介素-2
   E. 转移因子
10. 左旋咪唑可用于治疗（　　）。
    A. 感染性疾病　　　　　　　　B. 肾衰竭
    C. 器官移植后的排异反应　　　D. 类风湿性关节炎
    E. 疟疾
11. 卡介苗常见的不良反应是（　　）。
    A. 恶心、呕吐　　　　　　　　B. 心律失常
    C. 肝、肾损害　　　　　　　　D. 注射局部出现红斑、硬结或溃疡
    E. 白细胞减少
12. 环孢素的主要不良反应是（　　）。
    A. 心律失常　　B. 肌无力　　C. 胃肠道反应　　D. 神经毒性
    E. 肾毒性

二、病例分析题

1. 李某，男，39岁，出租车司机。中午食用海鲜后出现过敏症状，浑身瘙痒难忍，因下午有乘客预约了长途用车，遂急到医院就诊。检查后，医生为其制订了以下用药方案：氯苯那敏注射剂，10 mg×2，一次10 mg，肌内注射，每日一次。

请对上述病例进行分析：

该用药方案是否合理？为什么？

2. 患者，男，28岁，计划进行肝移植手术。

请对上述病例进行分析：

为预防移植后的排异反应，可首选哪种药物给予该患者？请说明理由。

以行践学

安全驾驶无小事，远离"药驾"护平安

【活动背景】酒后驾车、疲劳驾驶的交通安全隐患是众所周知的，但对"药驾"的潜在危害，很多人缺乏清晰的认识。其实，虽然我国目前还没有对"药驾"做出明确规定，但"药驾"的危险程度堪比"酒驾"，因为有些药物服用后会导致嗜睡、眩晕、视物模糊、定向障碍等，曾有数据显示，服药驾车导致的交通事故占全部交通事故的10%。

【活动内容】请以小组为单位，结合所学知识，并查阅相关资料，完成以下任务：

（1）讨论：除抗组胺药外，还有哪些药物会影响安全驾驶？（提示：世界卫生组织明确列出了7大类在服用后可能会影响安全驾驶的药物。）

（2）分类整理这些药物，并梳理它们导致"药驾"的原因。

（3）讨论：日常生活中，人们应该如何远离"药驾"？

（4）请以"安全驾驶无小事，远离'药驾'护平安"为主题，将整理的资料和讨论的结果制作成科普手册或科普视频。要求：图文结合，语言简洁，通俗易懂。

（5）在附近社区分发科普手册，或将科普视频上传至多个自媒体平台。

以评促优

将对本项目的学习成果评价填入表 10-1 中。

表 10-1　项目学习成果评价表

班级			组号		
姓名			学号		
项目名称					
评价项目	评价标准		分值	评分	
				自评分	师评分
知识	明确 H_1 受体阻滞药的药理作用、临床应用、不良反应及注意事项		20		
	知晓环孢素、卡介苗及其他免疫功能调节药的药理作用、临床应用、不良反应和注意事项		15		
能力	能够根据变态反应性疾病的类型合理选择 H_1 受体阻滞药，并能够正确指导患者合理用药		20		
	能够根据免疫性疾病的类型合理选择免疫功能调节药，并能够正确指导患者合理用药		15		
素质	具备勇于探索、敢于创新的精神		10		
	具备科学用药、安全用药理念，并能够积极、主动地将这种理念传达给身边更多的人		10		
	具有团队精神，能够与小组成员高效沟通和协作		10		
合计			100		
总分（自评分×40%+师评分×60%）					
自我评价					
教师评价					

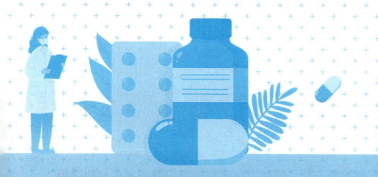

项目十一

抗菌药

定靶导向

知识目标

- 熟悉抗菌药的相关概念和应用原则。
- 了解抗菌药的作用机制和病原菌的耐药性。
- 掌握β-内酰胺类、大环内酯类、氨基糖苷类、喹诺酮类、磺胺类、硝基咪唑类、一线抗结核药的抗菌作用、临床应用、不良反应及注意事项。
- 熟悉其他抗菌药的抗菌作用、临床应用、不良反应及注意事项。
- 熟悉抗结核药的应用原则。

能力目标

- 能够根据疾病的性质选择相应的抗菌药,并能正确处置抗菌药的不良反应。

素质目标

- 了解《遏制微生物耐药国家行动计划(2022—2025年)》的起草背景和主要内容,提高耐药认识水平,树立合理用药意识。
- 了解安静娴院士一生扎根药品生产一线的事迹,学习安静娴院士锲而不舍的执着精神,以及高度的责任感和使命感。

以问导学

患儿,女,7岁,1周前开始腹泻,每日4~6次。5日前出现发热,体温39.6 ℃,诊断为急性菌痢,先后用四环素、甲氧苄啶、庆大霉素、氨苄西林、头孢唑林等抗菌药治疗,但症状不仅不见好转反而加剧,表现为持续高热、频繁腹泻,且为黏液性血便,遂入院就诊。入院后第3天,大便中出现灰白色膜状物,病理报告为坏死组织及纤维蛋白渗出物,粪便培养报告示有难辨梭状芽孢杆菌生长,诊断为假膜性肠炎。

请思考:

为何该患儿使用多种抗菌药后,病情反而加重?此时应如何为患儿进行治疗?

探索一 抗菌药概述

抗菌药是指对细菌和真菌有杀灭或抑制作用，用以治疗或预防细菌或真菌引起的感染的药物，主要包括抗生素、合成抗菌药和抗真菌药。

抗感染药与抗微生物药

抗感染药是指治疗或预防各种病原体（包括病毒、衣原体、支原体、细菌、螺旋体、真菌、原虫、蠕虫等）所致感染的药物。也就是说，抗感染药包括抗菌药、抗病毒药和抗寄生虫药。

抗微生物药是指治疗或预防致病微生物（包括病毒、衣原体、支原体、立克次体、细菌、螺旋体、真菌、原虫等）所致感染的药物。本类药物与抗感染药的区别是其作用对象不包括蠕虫。

一、相关概念

（1）抗生素：是由某些微生物（如真菌、细菌等）产生的具有抑制或杀灭其他病原微生物作用的化学物质。药用抗生素除天然抗生素（直接从微生物培养液中提取）外，还包括对天然抗生素进行结构改造后获得的半合成抗生素。

（2）抗菌谱：是指某种抗菌药所能抑制或杀灭的微生物的范围，是临床选药的基础。抗菌范围小的称为窄谱抗菌药，如异烟肼仅对结核分枝杆菌有效；对多数病原微生物均有效的药物称为广谱抗菌药，如四环素不仅对革兰氏阳性菌和革兰氏阴性菌有抗菌作用，对衣原体、支原体、立克次体等也有抑制作用。

（3）抗菌活性：是指抗菌药在体外或体内对特定细菌或真菌的抑杀程度，常用最低抑菌浓度（MIC）和最低杀菌浓度（MBC）两个指标来衡量。

（4）抑菌药与杀菌药：仅能抑制细菌或真菌生长繁殖而无杀灭作用的药物称为抑菌药，具有杀灭细菌或真菌作用的药物称为杀菌药。

（5）化疗指数（CI）：一般用 LD_{50} 与 ED_{50} 的比值来表示，是衡量化疗药物（包括抗菌药、抗病毒药、抗寄生虫药和抗肿瘤药）有效性和安全性的重要参数。通常 CI 越大，药物的安全性越大，临床应用价值越高。

（6）抗菌后效应（PAE）：是指细菌或真菌与抗菌药短暂接触后，在抗菌药浓度低于 MIC 或被消除的情况下，细菌或真菌生长仍受到抑制的效应。PAE 长的药物，可延长给药间隔时间。

（7）首次接触效应：是指抗菌药在初次接触细菌或真菌时有强大的抗菌效应，再度接触时不再出现该强大效应，或连续接触后抗菌效应并不明显地增强，需要间隔相当长的时间以后才会再起作用。例如，氨基糖苷类抗生素有明显的首次接触效应。

二、抗菌药的作用机制

抗菌药主要通过干扰病原菌的生化代谢过程，影响其结构和功能而呈现抑菌或杀菌作用。其作用机制主要包括以下五个方面。

（一）抑制病原菌细胞壁的合成

细胞壁具有维持细胞的正常形态、抵抗细胞内外渗透压差的作用。β-内酰胺类抗生素、万古霉素等均可抑制细胞壁的合成，造成细胞壁缺损，使菌体失去屏障作用。由于菌体内渗透压高，水分会不断渗入，最终菌体膨胀、变形、破裂而死亡。

（二）影响病原菌细胞膜的通透性

细菌细胞膜是由类脂质和蛋白质分子构成的一种半透膜，具有维持渗透屏障、运送物质等作用。多黏菌素类抗生素、两性霉素B等能选择性地与病原菌细胞膜中的磷脂或固醇类物质结合，使细菌细胞膜的通透性增加，导致菌体内的核苷酸、蛋白质、氨基酸等重要营养成分外漏，造成病原菌死亡。

（三）抑制病原菌蛋白质的合成

蛋白质是生命的物质基础，是构成细胞的基本有机物，而核糖体是蛋白质合成的重要场所。氯霉素、林可霉素、大环内酯类、四环素和氨基糖苷类等抗生素可选择性地与病原菌核糖体的亚基结合，抑制蛋白质的合成，从而导致病原菌死亡。

> **集思广"议"**
>
> 上述药物是否会影响人体蛋白质的合成？为什么？

（四）影响病原菌核酸的合成

喹诺酮类可抑制DNA促旋酶，使DNA复制、mRNA转录等功能受阻而导致细菌死亡；利福平能与依赖DNA的RNA多聚酶结合，从而抑制mRNA合成，致使细菌死亡。

（五）影响病原菌叶酸的代谢

病原菌不能直接利用周围环境中的叶酸，必须自身合成供自体使用。磺胺类药物和甲氧苄啶可分别抑制二氢叶酸合成酶和二氢叶酸还原酶，导致病原菌叶酸合成受阻。叶酸缺乏会使菌体核酸和蛋白质合成受阻，导致病原菌的生长繁殖不能进行。

三、病原菌的耐药性

耐药性是指病原菌对药物的敏感性下降甚至消失的现象。

（一）耐药性的分类

1. 天然耐药性

天然耐药性又称固有耐药性，是由病原体的基因决定的，不会改变。

2. 获得性耐药性

获得性耐药性是指病原体与药物多次接触后改变了自身的代谢途径，对药物的敏感性降低或消失，不会被药物杀灭。有些病原菌对某种药物产生耐药性后，对其他同类或不同类的药物也会产生耐药性，称为交叉耐药性。

细菌的耐药性及合理用药

（二）耐药性产生的机制

1. 产生灭活酶

病原菌产生的灭活酶主要有两种：① 水解酶，如 β-内酰胺酶，可水解青霉素类和头孢菌素类药物的 β-内酰胺环而使其灭活；② 钝化酶，又称合成酶，如乙酰转移酶，可改变氨基糖苷类抗菌药的结构，使其抗菌活性丧失。

2. 降低外膜的通透性

病原菌与抗菌药接触后，可通过改变膜孔蛋白的性质和数量来降低膜通透性而产生获得性耐药。例如，革兰氏阴性菌可通过减少膜孔蛋白的数量或减小孔径，使经这些通道进入的药物减少。

3. 改变靶位结构

抗菌药影响病原菌生化代谢过程的作用部位，称为靶位。病原菌可通过改变靶位结构（如降低靶蛋白与抗菌药的亲和力、增加靶蛋白的数量等）影响抗菌药对靶位的作用。例如，耐磺胺菌株通过降低体内二氢叶酸合成酶（靶位酶）与磺胺类药的亲和力而对磺胺类药产生耐药性。

4. 改变自身代谢途径

有些病原菌可通过改变自身代谢途径而改变对营养物质的需求。例如，耐磺胺菌株不再利用对氨基苯甲酸等合成自身需要的叶酸，而是直接利用外源性叶酸。

5. 增强主动流出系统

有些病原菌可通过增强主动流出系统的活性，使药物进入菌体的速度小于排出速度，在菌体内不能达到有效浓度。因该机制引起耐药的药物有四环素类、喹诺酮类、大环内酯类、氯霉素类、β-内酰胺类等。

> **集思广"议"**
>
> 你听说过"超级细菌"吗？你认为超级细菌可能是如何形成的？

项目十一　抗菌药

> **医药前沿**
>
> ### 《遏制微生物耐药国家行动计划（2022—2025年）》政策解读
>
> **起草背景**
>
> 微生物耐药是全球公共健康领域面临的重大挑战，也是各国政府和社会广泛关注的世界性问题。世界卫生组织多年来呼吁各国重视微生物耐药问题，联合国大会、世界卫生大会、G20峰会等重要国际会议多次研究讨论微生物耐药问题。
>
> 为进一步加强遏制耐药工作，落实《中华人民共和国生物安全法》关于应对微生物耐药的要求，积极回应国际国内关切，国家卫生健康委在评估总结过去几年工作效果的基础上，对包括细菌耐药在内的微生物耐药进行统筹考虑，牵头研究起草了《遏制微生物耐药国家行动计划（2022—2025年）》（以下简称《行动计划》）。该文件广泛征求了各地卫生健康行政部门、相关单位等有关方面意见，由国家卫生健康委、教育部、科技部等13个部门联合印发实施。
>
> **主要内容**
>
> 《行动计划》包括四方面内容，即总体要求、主要目标、主要任务和保障措施。
>
> （1）总体要求：《行动计划》确立了预防为主、防治结合、综合施策的原则，聚焦微生物耐药存在的突出问题，创新体制机制和工作模式。到2025年，在微生物耐药国家治理体系、公众健康素养、专业人员防控能力、抗微生物药物合理应用、科技研究和国际交流合作等方面，均取得明显进步。
>
> （2）主要目标：《行动计划》以定量指标为主设立了9项指标，作为遏制微生物耐药工作的重要导向。同时，将作为《行动计划》年度进展监测和评估的主要依据。
>
> （3）主要任务：《行动计划》根据当前形势和问题形成了8项主要任务，并明确了每项任务的责任部门。一是坚持预防为主，降低感染发生率；二是加强公众健康教育，提高耐药认识水平；三是加强培养培训，提高专业人员防控能力；四是强化行业监管，合理应用抗微生物药物；五是完善监测评价体系，为科学决策提供依据；六是加强相关药物器械的供应保障；七是加强微生物耐药防控的科技研发；八是广泛开展国际交流与合作。
>
> （4）保障措施：《行动计划》要求加强组织领导和监测评估，建立完善应对微生物耐药有关部门间协调联系机制。加强执行过程监测和结果评估，推动任务落实。充分发挥专家力量，提供技术支撑。从多个方面保障遏制微生物耐药工作的有效落实和可持续。
>
> （资料来源：医政医管局官网，有改动）

四、抗菌药的合理应用

抗菌药对感染性疾病的防治具有重要的作用，但随着抗菌药的广泛使用，尤其是滥用，也带来了许多新问题，如过敏反应、二重感染、细菌耐药性等。为了充分发挥抗菌药的抗菌作用，减少不良反应及延缓耐药性的产生，必须合理用药。

（一）抗菌药治疗性应用的基本原则

1. 诊断为细菌性感染者方有指征应用抗菌药

根据患者的症状、体征、实验室检查或放射、超声等影像学结果，诊断为细菌、真菌感染者方有指征应用抗菌药；由结核分枝杆菌、非结核分枝杆菌、支原体、衣原体、螺旋体、立克次体及部分原虫等病原微生物所致的感染亦有指征应用抗菌药。缺乏细菌及上述病原微生物感染的临床或实验室证据，诊断不能成立者，以及病毒性感染者，均无应用抗菌药指征。

2. 尽早查明感染病原，根据病原种类及药物敏感试验结果选用抗菌药

抗菌药品种的选用，原则上应根据病原菌种类及病原菌对抗菌药敏感性，即细菌药物敏感试验（以下简称"药敏试验"）的结果而定。因此有条件的医疗机构，对临床诊断为细菌性感染的患者应在开始抗菌治疗前，及时留取相应合格标本（尤其血液等无菌部位标本）送病原学检测，以尽早明确病原菌和药敏结果，并据此调整抗菌药治疗方案。

3. 抗菌药的经验治疗

对于临床诊断为细菌性感染的患者，在未获知细菌培养及药敏结果前，或无法获取培养标本时，可根据患者的感染部位、基础疾病、发病情况、发病场所、既往抗菌药用药史及其治疗反应等推测可能的病原体，并结合当地细菌耐药性监测数据，先给予抗菌药经验治疗。待获知病原学检测及药敏结果后，结合先前的治疗反应调整用药方案；对培养结果阴性的患者，应根据经验治疗的效果和患者情况采取进一步诊疗措施。

4. 按照药物的抗菌作用及其体内过程特点选择用药

各种抗菌药的药效学和人体药动学特点不同，因此各有不同的临床适应证。临床医师应根据各种抗菌药的药学特点，按临床适应证正确选用抗菌药。

5. 综合患者病情、病原菌种类及抗菌药特点制订抗菌治疗方案

根据病原菌、感染部位、感染严重程度和患者的生理、病理情况及抗菌药药效学和药动学证据制订抗菌治疗方案，包括抗菌药的选用品种、剂量、给药次数、给药途径、疗程及联合用药等。

（二）抗菌药预防性应用的基本原则

（1）用于尚无细菌感染征象但暴露于致病菌感染的高危人群。

（2）预防用药适应证和抗菌药选择应基于循证医学证据。

（3）应针对1种或2种最可能的细菌感染进行预防用药，不宜盲目地选用广谱抗菌药或多药联合预防多种细菌多部位感染。

（4）应限于针对某一段特定时间内可能发生的感染，而非任何时间可能发生的感染。

（5）应积极纠正导致感染风险增加的原发疾病或基础状况。可以治愈或纠正者，预防用药价值较大；原发疾病不能治愈或纠正者，药物预防效果有限，应权衡利弊决定是否预防用药。

（6）以下情况原则上不应预防使用抗菌药：普通感冒、麻疹、水痘等病毒性疾病，昏迷、休克、中毒、心力衰竭、肿瘤、应用肾上腺皮质激素等患者，留置导尿管、留置深静脉导管及建立人工气道（包括气管插管或气管切口）的患者。

（三）抗菌药的联合应用

单一药物可有效治疗的感染不需联合用药，仅在下列情况时有指征联合用药：

（1）病原菌尚未查明的严重感染，包括免疫缺陷者的严重感染。

（2）单一抗菌药不能控制的严重感染，需氧菌及厌氧菌混合感染，2种及2种以上复数菌感染，以及多重耐药菌或泛耐药菌感染。

（3）需长疗程治疗，但病原菌易对某些抗菌药产生耐药性的感染，如某些侵袭性真菌病；或病原菌含有不同生长特点的菌群，需要应用不同抗菌机制的药物联合使用，如结核和非结核分枝杆菌。

（4）毒性较大的抗菌药联合用药时剂量可适当减少，但需有临床资料证明其同样有效。例如，两性霉素B与氟胞嘧啶联合治疗隐球菌脑膜炎时，前者的剂量可适当减少，以减少其毒性反应。

联合用药时宜选用具有协同或相加作用的药物联合，如青霉素类、头孢菌素类或其他β-内酰胺类与氨基糖苷类联合。联合用药通常采用2种药物联合，3种及3种以上药物联合仅适用于个别情况，如结核病的治疗。此外，必须注意联合用药后药物不良反应亦可能增多。

 集思广"议"

如何才能减少超级细菌的产生？

 探索二　抗生素

一、β-内酰胺类

β-内酰胺类抗生素是指化学结构中含有β-内酰胺环的抗生素，包括青霉素类、头孢菌素类及其他β-内酰胺类（如碳青霉烯类、头霉素类等）。该类抗生素具有抗菌活性强、毒性低、疗效好、临床应用广泛的特点，是临床最常用的一类抗菌药物。

抗菌机制

多数β-内酰胺类抗生素具有相似的抗菌机制，其结构中的β-内酰胺环可与细菌细胞壁上的青霉素结合蛋白（PBP）结合，阻碍黏肽合成，使细菌细胞壁缺损，导致菌体肿胀、裂解、内容物外漏而死亡（细菌可通过产生β-内酰胺酶裂解β-内酰胺环而耐药）。

（一）青霉素类

根据来源不同，青霉素类抗生素可分为天然青霉素和半合成青霉素两类。

1. 天然青霉素

天然青霉素是从青霉菌培养液中提取获得的，其中以青霉素G（苄青霉素）相较稳定、抗菌作用强、毒性低。

青霉素G

临床常用青霉素G钠盐或钾盐的干燥粉末，干燥粉末在室温中保存数年仍具有抗菌活性，易溶于水，但水溶液不稳定，遇酸、碱、醇、重金属及氧化剂易被破坏。室温下放置24 h后，大部分即被降解，并可产生具有抗原性的物质，易引起过敏反应，故需临用时现配。

青霉素的诞生

体内过程

本药口服易被胃酸及消化酶破坏，吸收少且不规则，故不宜口服；肌内注射吸收迅速且完全，约30 min达血药浓度高峰，$t_{1/2}$为0.5～1 h。本药吸收后主要分布于细胞外液，可广泛分布于肝、肾、关节腔、精液、淋巴液等，房水和脑脊液中含量较低，但有炎症时，药物较易进入，并可达有效浓度。本药大部分经肾排泄。

本药为短效制剂，有效血药浓度一般可维持4～6 h，为使有效血药浓度时间延长，临床上可用其长效制剂，如普鲁卡因青霉素和苄星青霉素。前者一次注射80万U，可维持24 h；后者一次注射120万U，可维持15 d。但两者血药浓度低，只能用于治疗轻度感染或预防感染。

抗菌作用

青霉素为繁殖期杀菌药，抗菌谱较窄，其敏感菌主要包括：① 革兰氏阳性球菌，如溶血性链球菌、肺炎链球菌、草绿色链球菌、不产酶的金黄色葡萄球菌等；② 革兰氏阳性杆菌，如白喉棒状杆菌、炭疽杆菌、破伤风梭菌、产气荚膜梭菌等；③ 革兰氏阴性球菌，如脑膜炎球菌和淋病奈瑟球菌，但易耐药；④ 螺旋体（如梅毒螺旋体、回归热螺旋体、钩端螺旋体等）和放线菌。

临床应用

本药是敏感革兰氏阳性球菌和杆菌、革兰氏阴性球菌、螺旋体及放线菌所致感染的首选药。

1. 革兰氏阳性球菌感染　① 溶血性链球菌所致的感染，如蜂窝组织炎、丹毒、猩红热、咽炎、扁桃体炎等；② 草绿色链球菌引起的心内膜炎；③ 肺炎链球菌所致的感染，如大叶性肺炎、支气管炎、脓胸等；④ 敏感的金黄色葡萄球菌所致的感染，如疖、痈等。

2. 革兰氏阳性杆菌感染　如破伤风、白喉、气性坏疽等，但因青霉素G对细菌外毒素无效，故必须加用相应的抗毒素血清。

3. 革兰氏阴性球菌感染　脑膜炎球菌引起的流行性脑脊髓膜炎、淋病奈瑟球菌引起的淋病等。

4. 其他 ① 螺旋体所致的感染，如钩端螺旋体病、梅毒、回归热等；② 放线菌所致的感染，如局部肉芽肿样炎症、脓肿、多发性瘘管等。

不良反应

青霉素的过敏反应及防治

1. 过敏反应 此为本药最常见的不良反应，主要表现为药疹、发热、皮炎、血管神经性水肿等。严重者可出现过敏性休克，表现为胸闷、心悸、出冷汗、面色苍白、血压下降、脉搏细速、昏迷等，若抢救不及时，可出现呼吸困难、循环衰竭而危及生命。

防治措施：① 详细询问患者有无青霉素过敏史、其他药物过敏史及过敏性疾病史，对青霉素过敏者禁用，有其他药物过敏史或过敏性疾病史者慎用。② 凡初次用药、停药 72 h 以上及用药过程中更换不同批号者均需做皮试。皮试阳性者禁用；皮试阴性者仍有发生过敏性休克的可能，故用药后须观察 30 min。③ 避免饥饿时用药，避免滥用和局部用药。④ 用药前准备好急救药物（如肾上腺素）和抢救设备。⑤ 药液应现配现用。⑥ 一旦发生过敏性休克，立即皮下或肌内注射肾上腺素 0.5～1 mg，严重者可稀释后缓慢静脉注射或滴注，必要时加用糖皮质激素和抗组胺药，以增强疗效。对呼吸困难者，给予吸氧或人工呼吸，必要时做气管切开。

2. 赫氏反应 本药在治疗梅毒、炭疽、钩端螺旋体、鼠咬热等时，可使症状加剧，表现为全身不适、寒战、高热、咽痛、肌痛、心率加快等，可能与大量病原体被杀死后释放的物质有关。

3. 其他 肌内注射可产生局部疼痛、红肿、硬结，钾盐尤甚；大剂量应用可引起青霉素脑病，表现为肌肉痉挛、抽搐、昏迷等。

2. 半合成青霉素

天然青霉素具有抗菌谱窄、不耐酸、不耐酶等缺点，为此，人们以天然青霉素的基本结构为原料，合成了耐酸、耐酶、抗菌谱广的半合成青霉素，其抗菌机制和不良反应与青霉素相似。根据特点不同，半合成青霉素主要可分为五类，如表 11-1 所示。

表 11-1　常用的半合成青霉素

类型	代表药物	特点	应用
耐酸青霉素	青霉素 V 等	① 耐酸，口服吸收好；② 不耐酶；③ 抗菌谱与青霉素相似，但抗菌活性弱于青霉素	用于轻度感染或预防感染
耐酶青霉素	苯唑西林、氯唑西林、双氯西林、氟氯西林等	① 耐酸，可口服；② 耐酶；③ 抗菌谱与青霉素相似，但抗菌活性弱于青霉素	主要用于耐青霉素的金黄色葡萄球菌感染
广谱青霉素	氨苄西林、阿莫西林等	① 耐酸，可口服；② 不耐酶；③ 抗菌谱广，对革兰氏阳性菌和革兰氏阴性菌均有作用	主要用于敏感菌所致的呼吸道、泌尿道、胃肠道和胆道感染，以及伤寒、副伤寒等
抗铜绿假单胞菌青霉素	羧苄西林、磺苄西林、哌拉西林、替卡西林、美洛西林、阿洛西林等	① 不耐酸，需注射给药；② 不耐酶；③ 抗菌谱广，对革兰氏阳性菌和革兰氏阴性菌均有作用，对铜绿假单胞菌作用强	主要用于铜绿假单胞菌及其他肠杆菌所致的感染

续表

类型	代表药物	特点	应用
抗革兰氏阴性菌青霉素	美西林、替莫西林等	① 口服吸收差，需注射给药；② 耐酶，对革兰氏阴性菌产生的β-内酰胺酶稳定；③ 对革兰氏阴性菌作用强，对革兰氏阳性菌作用弱，对铜绿假单胞菌无效	主要用于革兰氏阴性菌所致的泌尿道、软组织感染等

（二）头孢菌素类

头孢菌素类抗生素是以顶头孢霉培养得到的天然头孢菌素 C 为原料，经半合成改造得到的一类抗生素。

抗菌作用与临床应用

头孢菌素类抗菌药物

根据抗菌谱、抗菌活性、对β-内酰胺酶的稳定性及肾毒性的不同，头孢菌素类药物可分为五代，如表11-2所示。

表11-2 常用头孢菌素类药物的分类、作用特点和临床应用

分类	代表药物	作用特点	临床应用
第一代	头孢噻吩、头孢氨苄、头孢羟氨苄、头孢唑林、头孢拉定等	① 对革兰氏阳性菌的作用强，对革兰氏阴性菌作用弱，对铜绿假单胞菌无效；② 对金黄色葡萄球菌产生的β-内酰胺酶较稳定，对革兰氏阴性菌产生的β-内酰胺酶稳定性差；③ 有肾毒性	主要用于敏感菌所致的呼吸道、泌尿道、皮肤、软组织等的感染
第二代	头孢克洛、头孢呋辛、头孢孟多等	① 对革兰氏阳性菌的作用较第一代弱，对革兰氏阴性菌作用较第一代强；② 部分药物对厌氧菌有效，对铜绿假单胞菌无效；③ 对β-内酰胺酶较稳定；④ 肾毒性较小	主要用于敏感菌所致的肺炎、泌尿道感染、败血症、腹腔和盆腔感染等
第三代	头孢噻肟、头孢他啶、头孢曲松、头孢哌酮等	① 对革兰氏阳性菌的作用较第一、二代弱，对革兰氏阴性菌、铜绿假单胞菌和厌氧菌作用较强；② 对β-内酰胺酶稳定性较高；③ 几乎没有肾毒性	主要用于敏感肠杆菌科细菌等革兰氏阴性杆菌引起的严重感染
第四代	头孢匹罗、头孢吡肟等	① 对革兰氏阳性菌、革兰氏阴性菌和铜绿假单胞菌均有强大的抗菌作用；② 对β-内酰胺酶高度稳定；③ 无肾毒性	主要用于治疗对第三代头孢菌素耐药的细菌感染
第五代	头孢洛林、头孢吡普等	① 对革兰氏阳性菌的作用较第四代强，尤其对耐甲氧西林葡萄球菌、耐万古霉素金黄色葡萄球菌、耐青霉素的肺炎链球菌等有效，对革兰氏阴性菌的作用与第四代相似；② 对厌氧菌有效；③ 对β-内酰胺酶高度稳定；④ 无肾毒性	主要用于已被证明或强烈怀疑由多重耐药菌或泛耐药菌引起的感染

不良反应

1. 过敏反应　本类药物可致药热、皮疹、荨麻疹等,偶见过敏性休克。与青霉素类有部分交叉过敏反应,因此对青霉素过敏者慎用。

2. 肾毒性　第一代头孢菌素大剂量应用可出现肾损害,表现为蛋白尿、血尿、血中尿素氮升高,甚至肾衰竭。应避免与氨基糖苷类、强效利尿药合用。肾功能不全者慎用。

3. 双硫仑样反应　头孢孟多、头孢哌酮等有抑制乙醛脱氢酶的作用,服药期间饮酒或饮用含乙醇的饮料、药物可引起乙醛在体内蓄积而出现双硫仑样反应,表现为面部潮红、视物模糊、头痛、头晕、恶心、呕吐等,甚至血压下降、休克等。

4. 其他　多数头孢菌素可致恶心、呕吐、食欲缺乏等;第三、四代头孢菌素偶可致二重感染;头孢孟多、头孢哌酮可引起低凝血酶原血症或血小板减少而致出血,可用维生素K防治。

(三) 其他 β-内酰胺类

1. 碳青霉烯类

碳青霉烯类具有广谱、强效、耐酶、毒性低等特点,代表药物有亚胺培南、美罗培南等。本类药物对革兰氏阳性、革兰氏阴性的需氧菌和厌氧菌均有强大的抗菌作用,临床主要用于多重耐药革兰氏阴性杆菌感染、严重的需氧菌与厌氧菌混合感染及病原未查明的严重感染(美罗培南尚可用于敏感菌所致的脑膜炎),常见恶心、呕吐、腹泻等不良反应,大剂量可致惊厥、意识障碍等中枢神经系统反应。

需要注意的是,亚胺培南在体内易被肾小管的二肽酶灭活而失效,故需与等量肽酶抑制剂西司他丁联合应用才能发挥作用。

2. 头霉素类

头霉素类代表药物有头孢西丁、头孢美唑、头孢替坦等。本类药物的抗菌谱和抗菌作用与第二代头孢菌素相仿,对β-内酰胺酶极其稳定,主要用于治疗由需氧菌和厌氧菌所致的腹腔、盆腔及妇科的混合感染。常见不良反应有药疹、静脉炎、嗜酸性粒细胞增多、蛋白尿等。

3. 氧头孢烯类

氧头孢烯类代表药物主要为拉氧头孢和氟氧头孢。本类药物具有与第三代头孢菌素类相似的抗菌谱广和抗菌活性强的特点,对β-内酰胺酶高度稳定,主要用于敏感菌所致的泌尿道、呼吸道、胆道、妇科感染,以及脑膜炎和败血症。不良反应以皮疹多见,偶见凝血酶原减少和出血症状。

4. 单环 β-内酰胺类

氨曲南

氨曲南对革兰氏阴性菌有强大的抗菌活性,对革兰氏阳性菌和厌氧菌作用弱,具有耐酶、低毒、与青霉素类交叉过敏少等特点,主要用于治疗革兰氏阴性杆菌所致的下呼吸道感染、尿路感染、皮肤软组织感染,以及脑膜炎和败血症等。本药不良反应较少,偶有皮疹、血清氨基转移酶升高、胃肠不适等。

5. β-内酰胺酶抑制药

本类药物主要有克拉维酸、舒巴坦、他唑巴坦。此类药物本身没有或仅有很弱的抗菌活性，但可抑制 β-内酰胺酶，因此临床上多与 β-内酰胺酶类抗生素联合应用，以提高疗效。常用的复方制剂有阿莫西林/克拉维酸、替卡西林/克拉维酸、氨苄西林/舒巴坦、头孢哌酮/舒巴坦、哌拉西林/他唑巴坦等。

需要指出的是，β-内酰胺类抗生素和 β-内酰胺酶抑制药联合应用，可提高因产酶而耐药的细菌对抗生素的敏感性，但长期使用仍有耐药性继续产生或加重的可能，导致感染更加难以控制。因此，对复方制剂，应更加严格控制其适应证，强调合理用药，杜绝滥用。

二、大环内酯类

大环内酯类抗生素是一类具有大内酯环结构的抗生素，其抗菌机制是作用于细菌核糖体，抑制细菌蛋白质的合成。目前临床常用的药物有红霉素、罗红霉素、克拉霉素、阿奇霉素等。

红霉素

体内过程

本药口服易被胃酸破坏，故其一般制成肠溶片或酯类制剂。本药吸收后广泛分布于体内，尤以胆汁中浓度高，但不易透过血-脑屏障。本药主要在肝代谢，经胆汁排泄，少量以原形经肾排泄，$t_{1/2}$ 为 1.4～2 h。

抗菌作用

本药的抗菌谱与青霉素相似而略广，对革兰氏阳性菌（如金黄色葡萄球菌、肺炎球菌、白喉棒状杆菌等）有较强的抑制作用，对部分革兰氏阴性菌（如脑膜炎奈瑟菌、淋病奈瑟球菌、百日咳鲍特菌、流感嗜血杆菌、弯曲杆菌等）也有相当的抑制作用，此外，对衣原体、支原体、立克次体、螺旋体等也有抑制作用。

临床应用

本药可作为替代品用于对青霉素过敏的革兰氏阳性菌感染，亦可用于耐青霉素的金黄色葡萄球菌感染；可作为军团菌病、支原体肺炎、沙眼衣原体所致婴儿肺炎和结肠炎、弯曲杆菌所致败血症或肠炎、白喉及白喉带菌者的首选药；还可替代青霉素用于治疗炭疽、气性坏疽、放线菌病、梅毒等。

不良反应及注意事项

1. **胃肠道反应** 本药可致恶心、呕吐、腹痛、腹泻等胃肠道反应。
2. **肝损害** 大剂量或长期应用可引起肝损害，表现为转氨酶升高、胆汁淤积性黄疸等，一般停药后数日可自行恢复。
3. **其他** 偶见药疹、发热、暂时性耳聋、假膜性肠炎、心律失常等。

罗红霉素

罗红霉素耐酸，口服吸收好（空腹服用吸收更好），$t_{1/2}$ 长达 8.4～15.5 h。其抗菌谱与红霉素相似，对军团菌、肺炎支原体、肺炎衣原体等作用较强，但对流感嗜血杆菌等革兰氏阴性菌的作用较红霉素弱，主要用于敏感菌所致的呼吸道、泌尿道、皮肤软组织、耳鼻咽喉等部位的感染。不良反应以胃肠道反应为主，偶见皮疹、皮肤瘙痒、头痛、头晕等。

病例分析

患者，女，34 岁，受凉后出现寒战、高热，继而出现胸痛、咳嗽，遂入院就诊。查体：体温 38.6 ℃，肺部呼吸音稍弱，未闻及干、湿啰音。诊断：支原体肺炎。

医生开具处方如下：

罗红霉素片　150 mg×12 片

用法：150 mg　一日 2 片　饭后口服

请思考：
1. 医生为该患者使用罗红霉素的依据是什么？
2. 应如何为该患者进行用药指导？

阿奇霉素

阿奇霉素口服吸收迅速，生物利用度约为 37%，$t_{1/2}$ 约为 41 h。本药抗菌谱较红霉素广，对革兰氏阴性菌的作用明显强于红霉素，对肺炎支原体、流感嗜血杆菌、淋球菌、弯曲菌等的作用较强，临床主要用于敏感菌所致的急性咽炎、急性扁桃体炎、支气管炎、肺炎、尿道炎、宫颈炎、皮肤软组织感染、沙眼等。本药不良反应少，主要是胃肠反应。

三、林可霉素类

本类药物包括林可霉素和克林霉素。两药具有相同的抗菌谱和抗菌机制（与大环内酯类相同），但后者口服吸收更好、抗菌活性更高、临床疗效更优、不良反应更少，故临床更为常用。

体内过程

克林霉素口服吸收好，生物利用度约为 87%，且不受进食影响；林可霉素口服吸收差，生物利用度仅为 20%～35%。两者吸收后均可广泛分布（其中骨组织中的浓度较高），可透过胎盘，但不易透过血-脑屏障，主要在肝代谢，经胆汁排泄，小部分经肾排泄。

抗菌作用

本类药物的抗菌谱与红霉素相似，对各类厌氧菌有强大的抗菌作用，对大多数革兰氏阳性菌有很强的抗菌活性，对部分需氧革兰氏阴性球菌、人型支原体和沙眼衣原体也有抑制作用，对肠球菌、革兰氏阴性杆菌、耐甲氧西林金黄色葡萄球菌、肺炎支原体无效。大多数细菌对两药存在完全交叉耐药，与大环内酯类之间也存在交叉耐药。

临床应用

本类药物主要用于厌氧菌引起的口腔、腹腔和妇科感染，也可用于革兰氏阳性菌引起的呼吸道、皮肤软组织和胆道感染，以及败血症、心内膜炎等。对金黄色葡萄球菌引起的骨髓炎，本类药物为首选药。

不良反应

本类药物的不良反应主要为胃肠道反应，表现为恶心、呕吐、腹泻等；长期应用可引起假膜性肠炎，口服万古霉素或甲硝唑可治疗；偶见皮疹、一过性中性粒细胞减少、血小板减少、血清氨基转移酶升高等。

四、多肽类

（一）糖肽类

糖肽类包括万古霉素、去甲万古霉素、替考拉宁，其抗菌机制是抑制细菌细胞壁的合成。

体内过程

本类药物口服不易吸收，肌内注射可引起剧烈疼痛和组织坏死，故只宜静脉给药。其在体内分布广，可进入各种组织，可透过胎盘，但不易透过血-脑屏障，$t_{1/2}$ 约为 6 h，主要以原形经肾排泄。

抗菌作用

本类药物对革兰氏阳性菌有强大的杀菌作用，对耐甲氧西林金黄色葡萄球菌和耐甲氧西林表皮葡萄球菌的作用尤为显著。

临床应用

本类药物主要用于严重革兰氏阳性菌感染，特别是耐甲氧西林金黄色葡萄球菌、耐甲氧西林表皮葡萄球菌、肠球菌属及耐青霉素肺炎链球菌所致的感染；也可用于对青霉素过敏的严重革兰氏阳性菌感染。口服给药可用于治疗假膜性肠炎。

不良反应

本类药物毒性较大，大剂量应用可致耳鸣、听力减退，甚至耳聋，也可损伤肾小管，导致蛋白尿、管型尿、少尿、血尿等，因此，用药期间应注意听力变化，一旦出现耳鸣应立即停药，同时应避免与氨基糖苷类、多黏菌素类、强效利尿药等合用，以免增加耳毒性和肾毒性。此外，本类药物也可导致发热、皮疹、皮肤瘙痒等不良反应。

（二）多黏菌素类

多黏菌素类是从多黏芽孢杆菌培养液中提取的一组多肽抗生素，临床常用的为多黏菌素 B、多黏菌素 E 和多黏菌素 M。

多黏菌素对革兰氏阴性杆菌作用强，对革兰氏阴性球菌、革兰氏阳性菌和真菌无效。本类药物的作用机制是作用于细菌细胞膜，使膜的通透性增加，菌体重要成分外漏，导致细菌死亡。本类药物毒性较大，临床应用较受限，主要用于治疗敏感菌引起的感染及烧伤后铜绿假单胞菌感染，主要不良反应为肾损害，也可引起一系列神经系统症状。

五、氨基糖苷类

（一）氨基糖苷类的共性

氨基糖苷类是由氨基醇环和氨基糖分子以苷键连接而成的碱性化合物，包括链霉素、新霉素、卡那霉素、妥布霉素、庆大霉素、西索米星等天然品和阿米卡星、奈替米星等人工半合成品。本类药物化学结构相同，故在药动学、抗菌作用、临床应用及不良反应等方面有许多共同特性。

体内过程

本类药物口服不易吸收，仅用于肠道感染时。全身感染一般采用肌内注射，吸收迅速而完全。血浆蛋白结合率低，穿透力弱，主要分布在细胞外液，在肾皮质、内耳和外淋巴液中浓度高，可通过胎盘屏障，不易透过血-脑屏障，主要以原形经肾排泄。

抗菌作用

本类药物对需氧革兰氏阴性杆菌（如大肠埃希菌、克雷伯菌属、肠杆菌属、变形杆菌属、志贺菌属、枸橼酸杆菌属、沙雷菌属、沙门菌属、产碱杆菌属、不动杆菌属等）具有强大的抗菌作用，有的品种对铜绿假单胞菌、金黄色葡萄球菌及结核分枝杆菌等也有一定的抗菌作用；对奈瑟菌属作用较弱；对链球菌属和厌氧菌多无效。

本类药物属于静止期杀菌药，其抗菌机制主要是抑制细菌蛋白质合成，增加细菌细胞膜的通透性，使菌体内容物外漏而致细菌死亡。

临床应用

本类药物主要用于敏感需氧革兰氏阴性杆菌所致的全身感染，如呼吸道、泌尿道、皮肤软组织、胃肠道、烧伤、骨关节感染及脑膜炎等，对于严重感染，需合用其他抗革兰氏阴性杆菌的抗菌药；也可口服用于治疗消化道感染、肠道术前准备等。此外，链霉素和卡那霉素可作为结核病的治疗药物。

不良反应

1. 耳毒性 包括前庭功能失调和耳蜗听神经损伤。前庭功能失调表现为眩晕、恶心、呕吐、眼球震颤、平衡失调等；耳蜗听神经损伤表现为耳鸣、听力减退，甚至耳聋。因此，儿童和老年人慎用本类药物；用药期间应经常询问患者有无眩晕、耳鸣等先兆症状，并定期为其进行听力检查；避免与可增加耳毒性的药物（如万古霉素、强效利尿药、甘露醇等）合用。

氨基糖苷类抗生素的耳毒性及其预防

2. 肾毒性 主要表现为蛋白尿、管型尿、血尿等，严重时可致氮质血症、无尿和肾衰竭。因此，老年人及肾功能不全者慎用；用药期间应随时注意监测肾功能的变化；避免与有肾毒性的药物（如磺胺类药、呋塞米等）合用。

3. 神经肌肉阻滞 大剂量胸腔、腹腔给药或静脉滴注时，药物可与神经肌肉接头突触前膜的钙结合部位结合，抑制神经末梢释放乙酰胆碱，引起心肌抑制、四肢无力、呼吸衰竭等。一旦发生，可用新斯的明和钙剂解救。

4. 过敏反应 常见皮疹、发热、血管神经性水肿、口周发麻等。其中，链霉素可引起过敏性休克，发生率仅次于青霉素，但死亡率更高（防治措施与青霉素相同）。

（二）常用的氨基糖苷类抗生素

链霉素

链霉素是最早用于临床的氨基糖苷类抗生素，由于其耳毒性和肾毒性发生率高、耐药菌株多，极大地限制了其应用范围。目前，临床主要用于：① 结核病，常与利福平、异烟肼等合用，以增强疗效，延缓耐药性的产生；② 鼠疫和兔热病，为首选药；③ 溶血性链球菌、草绿色链球菌、肠球菌等所致的心内膜炎，与青霉素合用可产生协同作用；④ 布鲁氏菌病，与四环素类或氯霉素合用疗效较好。

庆大霉素

庆大霉素口服吸收很少，肌内注射吸收迅速而完全，主要用于革兰氏阴性杆菌严重感染（如败血症、肺炎、腹腔感染、骨髓炎、脑膜炎等）、铜绿假单胞菌感染，口服可用于肠道感染和肠道术前准备。不良反应以肾毒性较多见，耳毒性以前庭功能失调为主，偶见过敏反应。

妥布霉素

妥布霉素的抗菌作用与庆大霉素相似，对铜绿假单胞菌的作用较突出，主要用于各种革兰氏阴性杆菌的严重感染，尤其是铜绿假单胞菌感染，不良反应比庆大霉素轻。

阿米卡星

阿米卡星（丁胺卡那霉素）在本类药物中的抗菌谱最广，其突出优点是对革兰氏阴性杆菌和铜绿假单胞菌产生的多种氨基苷类灭活酶稳定。临床主要用于治疗对其他氨基糖苷类抗生素耐药菌株所致的泌尿道感染、肺部感染、骨关节感染、皮肤软组织感染、菌血症、败血症等。不良反应以听力损害较常见，肾毒性较庆大霉素低，偶见过敏反应。

奈替米星

奈替米星的抗菌谱与庆大霉素相似，对耐其他氨基糖苷类抗生素的革兰氏阴性杆菌和耐青霉素的金黄色葡萄球菌感染有效，主要用于敏感菌所致的呼吸道、消化道、泌尿道、皮肤软组织等部位的感染。本药耳毒性和肾毒性较小。

六、四环素类

本类药物包括四环素、土霉素、金霉素等天然品,以及多西环素、米诺环素等半合成品。

体内过程

天然四环素类口服吸收不完全,易受食物的影响;半合成四环素类口服吸收较完全,受食物影响较小。酸性药物(如维生素C)可促进本类药物吸收,碱性药物(如抗酸药)可降低其溶解度而影响其吸收,多价阳离子(如 Ca^{2+}、Mg^{2+}、Al^{3+}、Fe^{2+}等)能与其络合而影响其吸收。本类药物吸收后广泛分布于全身,易沉积在新形成的牙齿和骨骼中,易通过胎盘,但不易透过血-脑屏障,多数以原形经肾排出,部分经肝代谢排入胆汁。

抗菌作用

本类药物抗菌谱广,对革兰氏阳性菌、革兰氏阴性菌、支原体、衣原体、立克次体、螺旋体、放线菌等均有抑制作用。抗菌机制为抑制细菌蛋白质的合成,属于快速抑菌药。

临床应用

本类药物应用广泛,可作为立克次体感染、支原体感染、衣原体感染及螺旋体感染的首选药。

不良反应

1. **局部刺激** 口服后易引起恶心、呕吐、上腹不适、腹胀等胃肠道刺激症状,餐后服用可减轻。

2. **二重感** ① 真菌感染,如白假丝酵母菌引起的鹅口疮、肠炎等,可用抗真菌药治疗;② 假膜性肠炎,由难辨梭状芽孢杆菌引起,表现为剧烈腹泻、肠壁坏死、发热、严重脱水或休克,可用万古霉素或甲硝唑治疗。

3. **影响骨骼和牙齿的生长** 四环素类可与新形成的骨骼、牙齿中所沉积的钙结合,从而影响牙齿发育和骨骼生长,故妊娠期妇女、哺乳期妇女及8岁以下儿童禁用。

4. **其他** 长期大剂量口服可引起肝、肾损害,偶见皮疹、药热、血管神经性水肿等过敏反应。

多西环素

多西环素主要随胆汁进入肠道排泄,少量经肾排泄,肾功能减退时,药物自胃肠道的排泄增多,故肾功能不全者也可使用。本药主要用于呼吸道感染,也可用于需用四环素类而又合并肾功能不全的患者,常见胃肠道刺激症状等不良反应,较少引起二重感染。

七、氯霉素类

氯霉素

本药口服吸收快而完全，可广泛分布于全身各组织和体液中，易通过血-脑屏障，主要在肝代谢，经肾排泄。本药抗菌谱广，对革兰氏阴性菌的作用较革兰氏阳性菌强，一般起抑菌作用，但对肺炎链球菌、脑膜炎奈瑟菌和流感嗜血杆菌具有杀菌作用；对立克次体、沙眼衣原体、支原体、螺旋体等也有效。抗菌机制为抑制菌体蛋白质合成，属速效抑菌药。

因本药可引起骨髓造血功能抑制等严重毒性反应，故临床应用较为受限，目前主要用于：① 氨苄西林耐药流感嗜血杆菌、脑膜炎奈瑟菌和肺炎链球菌所致的脑膜炎；② 伤寒，但一般不作为首选药；③ 局部感染，如沙眼、结膜炎等。

探索三 合成抗菌药

一、喹诺酮类

喹诺酮类是含有 4-喹诺酮母核的合成抗菌药，根据合成先后和抗菌性能，可分为四代：第一代以萘啶酸为代表，仅对部分革兰氏阴性杆菌有效，口服吸收差，抗菌作用弱，毒副作用大，现已淘汰；第二代以吡哌酸为代表，抗菌谱有所扩大，对大多数革兰氏阴性杆菌有效，且对铜绿假单胞菌有效；第三代药物在结构中引入氟原子，即氟喹诺酮类，具有抗菌谱广、抗菌活性强的特点，代表药有诺氟沙星、环丙沙星、氧氟沙星、左氧氟沙星等；第四代为新氟喹诺酮类，代表药物有莫西沙星、吉米沙星等。

（一）喹诺酮类的共性

体内过程

大部分喹诺酮类药物口服吸收好，生物利用度可达 80% 以上，血浆蛋白结合率低，在组织和体液中分布广泛，且组织和体液中的药物浓度比血药浓度高。大多数药物以原形经肾排泄。

抗菌作用

第三代喹诺酮类抗菌谱广，不仅对革兰氏阴性菌（如大肠埃希菌、痢疾志贺菌、铜绿假单胞菌、伤寒沙门菌、流感嗜血杆菌、淋病奈瑟菌等）具有强大的抗菌作用，对革兰氏阳性菌（如金黄色葡萄球菌、链球菌、肠球菌等）、结核分枝杆菌、支原体、衣原体等也有效。第四代对部分厌氧菌也有作用。本类药物通过抑制细菌 DNA 促旋酶，阻碍细菌 DNA 的复制而导致细菌死亡。

近年发现对本类药物耐药的菌株有增长趋势，以金黄色葡萄球菌（尤其是耐甲氧西林金黄色葡萄球菌）、表皮葡萄球菌、肺炎球菌、大肠埃希菌、铜绿假单胞菌等相对多见，本类药物与其他抗菌药之间较少存在交叉耐药，但本类药物之间有明显的交叉耐药。

临床应用

1. **泌尿生殖系统感染**　环丙沙星、氧氟沙星等对泌尿道感染、细菌性前列腺炎、非复杂性淋病奈瑟菌尿道炎和宫颈炎等具有明显疗效。
2. **胃肠感染与伤寒**　本类药物可用于治疗志贺菌引起的急、慢性菌痢，中毒性菌痢和沙门菌引起的肠胃炎；对伤寒沙门菌引起的伤寒，可作为成年患者的首选药。
3. **呼吸系统感染**　左氧氟沙星或莫西沙星与万古霉素合用，首选用于治疗对青霉素高度耐药的肺炎球菌感染；本类药物可代替大环内酯类治疗支原体肺炎、衣原体肺炎等。
4. **其他**　本类药物易渗入骨组织，可用于治疗骨髓炎和骨关节感染；对皮肤软组织感染、耳鼻喉感染等也有效；也可作为 β-内酰胺类治疗全身感染的替代药。

不良反应及注意事项

1. **胃肠道反应**　常见恶心、呕吐、上腹不适等症状，一般较为轻微。
2. **神经系统反应**　表现为头晕、头痛、失眠、共济失调等，严重时可致复视、抽搐、意识改变、幻觉等。
3. **过敏反应**　主要表现为皮疹、瘙痒、红斑、血管神经性水肿等，个别患者可出现光敏性皮炎。
4. **软骨损伤**　本类药物可引起关节痛、关节肿胀等，也可影响软骨发育，故未成年人、妊娠期妇女和哺乳期妇女禁用。
5. **其他**　大剂量或长期应用易致肝肾损害，少数患者可出现肌肉酸痛、肌无力等。

（二）常用喹诺酮类药物

诺氟沙星

诺氟沙星（氟哌酸）为第一个用于临床的第三代喹诺酮类药物。该药抗菌谱广、抗菌作用强，主要用于敏感菌引起的胃肠道、呼吸道、泌尿生殖道、皮肤、耳鼻喉等部位的感染。不良反应主要有胃肠道反应、过敏反应，偶见转氨酶升高。肾功能不良者慎用。

环丙沙星

环丙沙星为抗菌谱最广的喹诺酮类药物之一，对革兰氏阳性菌和阴性菌均有强大的杀灭作用，对铜绿假单胞菌、淋病奈瑟菌、流感嗜血杆菌、金黄色葡萄球菌、肠球菌、肺炎链球菌、嗜肺军团菌的抗菌活性明显高于其他同类药物及头孢菌素类、氨基糖苷类等，对耐 β-内酰胺类或耐庆大霉素的致病菌也常有效，但对厌氧菌无效。本药常用于敏感菌所致的呼吸道、泌尿生殖道和胃肠道感染，也可用于口腔、皮肤软组织、骨与关节等部位的感染。常见不良反应为胃肠道反应，也可致神经系统反应，偶见过敏反应和关节痛。

氧氟沙星

氧氟沙星口服吸收迅速而完全，生物利用度高，体内分布广，易透过血-脑屏障，对革兰氏阳性菌、革兰氏阴性菌、结核分枝杆菌、衣原体和部分厌氧菌有杀菌作用。本药主要用于敏感菌所致的呼吸道、泌尿生殖道、胆道、皮肤软组织、盆腔等部位的感染，也可作为二线药物与其他抗结核药联合使用治疗结核病，不良反应有胃肠道反应和转氨酶升高，偶见轻度中枢神经系统症状。

左氧氟沙星为氧氟沙星的左旋体，其抗菌活性是氧氟沙星的 2 倍。

莫西沙星

莫西沙星为第四代喹诺酮类药物，抗菌谱广，对多数革兰氏阳性菌和阴性菌、厌氧菌、结核分枝杆菌、衣原体和支原体均具有较强的抗菌活性，临床主要用于敏感菌所致的急、慢性呼吸道感染，包括急性鼻窦炎、慢性支气管炎急性发作、社区获得性肺炎等，也可用于皮肤软组织感染。

二、磺胺类

磺胺类药物是最早用于治疗全身性感染的人工合成抗菌药，现部分用途已被抗生素和喹诺酮类取代，但由于其抗菌谱广，对某些感染性疾病（如流行性脑脊髓膜炎、鼠疫、卡氏肺孢子菌肺炎等）有显著疗效，特别是与甲氧苄啶合用后抗菌活性显著增强，故在抗感染治疗中仍有一定的位置。

（一）磺胺类的共性

体内过程

本类药物口服吸收快而完全，体内分布广泛，血浆蛋白结合率为 25%～95%，血浆蛋白结合率低的药物易透过血-脑屏障。本类药物主要经肝乙酰化后失活，主要经肾排泄，原形药及代谢物在酸性尿液中溶解度低，易析出结晶而对肾造成损害。

抗菌作用

本类药物抗菌谱较广，对大多数革兰氏阳性菌和阴性菌均有抑制作用，其中对溶血性链球菌、脑膜炎奈瑟菌、痢疾志贺菌较为敏感，对葡萄球菌、鼠疫耶尔森菌、肺炎链球菌、大肠埃希菌、流感嗜血杆菌、沙眼衣原体及放线菌也有效，对螺旋体、立克次体、支原体无效。

本类药物可抑制二氢叶酸合成酶，阻碍二氢叶酸合成，进而影响核酸和蛋白质的合成，从而抑制细菌的生长繁殖。细菌对磺胺类药物易产生耐药性，且磺胺类药物之间有交叉耐药性。

不良反应

1. **泌尿系统损害** 本类药物及其代谢产物在尿液中的溶解度低，易析出结晶，引起

项目十一　抗菌药

尿痛、血尿、结晶尿、尿少，甚至尿闭。

2．过敏反应　常见皮疹、药热等，严重者可出现剥脱性皮炎。

3．对血液和造血系统的影响　长期用药可引起粒细胞减少、再生障碍性贫血及血小板减少。葡萄糖-6-磷酸脱氢酶缺乏者易出现溶血反应，应禁用。

4．其他　本类药物可引起恶心、呕吐、腹痛、肝损害等；少数患者可出现头晕、头痛、乏力、精神不振等，用药期间应避免高空作业和驾驶；新生儿和早产儿用后可出现胆红素脑病，故新生儿、早产儿及哺乳期妇女禁用。

（二）常用磺胺类药物

1．用于全身性感染的磺胺类药物

磺胺嘧啶

磺胺嘧啶（SD）口服易吸收，能透过血-脑屏障，脑脊液中浓度较高，临床主要用于流行性脑脊髓膜炎的治疗或预防，是诺卡菌属引起的肺部感染、脑炎或脑脓肿的首选药。本药使用时应增加饮水量，必要时碱化尿液以减轻肾损害。

医药先锋

俯仰一世，乐在药中

安静娴，中国化学制药企业第一位工程院院士，著名化学制药专家，曾任东北制药总厂技术员、工程师、磺胺分厂副厂长、研究所副所长。

安静娴从小将未来职业定为医生，做医生的念头伴随她升入高中，但高中二年级时一次偶然外出买药看见的事情，让安静娴开始重新考虑自己的专业选择。那天，她去西单附近的大药房买药，结果看见所陈列的药都是进口药。不仅如此，即便对家境殷实的安静娴来说，药价也十分昂贵，更别提普通百姓了。同时，安静娴想到，自己认识的人里有为数不少的医生，却没有一个是搞药的。经过一番思考，她得出一个结论，没有国产的药，即使知道病因也没办法医治。这个结论，让安静娴做了一个决定，"我放弃了当医生的初衷，立志学药，并决定报考北京大学"。

1947年9月，安静娴如愿考取了北京大学药学系。5年之后，23岁的安静娴进入东北制药总厂。进入制药企业偏离了安静娴自己最初的职业规划，"我挺想去科研单位的，去做纯科研研究"。因为这个想法，安静娴想在实习结束后便离开。"工厂里整年到头就生产几个品种，同样的品种转来转去，我觉得没意思。"安静娴不愿留下的原因并不复杂。

二十世纪五六十年代，东北制药总厂生产的药品中有一个化学名叫磺胺嘧啶的产品，是当时治疗一般感染的广谱抗菌药，也是脑炎的首选药。这条生产线在那个时代的中国已经算是很先进了，但因技术所限，当时的工艺路线反应周期长、原料消耗多、污染严重，技术本身存在安全隐患，动不动就会发生爆炸。车间的一个工人因为爆炸而意外死亡，这件事对安静娴的触动很大。安静娴觉得自己所学是可以解决一些问题的，比如老旧生产路线的改进。这个想法不仅让安静娴留了下来，也让磺胺嘧啶合成新路线的研发成了她的第一个成果。安静娴把发现磺胺嘧啶新路线形容为"后面有个东西追着似的，非得让你快点走不可。这个过程当然辛苦，可辛苦之余也有乐趣。就是解决完一个困难，大伙还没高兴完呢，第二个困难又来了，再想办法解决。我就觉得又紧张又挺高兴的"。过程绝非安静娴说的轻描淡写般简单，仅摸索安全条件反应一项，在试验中经历了几次爆炸，安静娴都已经记不清了。无数次试验之后，安静娴率先在国内研究出合成磺胺嘧啶的工艺新线路，工人的生产环境得到极大改善，那一年她刚过而立之年。

23岁进入东药，79岁停止工作，安静娴一生未曾离开工厂和生产线。56个春秋，她身边景象不断变化，心中梦想依旧灿烂。与梦想相随的是，从最初磺胺嘧啶新工艺路线到抗疟新药脑疟佳的研发成功，从头孢菌素系列产品到全合成黄连素及新药长春西汀，不断填补着国内空白。她的一生，乐在药中。

（资料来源：人民网，有改动）

磺胺甲噁唑

磺胺甲噁唑（SMZ，新诺明）口服易吸收，抗菌作用强，在尿中乙酰化率高，易析出结晶，长期使用应与碳酸氢钠同服，临床用于敏感菌引起的呼吸道、消化道及泌尿道感染。

2. 用于肠道感染的磺胺类药物

柳氮磺吡啶

柳氮磺吡啶（SASP）口服吸收少，在肠道分解释放出磺胺吡啶和5-氨基水杨酸，前者有较弱的抗菌作用，后者有抗炎和免疫抑制作用，临床主要用于溃疡性结肠炎。

3. 外用磺胺类药物

磺胺米隆

磺胺米隆（SML）的抗菌谱广，对铜绿假单胞菌、金黄色葡萄球菌和破伤风芽孢杆菌有效，抗菌活性不受脓液和坏死组织的影响，药物可迅速穿透坏死组织到达感染部位，适用于治疗Ⅱ、Ⅲ度烧伤继发创面感染。

磺胺嘧啶银

磺胺嘧啶银（SD-Ag）具有磺胺嘧啶和银盐两者的作用，具有广谱抗菌活性，且银盐有收敛和促进创面愈合的作用，临床主要用于预防或治疗Ⅱ、Ⅲ度烧伤继发创面感染。

磺胺醋酰钠

磺胺醋酰钠（SA-Na）局部应用穿透力强，可透入眼部晶状体及眼内组织，且几乎无刺激性，临床主要用于敏感菌所致的眼部感染，如结膜炎、角膜炎等，也可用于沙眼和衣原体感染的辅助治疗。

三、甲氧苄啶

甲氧苄啶又称磺胺增效剂，其抗菌谱与磺胺类相似，抗菌作用强，可抑制细菌二氢叶酸还原酶，阻碍四氢叶酸的合成，从而干扰菌体核酸的合成，抑制细菌的生长繁殖。

本药口服吸收迅速而完全，体内分布广，易透过血-脑屏障，单用易产生耐药性，与磺胺类药物合用可使细菌的叶酸代谢受到双重阻断，使抗菌活性提高数倍至数十倍，甚至呈现杀菌作用，并减少耐药菌株的出现。临床常将其与 SMZ 或 SD 组成复方制剂，即复方磺胺甲噁唑或双嘧啶，用于治疗呼吸道、泌尿道、消化道等部位的感染。

本药常见不良反应有恶心、呕吐、皮疹等，长期应用可引起巨幼细胞贫血、白细胞和血小板减少。妊娠期妇女、哺乳期妇女、早产儿、新生儿、严重肝肾疾病者及血液病患者禁用。

四、硝基咪唑类

本类药物目前为厌氧菌、阴道滴虫和阿米巴原虫的首选杀菌药，临床常用药物有甲硝唑、替硝唑、奥硝唑、塞克硝唑等。

甲硝唑

甲硝唑分子中的硝基在无氧环境中可被还原为氨基，抑制 DNA 的合成而发挥抗厌氧菌作用，对革兰氏阴性厌氧杆菌、革兰氏阳性厌氧芽孢杆菌和所有厌氧球菌均有较强的杀灭作用。临床主要用于敏感厌氧菌引起的感染，如牙周炎、中耳炎、盆腔炎、腹膜炎、阑尾炎等；尚可用于治疗肠内和肠外阿米巴病、阴道滴虫病、贾第鞭毛虫病；也可用于幽门螺杆菌感染所致的胃窦炎，但应注意幽门螺杆菌对甲硝唑的耐药率呈上升趋势。本药常见不良反应有恶心、食欲缺乏、腹痛、腹泻等，也可致头痛、眩晕、肢体麻木等，少数患者可出现皮疹、白细胞减少、口腔金属味等。

五、硝基呋喃类

临床常用的硝基呋喃类主要为呋喃妥因、呋喃唑酮和呋喃西林。

呋喃妥因

呋喃妥因（呋喃坦啶）为广谱抗菌药，对大肠埃希菌、肠球菌、葡萄球菌、淋病奈瑟菌、志贺菌、沙门菌等有良好的抗菌活性，主要用于敏感菌所致的泌尿道感染，在酸性尿中抗菌活性可增强。本药的不良反应主要为胃肠道反应，偶见皮疹、药热等，大剂量可致周围神经炎；葡萄糖-6-磷酸脱氢酶缺乏者可发生溶血性贫血。

呋喃唑酮

呋喃唑酮（痢特灵）口服吸收少，肠腔浓度高。本药的抗菌谱与呋喃妥因相似，主要用于治疗肠炎和细菌性痢疾；也有抗幽门螺杆菌作用，可用于治疗消化性溃疡。不良反应与呋喃妥因相似，但较轻。

病例分析

王女士，38岁，因会阴部瘙痒1个月到医院就诊。查体：白带呈脓性泡沫状，有臭味，阴道分泌物检查可见滴虫。诊断：滴虫性阴道炎。

请思考：
1. 可为该患者选用哪类药物进行治疗？
2. 应如何对该患者进行用药指导？

探索四 抗结核药

结核病是由结核分枝杆菌引起的慢性传染病，可累及多个脏器，以肺部受累最多见。抗结核药是能抑制或杀灭结核分枝杆菌，治疗结核病的药物。根据药物的疗效、不良反应和患者的耐受情况，抗结核药可分为两类：① 一线抗结核药，包括异烟肼、利福平、乙胺丁醇、吡嗪酰胺、链霉素等，特点是疗效高、不良反应少；② 二线抗结核药，主要有对氨基水杨酸、丙硫异烟胺、阿米卡星、卡那霉素、卷曲霉素等，毒性较大、疗效较差，多与一线药物联合应用。近几年，人们又开发出一些疗效较好、毒副作用相对较小的新一代抗结核药，如利福喷汀、左氧氟沙星、莫西沙星等。

一、常用抗结核药

（一）一线抗结核药

异烟肼

体内过程

异烟肼（INH）口服吸收快而完全，吸收后在体内分布广泛，穿透力强，易通过血-脑屏障和浆膜腔，也可透入巨噬细胞、纤维化或干酪样病灶中，主要在肝乙酰化后失活，代谢产物及部分原形药物经肾排泄。由于遗传差异，异烟肼在肝内乙酰化的速度有快、慢之分，异烟肼乙酰化速度慢者服药后血药浓度较高、显效快，但易发生神经系统毒性反应。

抗菌作用

本药对结核分枝杆菌具有高度选择性，主要通过抑制结核分枝杆菌细胞壁特有的分枝菌酸合成而发挥抗菌作用，对繁殖期的结核分枝杆菌有杀灭作用，对静止期的结核分枝杆菌有抑制作用，且对细胞内、外的结核分枝杆菌均有效。本药单用易产生耐药性，与其他抗结核药无交叉耐药性，常联合用药，以延缓耐药性的产生。

临床应用

本药为各种类型的结核病的首选药，除早期轻症肺结核或预防用药时可单独使用外，常与其他抗结核药联合应用，以防耐药性的产生。此外，尚可用于治疗部分非结核分枝杆菌病（结核分枝杆菌和麻风分枝杆菌以外的分枝杆菌引起的疾病）。

不良反应

1. **神经毒性** 多见于慢乙酰化代谢型患者，常用量可致肌肉痉挛、四肢麻木等周围神经炎症状，大剂量可引起头痛、眩晕、失眠、反射亢进等中枢神经系统兴奋症状。其原因是异烟肼的结构类似于维生素 B_6，可产生竞争性抑制，使维生素 B_6 利用受阻、排泄增加，导致人体内维生素 B_6 缺乏，可同服维生素 B_6 防治。

2. **肝毒性** 可见氨基转移酶升高、黄疸，严重者可出现肝小叶坏死，35 岁以上及快代谢型者多见。用药期间应定期检查肝功能，肝功能不全者慎用。

3. **其他** 偶见胃肠道反应、皮疹、发热、粒细胞减少等。

利福平

体内过程

利福平（RFP）口服吸收迅速，易受食物影响，宜空腹服用。对氨基水杨酸钠可阻碍其吸收，两者联合应用时应间隔 8～12 h。本药穿透力强，可分布于全身各组织和体液中，主要经肝代谢，代谢产物及原形药大部分经胆汁排泄，可形成肝肠循环。本药呈橘红色，可将尿液、泪液、痰液、汗液等染成橘红色。

抗菌作用

本药为广谱抗菌药，对结核分枝杆菌、麻风分枝杆菌和革兰氏阳性球菌（尤其是耐药金黄色葡萄球菌）有强大的抗菌作用，对部分革兰氏阴性菌和沙眼衣原体也有抑制作用。其抗菌机制为选择性抑制细菌 DNA 依赖的 RNA 聚合酶，阻碍菌体 RNA 合成。本药单用易产生耐药性，与其他抗结核药之间无交叉耐药性，故常联合用药。

临床应用

本药主要用于治疗各种类型的结核病，对耐药金黄色葡萄球菌、肺炎球菌和其他敏感菌所致的感染也有明显疗效，还可用于治疗沙眼、结膜炎、角膜炎、麻风病。

不良反应

1. **胃肠道反应** 常见恶心、呕吐、腹痛、腹泻等，一般不严重。
2. **肝毒性** 长期大剂量使用可引起黄疸、转氨酶升高、肝肿大等。慢性肝病患者、酒精中毒者或与异烟肼合用时发生率高。
3. **过敏反应** 少数患者可出现皮疹、药热等，偶见白细胞减少、血小板减少等。
4. **流感样综合征** 大剂量间歇使用时，少数患者可出现畏寒、发热、头痛、嗜睡、肌肉酸痛等类似感冒的症状。
5. **其他** 偶见疲乏、嗜睡、头昏、运动失调等神经系统不良反应；动物实验证实有致畸作用，故妊娠 3 个月以内患者禁用。

乙胺丁醇

乙胺丁醇（EMB）口服吸收好，分布广泛，主要以原形经肾排泄。本药对繁殖期的结核分枝杆菌有较强的抑制作用，单用可产生耐药性，但耐药性产生较慢，与其他抗结核药之间无交叉耐药性，常与利福平、异烟肼等联用治疗各种类型的结核病。大剂量 [>15 mg/（kg·d）] 长期用药可引起球后神经炎，表现为弱视、视野缩小、辨色力减弱、红绿色盲等；偶见胃肠道反应、过敏反应、肝毒性、高尿酸血症等。视神经炎和 13 岁以下患者禁用，痛风、肾功能减退者及妊娠期妇女慎用。

吡嗪酰胺

吡嗪酰胺（PZA）口服易吸收，分布广泛，在脑脊液中的浓度较高，主要经肝代谢，经肾排泄。本药仅对结核分枝杆菌有抑制和杀灭作用，在酸性环境中抗菌作用增强，在中性和碱性环境中几乎无作用。本药单用易产生耐药性，与其他抗结核药无交叉耐药性，一般与其他抗结核药合用治疗各型结核病。长期大剂量使用可引起严重的肝损害，还可诱发痛风、光敏反应等，用药期间应避免日光直射。

链霉素

链霉素（SM）是最早用于抗结核病的药物，作用弱于异烟肼和利福平，穿透力弱，不易透过血-脑屏障，也不易渗入纤维化、干酪样病灶，临床主要与其他抗结核药合用治疗浸润型或粟粒型肺结核。长期应用本药，耳毒性发生率较高。

（二）二线抗结核药

对氨基水杨酸钠

对氨基水杨酸钠（PAS-Na）仅对结核分枝杆菌有较弱的抑制作用，耐药性产生缓慢，常与异烟肼、链霉素等合用以增强疗效，延缓耐药性产生。常见的不良反应为胃肠道刺激症状，偶见过敏反应，长期大剂量应用可出现肝功能损伤。

二、抗结核药的应用原则

（一）早期用药

早期病灶内的结核分枝杆菌生长繁殖旺盛，对药物敏感，细菌易被抑制或杀灭；同时病灶部位血液供应好，药物易于渗入病灶内，达到较高的药物浓度。此外，此时机体抵抗力强，有助于控制病变的进展。

（二）联合用药

单用一种药物时，结核分枝杆菌极易产生耐药性，联合用药可以延缓耐药性的产生，提高疗效。临床常将两种或两种以上的抗结核药联合应用，一般多在异烟肼的基础上加用1~2种其他抗结核药，对严重结核病，则应三药或四药联合应用。

（三）适量用药

用药剂量过大，会使不良反应多且严重；用药剂量过小，不仅难见疗效，而且易使细菌产生耐药性。因此，必须根据患者的年龄、体重等，给予适当的治疗剂量。

（四）规律用药

规律用药可以保持相对稳定的血药浓度，以达到杀菌的作用。时用时停或随意变换用量，可导致血药浓度高低不一，在低浓度下达不到杀菌和抑菌作用，而且易诱发细菌的耐药性。

（五）全程用药

应用抗结核药物后，很多症状在短期内即可消失，大部分敏感菌在2个月左右已被杀灭，但此时非敏感菌和细胞内的结核分枝杆菌可能依然存活，只有坚持用药才能最终杀灭非敏感菌和细胞内的结核分枝杆菌，达到减少复发的目的。

病例分析

胡女士，30岁，5日前因感冒后出现咳嗽、咯血，伴有午后低热、盗汗到院就诊。查体：体温37.8 ℃，双肺呼吸音正常，胸片可见左上肺有斑片状阴影，伴空洞形成。诊断：左上肺结核。医生开具处方如下：

异烟肼片　0.3 g　一日1次　口服　清晨空腹顿服
利福平片　0.45 g　一日1次　口服　清晨空腹顿服
吡嗪酰胺片　0.5 g　一日3次　口服　清晨空腹顿服

请思考：
1. 医生为该患者同时开具以上几种药物的依据是什么？
2. 应如何对该患者进行用药指导？

探索五 抗真菌药

真菌感染一般分为浅部真菌感染和深部真菌感染。浅部真菌感染较多见，常为各种癣菌侵犯皮肤、毛发、指（趾）甲等引起的各种癣症；深部真菌感染多由白念珠菌、新型隐球菌等侵袭内脏器官和深部组织引起，发病率低，但病情严重，甚至可危及生命。抗真菌药是指能抑制真菌生长繁殖或杀灭真菌的药物。

一、抗深部真菌药

两性霉素 B

体内过程

两性霉素 B 口服和肌注均难吸收，且刺激性大，一般采用缓慢静脉滴注。本药不易通过血-脑屏障，主要在肝代谢，经肾排泄。

抗菌作用

本药对多种深部真菌（如白念珠菌、新型隐球菌、球孢子菌、荚膜组织胞浆菌等）有强大的抑菌作用。其作用机制是与真菌细胞膜中的麦角固醇结合，增加膜的通透性，导致菌体内的重要物质（如氨基酸、电解质等）外漏，使真菌生长停止或死亡。

临床应用

本药为深部真菌感染治疗的首选药。静脉滴注可治疗深部真菌感染性疾病，真菌性脑膜炎需鞘内注射；口服仅用于肠道真菌感染；局部应用可治疗眼部、皮肤等浅部真菌感染。

不良反应及注意事项

本药毒性较大，静脉滴注可致寒战、高热、头痛、恶心、呕吐，有时可致血压下降、眩晕等，滴注过快可致心室颤动或心搏骤停；还可致肾损害、低钾血症、贫血等，偶见过敏反应。

本药禁用生理盐水配制（可产生沉淀），应用 5%葡萄糖注射液稀释，并需避光缓慢静脉滴注。为减少不良反应，滴注前可先给予解热镇痛药和抗组胺药，同时在滴注液中加一定量的氢化可的松或地塞米松。

氟胞嘧啶

氟胞嘧啶口服易吸收，穿透力强，分布广，能透过血-脑屏障。本药对隐球菌属、念珠菌属、球拟酵母菌等具有较高的抗菌活性，可干扰真菌核酸和蛋白质的合成，临床主要用于隐球菌和念珠菌感染，对隐球菌性脑膜炎疗效较好，单用疗效不如两性霉素 B，且易产生耐药性，常与两性霉素 B 合用。本药可致胃肠道反应、皮疹、发热、肝损害、骨髓抑制、白细胞或血小板减少等不良反应。

二、抗浅部真菌药

特比萘芬

特比萘芬口服吸收好，吸收后主要分布在皮肤角质层、毛囊、甲板等处，对各种浅部真菌有杀菌作用，对白念珠菌等深部真菌有较弱的抑菌作用，主要通过阻碍真菌细胞膜麦角固醇的合成而发挥抗真菌作用。本药主要外用或口服治疗体癣、手足癣、甲癣等，不良反应较轻，主要为胃肠道反应、皮疹等，偶见肝毒性。

制霉菌素

制霉菌素的抗真菌作用与两性霉素 B 相似，但对念珠菌属的抗菌活性较高。本药毒性大，不能注射给药，口服难吸收，可用于防治消化道念珠菌病，局部用药可治疗口腔、皮肤及阴道念珠菌感染。大剂量口服可有恶心、呕吐、腹泻等胃肠道反应，局部应用偶见刺激症状（如接触性皮炎），阴道用药可致白带增多。

三、广谱抗真菌药

唑类抗真菌药均为广谱抗真菌药，包括咪唑类（如克霉唑、咪康唑、酮康唑等，因毒性较大，目前主要用于浅表真菌感染或皮肤黏膜念珠菌感染的局部用药）和三唑类（如氟康唑、伊曲康唑等）。其作用机制是干扰真菌细胞膜麦角固醇的合成，使真菌细胞膜通透性增加，胞内重要物质外漏而发挥抑菌或杀菌作用。

酮康唑

酮康唑口服易吸收，但需足够的胃酸，血浆蛋白结合率高，不易透过血-脑屏障。本药对多种深部和浅表真菌均有强大的抗菌活性，临床主要用于治疗念珠菌病、芽生菌病、球孢子菌病、组织胞浆菌病、副球孢子菌病等。本药口服不良反应较多，常见胃肠道反应，且具有肝毒性，目前临床主要以皮肤局部应用为主，局部应用可引起红斑、烧灼感等。

氟康唑

氟康唑口服易吸收，体内分布较广，可通过血-脑屏障，主要以原形经肾排泄。本药对浅部和深部真菌均有抗菌作用，体内抗菌活性是酮康唑的 10～20 倍，临床主要用于念珠菌病、球孢子菌病、隐球菌病、芽生菌病、组织胞浆菌病等。不良反应可见恶心、腹痛、腹泻、皮疹等，偶见肝毒性。

伊曲康唑

伊曲康唑为广谱抗菌药，主要用于治疗深部真菌感染，对曲霉病、念珠菌病、球孢子菌病、隐球菌病、芽生菌病、组织胞浆菌病等均有疗效，也可用于浅部真菌感染，如体癣、手足癣、甲癣等。本药不良反应较轻，可致胃肠道反应，少见头痛、头晕、红斑、瘙痒、血管神经性水肿等，偶有一过性转氨酶升高。

以测验效

一、单项选择题

1. 抗菌活性是指（　　）。
   A. 药物抑制或杀灭细菌的范围　　B. 药物抑制或杀灭细菌的能力
   C. 药物穿透细菌细胞膜的能力　　D. LD_{50}
   E. ED_{50}

2. 抗菌药物的抗菌范围称为（　　）。
   A. 抗菌活性　　B. 抗菌后效应　　C. 抗菌谱　　D. 耐受性
   E. 耐药性

3. 可抑制 DNA 促旋酶，使 DNA 复制受阻而导致细菌死亡的药物是（　　）。
   A. 甲氧苄啶　　B. 诺氟沙星　　C. 利福平　　D. 红霉素
   E. 对氨基水杨酸

4. 抗菌药联合用药目的不包括（　　）。
   A. 提高疗效　　B. 扩大抗菌范围
   C. 减少耐药性的产生　　D. 延长作用时间
   E. 降低毒性

5. 机体对青霉素最易产生的不良反应是（　　）。
   A. 后遗效应　　B. 停药反应　　C. 特异质反应　　D. 过敏反应
   E. 赫氏反应

6. 下列关于第三代头孢菌素的说法，错误的是（　　）。
   A. 对肾脏基本无毒性
   B. 对革兰氏阳性菌的作用比第一、二代强
   C. 对革兰氏阴性菌的作用比第一、二代强
   D. 对铜绿假单胞菌的作用很强
   E. 对 β-内酰胺酶具有高度稳定性

7. 军团菌肺炎宜选用（　　）。
   A. 青霉素　　B. 头孢氨苄　　C. 红霉素　　D. 阿莫西林
   E. 氯霉素

8. 治疗金黄色葡萄球菌引起的骨髓炎，首选（　　）。
   A. 红霉素　　　B. 链霉素　　　C. 林可霉素　　　D. 头孢唑林
   E. 氯霉素
9. 氨基糖苷类抗生素的主要作用机制是抑制细菌的（　　）。
   A. 蛋白质合成　　B. 叶酸代谢　　C. DNA 合成　　D. 细胞壁合成
   E. 黏肽合成
10. 下列关于万古霉素的说法，错误的是（　　）。
    A. 对革兰氏阳性菌有强大的杀灭作用
    B. 可阻滞神经肌肉接头
    C. 可用于耐甲氧西林金黄色葡萄球菌所致的感染
    D. 可致耳毒性和肾脏损害
    E. 口服给药用于治疗假膜性肠炎
11. 青霉素水溶液久置（　　）。
    A. 可使药效增强　　　　　　B. 易致中枢不良反应
    C. 更易发生过敏反应　　　　D. 结构不会发生变化
    E. 肾毒性明显增加
12. 下列青霉素中，既耐酸也耐酶的是（　　）。
    A. 青霉素 V　　B. 氨苄西林　　C. 双氯西林　　D. 羧苄西林
    E. 磺苄西林
13. 青霉素 G 的抗菌谱不包括（　　）。
    A. 革兰氏阳性球菌　　　　　B. 革兰氏阴性球菌
    C. 革兰氏阳性杆菌　　　　　D. 革兰氏阴性杆菌
    E. 螺旋体
14. 下列关于青霉素不良反应的说法，错误的是（　　）。
    A. 可引起局部刺激症状，如注射部位疼痛、硬结等
    B. 有明显的肾毒性和耳毒性
    C. 可致过敏性休克、皮疹、血管神经性水肿等
    D. 可引起接触性皮炎、血清病样反应等
    E. 一旦发生休克，可用肾上腺素和糖皮质激素抢救
15. 下列药物中，属于 β-内酰胺酶抑制药的是（　　）。
    A. 氨曲南　　B. 头孢他啶　　C. 苯唑西林　　D. 他唑巴坦
    E. 羧苄西林
16. 氨基糖苷类抗菌药共同的不良反应不包括（　　）。
    A. 耳毒性　　B. 肾毒性　　C. 肝毒性　　D. 神经肌肉阻滞
    E. 过敏反应
17. 氨基糖苷类抗生素对下列细菌无效的是（　　）。
    A. 革兰氏阴性杆菌　　　　　B. 铜绿假单胞菌
    C. 结核分枝杆菌　　　　　　D. 厌氧菌
    E. 金黄色葡萄球菌

18. 磺胺类药物的不良反应不包括（　　）。
    A. 血小板增多　　B. 溶血反应　　C. 结晶尿　　D. 粒细胞减少
    E. 过敏反应

19. 下列细菌中，对磺胺类药物不敏感的是（　　）。
    A. 放线菌　　B. 溶血性链球菌　　C. 梅毒螺旋体　　D. 脑膜炎奈瑟菌
    E. 沙眼衣原体

20. 磺胺类药物的作用机制是与细菌竞争（　　）。
    A. 二氢叶酸还原酶　　　　　　B. 二氢叶酸合成酶
    C. 四氢叶酸还原酶　　　　　　D. 三氢叶酸还原酶
    E. 三氢叶酸合成酶

21. 甲氧苄啶的抗菌机制是（　　）。
    A. 破坏细菌的细胞壁　　　　　B. 抑制二氢叶酸合成酶
    C. 抑制二氢叶酸还原酶　　　　D. 抑制DNA螺旋酶
    E. 改变细菌细胞膜的通透性

22. 上呼吸道感染服用磺胺嘧啶时，加服碳酸氢钠的主要目的是（　　）。
    A. 增强抗菌疗效　　　　　　　B. 加快药物的吸收速度
    C. 防止发生过敏反应　　　　　D. 防止药物排泄过快
    E. 增加药物在尿中的溶解度

23. 呋喃唑酮主要用于治疗（　　）。
    A. 大叶性肺炎　　　　　　　　B. 肾盂肾炎
    C. 化脓性骨髓炎　　　　　　　D. 细菌性痢疾
    E. 结核性脑膜炎

24. 可用于治疗流行性脑脊髓膜炎的药物是（　　）。
    A. SMZ　　B. SASP　　C. SD-Ag　　D. SD
    E. SML

25. 喹诺酮类药物的抗菌机制是（　　）。
    A. 抑制DNA聚合酶　　　　　　B. 抑制肽酰基转移酶
    C. 抑制拓扑异构酶　　　　　　D. 抑制DNA依赖的RNA多聚酶
    E. 抑制DNA促旋酶

26. 患者，男，40岁，曾与多人发生性关系，不久前因身体不适前来就诊，发现患有淋病。因该患者有青霉素过敏史，那么应为其选用的治疗药物是（　　）。
    A. 阿莫西林　　　　　　　　　B. 第三代喹诺酮类
    C. 氨基糖苷类　　　　　　　　D. 第二代头孢菌素
    E. 第三代头孢菌素

27. 下列药物中，抗结核分枝杆菌作用最弱，单用没有临床价值的是（　　）。
    A. 利福平　　　　　　　　　　B. 链霉素
    C. 吡嗪酰胺　　　　　　　　　D. 对氨基水杨酸
    E. 乙胺丁醇

28. 各型结核病的首选治疗药物是（　　）。
    A．异烟肼　　　B．链霉素　　　C．吡嗪酰胺　　　D．利福平
    E．乙胺丁醇
29. 下列关于异烟肼体内过程的说法，错误的是（　　）。
    A．口服吸收完全　　　　　　B．体内分布广泛
    C．乙酰化代谢速度个体差异大　D．大部分以原形由肾排泄
    E．穿透力强，可以进入纤维化病灶
30. 异烟肼的不良反应不包括（　　）。
    A．肌肉痉挛　　B．中枢兴奋　　C．耳毒性　　　D．皮疹
    E．周围神经炎
31. 肝功能不全应避免或慎用的药物是（　　）。
    A．头孢唑林　　B．阿莫西林　　C．氨基糖苷类　D．氨苄西林
    E．利福平
32. 下列关于两性霉素B的说法，错误的是（　　）。
    A．增加真菌细胞膜的通透性　　B．毒性较大
    C．禁用生理盐水配制　　　　　D．不能与地塞米松合用
    E．具有强大的抗深部真菌作用
33. 两性霉素B最常见的急性毒性反应为（　　）。
    A．肾毒性　　　B．骨髓抑制　　C．肝损害　　　D．神经毒性
    E．高热、头痛、恶心等
34. 深部真菌感染的首选治疗药是（　　）。
    A．酮康唑　　　B．制霉菌素　　C．氟胞嘧啶　　D．两性霉素B
    E．伊曲康唑

二、病例分析题

1. 患儿，女，12岁，因发热、咽痛2天入院就诊，经检查诊断为急性扁桃体炎，给予青霉素等进行治疗，患儿皮试阴性。注射青霉素后约10 min，患儿突然出现面色苍白、冷汗如注，测血压50/30 mmHg，诊断为青霉素过敏性休克。
   请对上述病例进行分析：
   （1）应如何对该患儿进行抢救？
   （2）为避免发生青霉素过敏反应，可采取哪些预防措施？

2. 张女士，25岁，因腹痛、腹泻频繁到医院就诊。查体：体温38.6 ℃；血常规示白细胞$10×10^9$/L，中性粒细胞增高；黏液脓血便，镜检有大量的脓细胞和分散的红细胞，粪便培养有痢疾杆菌。诊断：细菌性痢疾。
   请对上述病例进行分析：
   （1）可选用哪类抗菌药为该患者进行治疗？
   （2）该类药物的抗菌特点是什么？

以行践学

抗炎药≠抗菌药

【活动背景】日常生活中，人们常说"抗菌消炎"。例如，我们经常会听到这样的说法："嗓子肿痛吃点消炎药，去药店买点××西林或头孢××""感冒后头疼脑热吃点消炎药，很快就好了"。其实，这是把"抗菌药"和"抗炎药"混为一谈了，而且"消炎药"的说法也不正确。

【活动内容】请以小组为单位，根据所学知识，并查阅相关资料，以"抗炎药≠抗菌药"为主题，制作一份科普海报或科普视频。要求：① 图文并茂，通俗易懂；② 能够以日常生活中常用的药物举例说明。

提示：除结合本项目所学知识外，还应结合"感染"和"炎症"两个概念，以及前面所学习的解热镇痛抗炎药的相关知识。

 以评促优

将对本项目的学习成果评价填入表 11-3 中。

表 11-3　项目学习成果评价表

班级			组号	
姓名			学号	
项目名称				
评价项目	评价标准	分值	评分	
			自评分	师评分
知识	熟悉抗菌药的相关概念和应用原则	10		
	了解抗菌药的作用机制和病原菌的耐药性	5		
	明确常用抗菌药的抗菌作用、临床应用、不良反应及注意事项	20		
	熟悉抗结核药的应用原则	5		
能力	能够根据疾病的性质合理选择抗菌药	15		
	能够指导患者科学用药，并能够正确处理抗菌药的不良反应	15		

续表

评价项目	评价标准	分值	评分	
			自评分	师评分
素质	具备科学用药、合理用药意识	10		
	能够以高度的责任感和使命感要求自己，积极主动地投入学习	5		
	具备自主探究学习和融会贯通的能力	10		
	具有团队精神，能够与小组成员高效沟通和协作	5		
合计		100		
总分（自评分×40%+师评分×60%）				
自我评价				
教师评价				

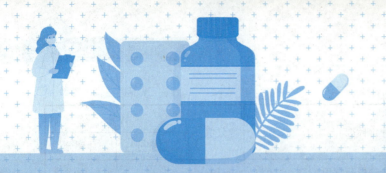

项目十二

抗病毒药

定靶导向

知识目标

- 掌握利巴韦林、干扰素、奥司他韦、阿糖腺苷、阿昔洛韦、拉米夫定、齐多夫定的抗病毒作用、临床应用、不良反应及注意事项。
- 熟悉其他抗病毒药的抗病毒作用、临床应用、不良反应及注意事项。

能力目标

- 能够根据疾病的性质选择相应的抗病毒药,并能指导患者合理用药。

素质目标

- 了解我国在艾滋病治疗方面做出的努力,树立人民至上、生命至上的理念。

以问导学

李女士,25岁,因口唇黏膜处经常出现水疱而就诊。患者自述发热时口唇周围常起针尖大小的水疱,常为一群,有时为两三群,自觉有轻度烧灼感,1周左右可自愈,反复发作,常伴有口腔溃疡、咽炎、舌炎等。拟诊:唇疱疹。医嘱:阿昔洛韦口服,一日5次,200 mg/次。

请思考:

1. 医生为该患者选择阿昔洛韦治疗的依据是什么?
2. 应如何为该患者做用药指导?

项目十二 抗病毒药

病毒（包括 DNA 病毒和 RNA 病毒）需寄生于宿主细胞内，并借助宿主细胞的代谢系统进行增殖复制。抗病毒药可通过干扰病毒吸附、阻止病毒穿入和脱壳、阻碍病毒在细胞内复制、抑制病毒释放或增强宿主抗病毒能力等方式呈现作用。理想的抗病毒药应选择性作用于病毒而对宿主细胞无损害，但目前多数抗病毒药对宿主细胞亦有一定的毒性，临床应用较为受限。

根据作用不同，抗病毒药大致可分为广谱抗病毒药、抗流感病毒药、抗疱疹病毒药、抗肝炎病毒药和抗人类免疫缺陷病毒药。

一、广谱抗病毒药

利巴韦林

利巴韦林（病毒唑）为广谱抗病毒药，对 DNA 病毒和 RNA 病毒均有抑制作用，如甲型和丙型肝炎病毒、流感病毒、呼吸道合胞病毒、腺病毒、疱疹病毒等，其抗病毒机制尚不完全清楚。目前，本药主要适用于婴幼儿呼吸道合胞病毒所致的细支气管炎和肺炎的严重者，也可用于治疗流行性出血热、丙型肝炎、单纯疱疹性角膜炎等。常见的不良反应有头痛、发热、恶心、呕吐、腹泻、皮疹等，严重者可出现溶血性贫血、心肌损害等。妊娠期妇女和血红蛋白病患者禁用本药。

干扰素

干扰素是机体细胞受病毒感染或其他诱导剂刺激后产生的一类具有生物活性的糖蛋白。其具有广谱抗病毒作用，通过使未受感染的细胞产生抗病毒蛋白而干扰病毒的复制和增殖，对 DNA 病毒和 RNA 病毒均有抑制作用，此外还具有免疫调节作用和抗恶性肿瘤作用。本药临床主要用于治疗慢性病毒性乙型肝炎、丙型肝炎和丁型肝炎，也可用于治疗小儿病毒性肺炎、带状疱疹、流行性腮腺炎、病毒性脑膜炎、巨细胞病毒感染等。不良反应少，常见倦怠、头痛、肌痛、全身不适等，偶见白细胞和血小板减少，停药可恢复，大剂量可出现共济失调、精神失常等。

二、抗流感病毒药

奥司他韦

奥司他韦可在体内转化为对流感病毒神经氨酸酶具有抑制作用的代谢物，有效抑制病毒颗粒释放，从而减少甲型和乙型流感病毒的播散。本药主要用于成人、1 岁及以上儿童甲型和乙型流感的治疗，也可用于成人、13 岁及以上青少年甲型和乙型流感的预防。不良反应主要有恶心、呕吐、失眠、头痛、腹痛，也可致腹泻、头晕、疲乏、鼻塞、咽痛、咳嗽等，偶见血尿、嗜酸性粒细胞增多、白细胞计数降低、皮疹、血管神经性水肿等。妊娠期和哺乳期妇女不推荐使用本药。

扎那米韦

扎那米韦可抑制流感病毒的神经氨酸酶，从而影响病毒颗粒的释放，临床主要用于成人、7 岁及以上儿童甲型和乙型流感的治疗，一般经口吸入给药。本药不良反应主要有头痛、头晕、胃肠功能紊乱、咳嗽、支气管炎等，罕见过敏反应（如口咽部水肿、严重皮疹等）、支气管痉挛、呼吸困难、面部水肿、惊厥、昏迷等。妊娠期和哺乳期妇女慎用本药。

医药智库

《流行性感冒诊疗方案（2020 年版）》中关于流感的抗病毒治疗

抗流感病毒治疗时机

重症或有重症流感高危因素的流感样病例，应当尽早给予经验性抗流感病毒治疗。发病 48 h 内进行抗病毒治疗可减少并发症、降低病死率、缩短住院时间，发病时间超过 48 h 的重症患者依然可从抗病毒治疗中获益。

非重症且无重症流感高危因素的患者，应当充分评价风险和收益，考虑是否给予抗病毒治疗。

抗流感病毒药物

我国目前上市的药物有神经氨酸酶抑制剂、血凝素抑制剂和 M2 离子通道阻滞剂三种。

（1）神经氨酸酶抑制剂：对甲型、乙型流感均有效，包括奥司他韦、扎那米韦、帕拉米韦。

（2）血凝素抑制剂：主要为阿比多尔，可用于成人甲、乙型流感的治疗。我国临床应用数据有限，需密切观察疗效和不良反应。

（3）M2 离子通道阻滞剂：包括金刚烷胺和金刚乙胺，对目前流行的流感病毒株耐药，不建议使用。

（资料来源：医政医管局官网，有改动）

三、抗疱疹病毒药

阿糖腺苷

阿糖腺苷为嘌呤核苷酸类衍生物，可通过抑制 DNA 多聚酶而干扰病毒 DNA 的复制，对单纯疱疹病毒、水痘-带状疱疹病毒、乙型肝炎病毒等均有抑制作用，临床主要用于治疗疱疹病毒感染所致的口炎、皮炎、脑炎，也可用于慢性乙型肝炎的辅助治疗。本药常见的不良反应为胃肠道反应，偶见中枢神经系统反应（如震颤、眩晕、幻觉、共济失调等），尚有氨基转移酶升高、血胆红素升高、血红蛋白减少、血细胞比容下降、白细胞减少等不良反应。

项目十二 抗病毒药

医药智库

警惕注射用单磷酸阿糖腺苷的安全风险

原国家食品药品监管总局发布的第 70 期《药品不良反应信息通报》中提示，要警惕注射用单磷酸阿糖腺苷的严重不良反应及超适应证用药风险。

国家药品不良反应病例报告数据库中有关注射用单磷酸阿糖腺苷的严重不良反应报告占总报告数的 5.05%，14 岁以下儿童不良反应的报告约占 80%。监测数据显示该品种存在超适应证用药现象，约占总报告数的 79.98%，如用于支气管炎、肺炎、呼吸道感染、扁桃体炎等。

根据国家药品不良反应病例报告数据库数据分析情况，原国家食品药品监管总局建议：

（1）注射用单磷酸阿糖腺苷容易发生严重过敏反应，如过敏性休克、过敏样反应、呼吸困难等，还可能会引起精神障碍和神经损害、骨髓抑制等。医务人员在使用本品前应详细询问患者的过敏史，对本品所含成分过敏者禁用，过敏体质者慎用。给药期间密切观察患者，一旦出现异常应立即停药并进行救治。

（2）注射用单磷酸阿糖腺苷在临床使用中超适应证用药现象比较突出，建议医务人员使用本品时应遵照药品说明书严格控制适应证。目前尚无儿童应用注射用单磷酸阿糖腺苷安全性和有效性的系统研究资料，建议儿童使用时权衡利弊。

（3）建议生产企业加强对注射用单磷酸阿糖腺苷的安全性监测，尤其关注儿童用药的安全性问题，同时加强对医务人员的宣传培训，确保产品安全性信息及时传达给医生和患者，指导临床合理用药，以减少严重药品不良反应的发生。

（资料来源：国家药品监督管理局官网，有改动）

阿昔洛韦

阿昔洛韦口服吸收差，但体内分布广，在被感染的细胞内可转化为阿昔洛韦三磷酸酯，对病毒 DNA 聚合酶产生强大的抑制作用，并可掺入病毒正在延长的 DNA 中，从而妨碍病毒 DNA 复制。本药对单纯疱疹病毒、水痘-带状疱疹病毒、巨细胞病毒等都有抑制作用，其中对单纯疱疹病毒的作用最强，是治疗单纯疱疹的首选药，局部可用于治疗疱疹性角膜炎、单纯疱疹和带状疱疹，口服或静脉注射给药可用于治疗单纯疱疹脑炎、生殖器疱疹、免疫缺陷患者单纯疱疹感染等。不良反应较少，可见皮疹、恶心、厌食等，静脉给药可见静脉炎。

碘 苷

碘苷（疱疹净）可竞争性抑制 DNA 合成酶，抑制病毒 DNA 合成。本药全身用药毒性大，临床仅局部用药，主要用于治疗单纯性疱疹性结膜炎、眼带状疱疹等，因很难穿透角膜，故对虹膜炎和深层角膜炎无效。常见不良反应为眼部刺痛、瘙痒、水肿、畏光等，长期应用可损伤角膜上皮。

四、抗肝炎病毒药

抗肝炎病毒药主要用于慢性病毒性肝炎和急性丙型肝炎的治疗，临床常用的有利巴韦林、干扰素、拉米夫定、恩替卡韦、阿德福韦、替诺福韦等。

拉米夫定

拉米夫定可选择性地抑制乙型肝炎病毒（HBV）复制，其作用机制为在被感染的细胞内转化为拉米夫定三磷酸酯，竞争性地抑制 HBV-DNA 聚合酶，同时终止 DNA 链的延长，抑制病毒 DNA 的复制。本药临床主要用于 HBV 所致的慢性乙型肝炎，也可与其他反转录酶抑制剂合用治疗人类免疫缺陷病毒感染。常见不良反应有头痛、乏力、肌肉关节酸痛、上腹不适、头晕、发热等，偶见皮疹、血小板减少等。妊娠期妇女禁用本药。

阿德福韦

阿德福韦在体内可被转化为具有抗病毒活性的阿德福韦二磷酸盐，抑制 DNA 聚合酶，使病毒的复制受到抑制，有较强的抗乙型肝炎病毒、人类免疫缺陷病毒及疱疹病毒的作用，可用于乙型肝炎病毒感染和人类免疫缺陷病毒感染。本药常见的不良反应有轻度血红蛋白升高、疲乏、头痛、恶心、腹胀、腹泻、消化不良等；偶见丙氨酸氨基转移酶和门冬氨酸氨基转移酶升高；罕见肝衰竭，个别患者停药后可出现肝炎严重恶化；此外，还可见瘙痒、皮疹、咽炎、鼻窦炎、咳嗽加重等。

五、抗人类免疫缺陷病毒药

人类免疫缺陷病毒（HIV）为双股正链 RNA 病毒，属于反转录病毒，主要有 HIV-1 和 HIV-2 两型，可致人类免疫缺陷，引起获得性免疫缺陷综合征（简称"艾滋病"，多由 HIV-1 引起）。目前临床上使用的抗 HIV 药物主要有反转录酶抑制剂、蛋白酶抑制剂和整合酶抑制剂，此外尚有通过阻止病毒吸附和融合宿主细胞膜而抗 HIV 的进入抑制剂（如马拉维若）和融合抑制剂（如恩夫韦肽）。

> **医药智库**
>
> **反转录病毒**
>
> 反转录病毒是指能编码反转录酶的 RNA 病毒。病毒 RNA 基因组可反转录为病毒 DNA，并整合在宿主染色体中一同复制。

（一）反转录酶抑制剂

反转录酶抑制剂包括核苷类反转录酶抑制剂（如齐夫多定、拉米夫定、司他夫定、去羟肌苷、阿巴卡韦等）和非核苷类反转录酶抑制剂（如奈韦拉平、依非韦伦等）两种。

齐多夫定

齐多夫定为核苷类反转录酶抑制剂，是第一个用于抗 HIV 感染的药物。本药可在体内转化为三磷酸齐多夫定，竞争性抑制 HIV 反转录酶，阻止胸苷三磷酸插入正在合成的单链 DNA 中而终止 DNA 链延长，从而发挥抗病毒作用。本药主要与其他抗 HIV 药合用治疗 HIV 感染的成人或儿童；还可降低 HIV 的母婴传播率，因此亦可用于 HIV 阳性妊娠期妇女及其新生儿。不良反应主要为骨髓抑制（如中性粒细胞减少、白细胞减少、贫血等），也可致喉痛、无力、发热、恶心、头痛、皮疹、失眠、味觉改变等。中性粒细胞计数异常低下（<$0.75×10^9$/L）或血红蛋白水平异常低下（<7.5 g/dL）者禁用。

奈韦拉平

奈韦拉平为非核苷类反转录酶抑制剂，可与 HIV-1 的反转录酶结合，破坏该酶的催化位点来抑制 RNA 和 DNA 所依赖的 DNA 聚合酶的活性，从而阻断 HIV 的复制（对 HIV-2 的反转录酶及人类 DNA 聚合酶无抑制作用）。本药常与其他抗 HIV 药合用治疗 HIV-1 感染（单用会很快产生耐药病毒）；对于分娩时未使用抗反转录酶抑制剂治疗的妊娠期妇女，应用本药（可不与其他药物合用）可预防 HIV-1 的母婴传播，只需分娩时口服单剂量奈韦拉平，新生儿出生后亦只需口服单剂量奈韦拉平。常见不良反应有恶心、呕吐、腹痛、腹泻等，也可致嗜酸性粒细胞增多、粒细胞缺乏、头痛、肌肉关节痛等，最严重的不良反应为肝毒性和严重的皮肤反应（皮疹、水疱、皮肤剥脱等）。

（二）蛋白酶抑制剂

目前临床在用的蛋白酶抑制剂有茚地那韦、利托那韦、沙奎那韦、奈非那韦等。

茚地那韦

茚地那韦可与 HIV 蛋白酶的活性部位结合而抑制蛋白酶的作用，使 HIV 病毒的多蛋白前体不能分割成不同功能的蛋白，导致形成不成熟和无传染性的病毒颗粒。本药主要与其他抗 HIV 药合用治疗成人 HIV-1 感染。不良反应可见虚弱、疲劳、眩晕、头痛、感觉迟钝、失眠、味觉异常、胃肠道反应、皮肤过敏反应（如干燥、瘙痒、皮疹等），也可见肾结石、肝功能异常、肾功能异常、急性溶血性贫血、血糖升高、血清甘油三酯增高等。

（三）整合酶抑制剂

目前临床在用的整合酶抑制剂有拉替拉韦、多替拉韦等。

拉替拉韦

拉替拉韦可抑制 HIV 整合酶的活性，防止感染早期 HIV 基因组以共价键形式插入或整合到宿主细胞基因组上,从而阻止 HIV 复制。本药主要与其他抗 HIV 药合用治疗成人 HIV-1 感染,常见不良反应有腹泻、头痛、恶心、发热等。

医药前沿

艾滋病治疗进入整合酶复方单片制剂时代

自艾滋病被发现以来,人类与这一疾病的战斗从未停止。

"艾滋病虽无有效疫苗进行预防,也无法被治愈,但抗病毒药物的出现大大抑制了患者体内的艾滋病病毒。如今,HIV 疗法也迈入整合酶复方单片制剂时代,艾滋病已成为可防可控、可长期管理的慢性疾病。"中华医学会感染病分会艾滋病学组委员、天津市第二人民医院感染二科主任马萍表示,艾滋病的最终治疗目标是延长患者生命,提高其生活质量。

采用"鸡尾酒疗法"的患者依从性低

鸡尾酒疗法

"HIV 主要攻击的是人体的免疫系统,如果患者能长期抑制病毒,其生活质量和预期寿命将与常人无异。"马萍介绍。然而,HIV 容易突变,单一药物无法很好地控制病毒复制增殖,因而多种机理不同的药物联合使用,可以最大限度地抑制病毒复制。"目前最有效的治疗艾滋病的方案就是这种'鸡尾酒疗法'。"马萍表示,不过"鸡尾酒疗法"需要患者遵医嘱服用多种药物,而且有头晕、恶心等副反应,使得患者的治疗依从性降低。因此,一天一片、体积更小、服药更简便、副作用更小的单一片剂成为 HIV 治疗新趋势,在提高依从性的同时,将大大改善患者的生活质量。

我国抗艾滋病创新药物疗法与国际接轨

随着科技的进步,治疗 HIV 的单片复方制剂被广泛使用,HIV 治疗迎来整合酶复方单片制剂时代。从 2006 年全球首个用于 HIV 感染完整治疗方案的口服单一片剂药物问世起,抗逆转录病毒药物的发展速度令人欣喜。"创新药在高效抑制病毒的基础上,药物的有效性、安全性和耐药性获得不断突破,为患者进行个体化治疗提供了更多选择和更适当的方案。"马萍说。

为实现"到 2030 年终结艾滋病流行"的目标,我国不断扩大 HIV 创新抗病毒药物的可及性,采纳全球同步先进的治疗理念,将提升患者生活质量作为艾滋病防治的重要目标之一。

马萍指出,目前我国可用的抗艾滋病创新药物疗法与国际接轨得越来越快。比如,艾考恩丙替片于 2018 年在我国获批上市,成为国内首个批准的用于治疗 HIV 的单片复方制剂,它能够快速、强效、持久地抑制病毒,安全性高,使患者有望摆脱以往一天服用多片药物的烦琐,大大提高了患者的服药依从性。

长期以来,国家医保部门高度关注艾滋病患者的用药需求和治疗目标。2019 年国家医保药品目录调整中,将抗艾滋病药物艾考恩丙替片作为唯一一个 HIV 单片复方制剂治疗药物,纳入了 2019 国家医保目录,用于 HIV-1 感染的成年和青少年。

项目十二 抗病毒药

随着创新抗反转录病毒治疗药物被陆续引入中国并纳入医保，将有更多艾滋病患者能够获得更规范、更高依从性和个体化的治疗方案，并有可能重享高质量的生活。

（资料来源：人民网，有改动）

以测验效

一、单项选择题

1. 通过诱导机体组织产生抗病毒蛋白而抗病毒的药物是（　　）。
   A. 拉米夫定　　B. 利巴韦林　　C. 阿糖腺苷　　D. 碘苷
   E. 干扰素

2. 单纯疱疹病毒感染的首选治疗药物是（　　）。
   A. 阿昔洛韦　　B. 利巴韦林　　C. 阿糖腺苷　　D. 奥司他韦
   E. 干扰素

3. 能抑制病毒 DNA 合成酶的抗病毒药是（　　）。
   A. 碘苷　　B. 齐多夫定　　C. 阿昔洛韦　　D. 利巴韦林
   E. 干扰素

4. 毒性大，仅局部应用的抗病毒药是（　　）。
   A. 阿昔洛韦　　B. 利巴韦林　　C. 阿糖腺苷　　D. 碘苷
   E. 金刚烷胺

5. 下列选项中，属于抗肝炎病毒药的是（　　）。
   A. 拉米夫定　　B. 奥司他韦　　C. 碘苷　　D. 阿昔洛韦
   E. 茚地那韦

6. 下列抗 HIV 药中，属于核苷类反转录酶抑制剂的是（　　）。
   A. 齐多夫定　　B. 奈韦拉平　　C. 茚地那韦　　D. 拉替拉韦
   E. 马拉维若

二、病例分析题

患者，男，39岁，近几年内有多次不安全性行为，近一个月来出现发热、慢性腹泻、体重明显下降，检查发现感染了HIV。医生给予齐多夫定+拉米夫定+奈韦拉平治疗。

请对上述病例进行分析：

（1）医生为该患者制订此治疗方案的依据是什么？

（2）应为该患者做哪些用药指导？

以行践学

是"万能药"还是"毒药"?

【活动背景】曾经,很多人把利巴韦林当成万能的抗病毒药,尤其是很多孩子的家长,将其视为儿童感冒、发热、肺炎、支气管炎、手足口病、轮状病毒性肠炎等多种疾病的"万能药"。近几年,随着国家对利巴韦林适用范围的严格控制及对其安全性问题的通报,利巴韦林又受到大众的另一种广泛关注,如"抗病毒的利巴韦林不治感冒""利巴韦林:90%的宝宝都被滥用的药""警惕滥用的利巴韦林"等自媒体宣传比比皆是,很多人又开始将利巴韦林视为"毒药"。

每年冬季是流感高发季,很多人都会"中招",近几年,奥司他韦作为流感特效药引发人们的关注,将其视为感冒"万能药"。曾有人调查发现,除了一些已经确诊流感的患者吃奥司他韦外,很多家里如果有流感患者或者接触过流感患者的人也会吃这种药预防,甚至有些人只是普通感冒也会买奥司他韦来吃,导致奥司他韦一度脱销。

【活动内容】请以小组为单位,根据所学知识,并查阅相关资料,完成以下任务:

(1) 讨论:① 利巴韦林到底是"万能药"还是"毒药"?
② 奥司他韦真的是感冒"万能药"吗?
③ 你还知道哪些抗病毒药出现过上述类似情况?

(2) 请将讨论结果以 PPT 的形式在班内进行展示。要求:内容全面、准确,图文并茂,版式精美,形式新颖。

以评促优

将对本项目的学习成果评价填入表 12-1 中。

表 12-1 项目学习成果评价表

班级		组号	
姓名		学号	
项目名称			
评价项目	评价标准	分值	评分
			自评分	师评分
知识	明确常用抗病毒药的抗病毒作用、临床应用、不良反应及注意事项	30		
能力	能够根据疾病的性质合理选择抗病毒药	20		
	能够正确指导患者科学用药	20		

续表

评价项目	评价标准	分值	评分	
			自评分	师评分
素质	具备人民至上、生命至上的理念	10		
	具有团队精神,能够与小组成员高效沟通和协作	10		
	能够主动探索学习,具备举一反三的能力	10		
合计		100		
总分(自评分×40%+师评分×60%)				
自我评价				
教师评价				

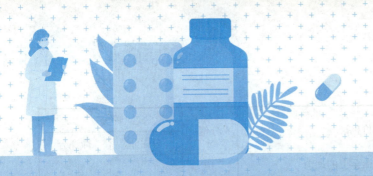

项目十三

抗恶性肿瘤药

定靶导向

知识目标

- 掌握抗恶性肿瘤药的不良反应。
- 熟悉常用抗恶性肿瘤药的药理作用、临床应用、不良反应及注意事项。
- 了解抗恶性肿瘤药的分类。

能力目标

- 能够根据恶性肿瘤的性质选择合适的抗恶性肿瘤药,并能对患者进行合理的用药指导。

素质目标

- 了解《新型抗肿瘤药物临床应用指导原则(2022年版)》的内容,树立人民至上、生命至上的理念,增强精准用药、科学用药、安全用药的意识。
- 能够主动关注、关爱肿瘤患者,及时给予患者心理疏导和生活指导,增强患者战胜疾病的信心。

以问导学

患者,男,19岁,近1个月来时有发热,并且常感疲劳乏力、全身疼痛,按普通发热治疗,病情始终未能缓解,遂入院就诊。查体:体温38.8 ℃,胸骨压痛,颈部触及淋巴结,脾脏肿大。血常规:血红蛋白96 g/L。骨髓象:增生明显,原始淋巴细胞和幼淋巴细胞为80%,心、肝、肾功能正常。诊断:急性淋巴细胞白血病。

请思考:
可选用哪些药物为该患者进行治疗?

项目十三 抗恶性肿瘤药

目前,恶性肿瘤的治疗方法主要为综合治疗,包括手术治疗、放射治疗、化学药物治疗(简称"化疗")、免疫治疗等,其中化疗在临床综合治疗中占有重要地位。

探索一 抗恶性肿瘤药的分类与不良反应

一、抗恶性肿瘤药的分类

(一)根据药物作用的细胞周期分类

1. 细胞周期非特异性药

细胞周期非特异性药是指可杀灭增殖周期中的各期细胞,甚至 G_0 期细胞的化疗药物。此类药物又可分为两类:一类是对增殖期和 G_0 期细胞均有杀灭作用的药物,如氮芥、丝裂霉素等;一类是对增殖期细胞有杀灭作用,但对 G_0 期细胞几乎无作用的药物,如白消安、环磷酰胺、塞替派等,如图 13-1 所示。

2. 细胞周期特异性药

细胞周期特异性药是指仅能杀灭某一增殖期的细胞的化疗药物,如作用于 S 期细胞的抗代谢药、作用于 M 期细胞的长春碱类药物等,如图 13-1 所示。

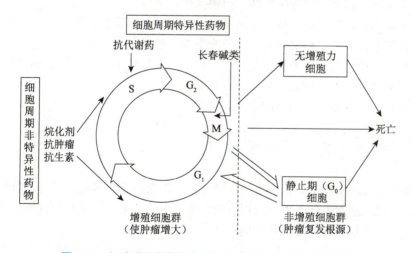

图 13-1 细胞增殖周期与抗恶性肿瘤药物作用机制示意图

> **医药智库**
>
> **细胞的增殖周期**
>
> 正常组织细胞增殖是通过分裂的方式进行的。细胞从上一次分裂结束到下一次分裂完成的时间称为细胞的增殖周期。根据细胞生长增殖的特点,可将肿瘤细胞群分为增殖细胞群和非增殖细胞群两类。
>
> 增殖细胞群是指呈指数分裂方式增殖的细胞,其生长代谢活跃,对药物敏感。按

291

细胞内 DNA 含量变化，其增殖周期可分为 4 期：DNA 合成前期（G_1 期）、DNA 合成期（S 期）、DNA 合成后期（G_2 期）和有丝分裂期（M 期）。

非增殖细胞群包括静止期（G_0 期）细胞和无增殖力细胞。其中，G_0 期细胞是指有潜在增殖能力但暂不分裂的后备细胞。当增殖周期中的细胞因化疗或其他原因大量死亡时，G_0 期细胞即可进入增殖周期，这也是肿瘤复发的根源。G_0 期细胞对抗癌药物不敏感，是肿瘤化疗的主要障碍之一。

（二）根据药物的作用机制分类

（1）干扰核酸合成的药物：如甲氨蝶呤、氟尿嘧啶、巯嘌呤、羟基脲、阿糖胞苷等。
（2）影响 DNA 结构和功能的药物：如烷化剂、丝裂霉素、博来霉素、顺铂、喜树碱等。
（3）干扰转录过程而阻止 RNA 合成的药物：如放线菌素 D、柔红霉素、多柔比星等。
（4）干扰蛋白质合成的药物：如长春碱类、紫杉醇、三尖杉酯碱、门冬酰胺酶等。
（5）影响体内激素平衡的药物：如肾上腺皮质激素、雄激素、雌激素、他莫昔芬等。
（6）分子靶向药物：如单克隆抗体类（如利妥昔单抗等）、信号传导抑制剂（如伊马替尼等）、抗肿瘤血管生成的药物（如血管内皮抑素等）。

（三）根据药物的化学结构和来源分类

（1）烷化剂：如氮芥、环磷酰胺、白消安等。
（2）抗代谢药：如甲氨蝶呤、氟尿嘧啶、羟基脲、阿糖胞苷等。
（3）抗肿瘤抗生素：如丝裂霉素、博来霉素、放线菌素 D 等。
（4）抗肿瘤植物药：如长春碱类、喜树碱类、紫杉醇类、三尖杉生物碱类等。
（5）激素类药：如氟他胺、来曲唑、他莫昔芬等。
（6）其他：如顺铂、卡铂、门冬酰胺酶等。

二、抗恶性肿瘤药的不良反应

大多数抗恶性肿瘤药安全范围小、选择性差，在杀伤肿瘤细胞的同时，对机体增殖更新较快的正常组织细胞也会产生不同程度的损害，由此带来了一系列的毒性作用。抗肿瘤药物的毒性反应可分为近期毒性和远期毒性。

（一）近期毒性

（1）骨髓抑制：表现为白细胞、血小板和红细胞减少。除激素类和门冬酰胺酶外，大多数抗恶性肿瘤药物均有不同程度的骨髓抑制。
（2）胃肠道反应：表现为食欲减退、恶心、呕吐、溃疡等，甚至胃肠道出血。
（3）脱发：多数抗恶性肿瘤药可损伤毛囊上皮细胞，引起不同程度的脱发，停药后毛发可再生。
（4）免疫抑制：多数抗肿瘤药物可抑制和杀伤免疫细胞，使机体抵抗力下降，引起继发感染或第二原发性恶性肿瘤。

（5）重要器官及神经系统损害：如多柔比星具有心脏毒性，博来霉素、甲氨蝶呤等可引起肺纤维化，L-门冬酰胺酶、环磷酰胺等可致肝损害，大剂量环磷酰胺可引起出血性膀胱炎，长春碱类、顺铂等有神经毒性。

（二）远期毒性

（1）致突变、致癌：多数抗恶性肿瘤药可导致基因突变，诱发新的肿瘤，以烷化剂最明显。

（2）不育和致畸：抗恶性肿瘤药可影响生殖细胞的产生和内分泌功能，而产生不育和致畸作用，以抗代谢药作用最强。

> **集思广"议"**
>
> 李某，女，57岁，已绝经，术后病理诊断为右乳腺恶性肿瘤，需进行化疗。若李某化疗前向你咨询化疗对身体的影响，你将如何向其解释？

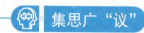

探索二　常用抗恶性肿瘤药

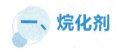

一、烷化剂

环磷酰胺

环磷酰胺在体外无活性，在体内经肝代谢生成中间产物醛磷酰胺，最终在肿瘤细胞中分解为磷酰胺氮芥，与 DNA 发生烷化，形成交叉联结，从而抑制肿瘤细胞的生长繁殖。本药抗瘤谱广，为广泛应用的烷化剂，对恶性淋巴瘤、急性淋巴细胞白血病、神经母细胞瘤、多发性骨髓瘤、卵巢癌、乳腺癌、肺癌等均有疗效。不良反应可见骨髓抑制、脱发、胃肠道反应、出血性膀胱炎等。感染、肝功能损伤者禁用或慎用本药，妊娠期和哺乳期妇女禁用。

白消安

白消安（马利兰）口服吸收好，进入体内后分布迅速，在体内解离后可发挥烷化作用，大部分代谢为甲烷磺酸后随尿排出。本药主要用于慢性粒细胞白血病的治疗，但对慢性粒细胞白血病急性病变无效。不良反应主要为骨髓抑制和胃肠道反应，个别患者长期应用可出现肺纤维化、闭经、睾丸萎缩等。急性白血病、再生障碍性贫血及其他出血性疾病患者禁用本药。

二、抗代谢药

氟尿嘧啶

氟尿嘧啶口服吸收不完全，一般为静脉给药，主要经由肝代谢，大部分分解为二氧化碳经呼吸道排出体外，小部分经肾以原形排出体外。本药可在体内转变为 5-氟脱氧尿嘧啶核苷酸，抑制胸腺嘧啶核苷酸合成酶，阻断脱氧尿嘧啶核苷酸转变为脱氧胸腺嘧啶核苷酸，从而抑制 DNA 的合成（主要作用于 S 期）。此外，对 RNA 的合成也有一定的抑制作用。

本药对消化系统肿瘤（如食管癌、胃癌、结肠癌、直肠癌、胰腺癌、肝癌等）、乳腺癌、宫颈癌、卵巢癌、绒毛膜上皮癌、膀胱癌、皮肤癌等均有一定的疗效。不良反应主要为胃肠道反应，严重者可出现血性腹泻，此时应立即停药，此外还可致骨髓抑制、皮肤色素沉着、静脉炎、神经系统反应（如共济失调等）等。伴发水痘或带状疱疹者、妊娠 3 个月内和哺乳期妇女禁用本药。

甲氨蝶呤

甲氨蝶呤可抑制二氢叶酸还原酶，使二氢叶酸不能被还原成具有生理活性的四氢叶酸，从而使嘌呤核苷酸和胸腺嘧啶核苷酸合成受阻，导致 DNA 的合成明显受到抑制（主要作用于 S 期，对 RNA 和蛋白质的合成也有较弱的抑制作用）。本药主要用于治疗急性白血病、绒毛膜上皮癌、恶性葡萄胎、头颈部肿瘤、卵巢癌、睾丸癌、骨肉瘤等。不良反应主要为骨髓抑制（如白细胞、血小板减少等）、口腔炎、腹泻、肝功能损伤、肾功能损害、脱发、肺炎或肺纤维化等。用药期间应严格检查血象，肝、肾功能不全者慎用，妊娠期妇女禁用。

巯嘌呤

巯嘌呤属于抑制嘌呤合成途径的细胞周期特异性药物，可在体内转变为 6-巯基嘌呤核糖核苷酸，抑制次黄嘌呤核苷酸转变为腺嘌呤核苷酸、黄嘌呤核苷酸和鸟嘌呤核苷酸，从而抑制 DNA 和 RNA 的合成，对 S 期作用最显著，对 G_1 期有延缓作用。本药主要用于急性白血病、绒毛膜上皮癌、恶性葡萄胎及慢性粒细胞白血病的急变期。不良反应主要为骨髓抑制，也可见胃肠道反应、肝损害、高尿酸血症等，偶见间质性肺炎和肺纤维化。严重肝、肾功能损害者及妊娠期和哺乳期妇女禁用本药。

羟基脲

羟基脲是一种核苷二磷酸还原酶抑制剂，可阻止核苷酸还原为脱氧核苷酸，从而抑制 DNA 的合成，杀伤 S 期细胞。本病主要用于治疗慢性粒细胞白血病，对黑色素瘤、头颈部肿瘤、肾癌等也有一定的疗效。不良反应主要为骨髓抑制和胃肠道反应，偶见脱发、皮疹等。严重骨髓抑制者，严重肝、肾功能损害者，妊娠期和哺乳期妇女，水痘、带状疱疹及各种严重感染者禁用本药。

阿糖胞苷

阿糖胞苷为主要作用于 S 期的抗嘧啶药物，其可在体内转变为阿糖胞苷三磷酸和阿糖胞苷二磷酸，前者能强有力地抑制 DNA 聚合酶的合成，后者能抑制二磷酸胞苷转变为二磷酸脱氧胞苷，从而抑制 DNA 的合成。本药口服吸收少，故不宜口服，一般经静脉注射或滴注、皮下注射、鞘内注射等给药，临床主要用于治疗急性白血病。不良反应主要是骨髓抑制和胃肠道反应。妊娠 3 个月以内的妇女禁用本药。

三、抗肿瘤抗生素

丝裂霉素

丝裂霉素化学结构中的烷化基团可与 DNA 双链交叉联结，从而阻止 DNA 的合成。本药一般采用静脉注射或冲入，抗瘤谱广，临床主要用于胃癌、肺癌、乳腺癌等，也适用于肝癌、胰腺癌、结肠癌、直肠癌、食管癌、卵巢癌等。不良反应主要为骨髓抑制和胃肠道反应，偶见肝、肺损害。水痘或带状疱疹患者、妊娠 3 个月以内的妇女禁用本药。

博来霉素

博来霉素与铁的复合物可嵌入 DNA，引起 DNA 单链或双链断裂，从而阻止 DNA 复制。本药口服无效，需经肌内注射或静脉注射给药，临床主要用于头颈部、食管、皮肤、宫颈、阴茎、阴道的鳞癌，恶性淋巴瘤，以及睾丸癌等。本药不良反应主要有发热、脱发、口腔炎、皮肤色素沉着等，骨髓抑制轻微，长期应用可致肺纤维化。严重肺部疾病、严重弥漫性肺纤维化、严重肾功能障碍、严重心脏疾病、胸部及其周围接受放射治疗者，以及妊娠期和哺乳期妇女禁用本药。

放线菌素 D

放线菌素 D（更生霉素）可嵌入 DNA 双螺旋链的碱基对中，与 DNA 结合形成复合体，阻碍 RNA 聚合酶的功能，从而抑制 RNA 的合成。本药抗瘤谱窄，主要用于绒毛膜癌、恶性葡萄胎、肾母细胞瘤、横纹肌瘤、神经母细胞瘤、霍奇金淋巴瘤等。不良反应常见骨髓抑制和胃肠道反应。

多柔比星

多柔比星（阿霉素）可直接嵌入 DNA 碱基对之间，并与 DNA 紧密结合，从而阻止 RNA 转录和 DNA 复制，属于细胞周期非特异性药物，S 期细胞对其更为敏感。本药抗瘤谱广，对急性白血病、恶性淋巴瘤、肺癌、乳腺癌、肝癌等均有疗效。不良反应主要为心脏毒性、骨髓抑制、胃肠道反应等。

柔红霉素

柔红霉素（正定霉素）的抗恶性肿瘤作用机制与多柔比星相似，主要用于治疗急性淋巴细胞白血病和急性粒细胞白血病。不良反应与多柔比星相似，但心脏毒性较重。

四、抗肿瘤植物药

长春新碱

长春新碱可作用于 M 期细胞，与微管蛋白结合，抑制微管聚合，阻碍纺锤丝形成，从而抑制细胞的有丝分裂；也可作用于 G_1 期，干扰蛋白质的合成，抑制 RNA 聚合酶的活性。本药主要用于治疗急性白血病和恶性淋巴瘤；对周围神经系统毒性较大，可引起四肢麻木、腱反射消失、麻痹性肠梗阻、腹绞痛、脑神经麻痹等，还可致轻微的骨髓抑制。

> **医药智库**
>
> #### 微 管
>
> 微管是一种由微管蛋白原丝组成的不分支的中空管状结构。其是细胞骨架成分，与细胞支持和运动有关。纺锤体、真核细胞纤毛、中心粒等均系由微管组成的细胞器。

紫杉醇

紫杉醇能选择性地促进微管蛋白聚合并抑制其解聚，从而影响纺锤体的功能，抑制肿瘤细胞的有丝分裂。本药对乳腺癌和卵巢癌有较好的疗效，也可用于头颈癌、肺癌、食管癌等。不良反应主要有骨髓抑制、周围神经毒性（主要表现为四肢麻木）、脱发、关节和肌肉疼痛、过敏反应（轻者表现为皮疹、瘙痒等，严重者可出现呼吸困难、低血压和胸痛）等，也可见心脏毒性、肝功能损伤等。严重骨髓抑制者、妊娠期和哺乳期妇女禁用本药。

三尖杉酯碱

三尖杉酯碱为细胞周期非特异性药物，但对 S 期作用较明显，其作用机制为抑制蛋白质合成的起始阶段，抑制 DNA 聚合酶的活性，导致 DNA 合成下降，从而抑制蛋白质的合成。本药主要用于治疗急性粒细胞白血病和急性单核细胞白血病，对慢性粒细胞白血病等也有一定的疗效。不良反应主要有骨髓抑制、胃肠道反应、心脏毒性等。

项目十三 抗恶性肿瘤药

五、激素类药

（一）抗雄激素药

氟他胺

氟他胺及其代谢产物可与雄激素竞争雄激素受体，并与雄激素受体结合形成复合物，进入细胞核与核蛋白结合，抑制雄激素依赖性前列腺癌细胞的生长。本药主要用于治疗前列腺癌。不良反应主要为男性乳房发育、乳房触痛、溢乳等，少数患者可出现恶心、呕吐、腹泻、食欲增加、失眠、疲劳等。

（二）抗雌激素药

来曲唑

来曲唑可通过抑制芳香化酶，有效抑制雄激素向雌激素转化，降低雌激素水平，从而消除雌激素对肿瘤生长的刺激作用，而绝经后妇女的雌激素主要来源于雄激素前体物质在外周组织的芳香化，故本药主要用于绝经后雌激素、孕激素受体阳性或受体状况不明的晚期乳腺癌。本药不良反应主要为恶心、头痛、骨痛、潮热、体重增加等，少见便秘、腹泻、皮疹、关节痛、胸痛、腹痛、疲倦、失眠、头晕、水肿、高血压、心律失常、血栓形成、呼吸困难、阴道流血等。儿童、妊娠期和哺乳期妇女禁用本药。

（三）选择性雌激素受体调节药

他莫昔芬

他莫昔芬对雌激素作用的组织有选择性的激动或拮抗活性：对骨骼有激动作用，可使绝经后的妇女骨吸收降低，同时使钙平衡正向移动，尿钙丢失减少，从而保持和增加骨矿量；可与雌二醇竞争雌激素受体，从而抑制雌激素依赖性肿瘤细胞的生长。本药主要用于晚期乳腺癌（对雌激素受体阳性者疗效较好）和卵巢癌。不良反应主要为恶心、呕吐、体重增加等，少见月经紊乱、头痛、外阴瘙痒等，罕见精神错乱、血栓形成、嗜睡、子宫内膜增生等。

六、其他抗肿瘤药物

顺 铂

顺铂可在体内水解为具有烷化功能的阳离子水化物，与 DNA 链交叉联结，破坏 DNA 的结构和功能，属于细胞周期非特异性药。本药抗瘤谱广，对多种实体肿瘤有效，如睾丸肿瘤、卵巢癌、膀胱癌、乳腺癌、肺癌、头颈部癌、前列腺癌等。不良反应主要为胃肠道反应、肾毒性、骨髓抑制及听力减退等。肾功能不全者和妊娠期妇女禁用。

病例分析

患者，女，57岁，绝经2年后阴道流血、流液4个月入院就诊。经检查，初步诊断为子宫内膜癌Ⅱ期。医生开具处方如下：

顺铂注射液　20 mg×3 支
0.9%氯化钠注射液　500 mL
用法：一日1次　静脉滴注

请思考：
1. 医生为该患者选用顺铂的依据是什么？
2. 该药可能会导致哪些不良反应？

利妥昔单抗

利妥昔单抗为抗人B细胞分化抗原（CD20）的单克隆抗体，其可与前B细胞和成熟B细胞的CD20特异性结合，导致B细胞溶解，从而抑制B细胞增殖，诱导成熟B细胞凋亡。本药主要用于治疗非霍奇金淋巴瘤，不良反应主要为发热、寒战等。

医药智库

非霍奇金淋巴瘤

非霍奇金淋巴瘤是一组起源于淋巴细胞或淋巴组织的恶性淋巴瘤。根据细胞来源不同可分为B细胞、T细胞和NK细胞淋巴瘤。

门冬酰胺酶

门冬酰胺是重要的氨基酸，某些肿瘤细胞不能自己合成，必须依赖宿主供给，门冬酰胺酶可水解门冬酰胺而使肿瘤细胞缺乏门冬酰胺供应，从而起到抑制肿瘤细胞生长的作用（正常细胞能合成门冬酰胺，故受影响较小）。本药主要用于治疗急性淋巴细胞白血病，对急性粒细胞白血病、急性单核细胞白血病、恶性淋巴瘤也有一定的疗效。不良反应主要为发热、胃肠道反应、骨髓抑制等，也可致头痛、嗜睡、精神错乱等。本药可引起过敏反应，用药前必须先做皮试。

医药前沿

《新型抗肿瘤药物临床应用指导原则（2022年版）》发布

为进一步规范新型抗肿瘤药物临床应用，2022年12月，国家卫生健康委办公厅印发《新型抗肿瘤药物临床应用指导原则（2022年版）》（以下简称《指导原则》）。

项目十三 抗恶性肿瘤药

《指导原则》指出，抗肿瘤药物的应用涉及临床多个学科，合理应用抗肿瘤药物是提高疗效、降低不良反应发生率以及合理利用卫生资源的关键。抗肿瘤药物临床应用需考虑药物可及性、患者治疗意愿、疾病预后和用药安全性等四大要素。抗肿瘤药物临床应用是否合理，基于以下两方面：有无抗肿瘤药物应用指征，安全性、有效性、经济性及适当性的综合考量。

《指导原则》强调，只有经组织或细胞学病理确诊，或特殊分子病理诊断成立的恶性肿瘤，才有指征使用抗肿瘤药物。对于明确作用靶点的药物，须遵循靶点检测后方可使用的原则。抗肿瘤药物临床应用须遵循药品说明书，不能随意超适应证使用。在抗肿瘤药物临床应用过程中，发现新的具有高级别循证医学证据的用法但药品说明书中未体现的，医疗机构和医务人员可及时向药品生产企业反馈，建议其主动向国家药品监督管理部门申报，及时更新相应药品说明书，以保证药品说明书的科学性、权威性，有效指导临床用药。在抗肿瘤药物临床应用中，应当充分考虑抗肿瘤药物的成本-效果比，在严格遵循适应证用药的前提下优先选择具有药物经济学评价优势证据的品种。

《指导原则》明确，在尚无更好治疗手段等特殊情况下，医疗机构应当制定相应管理制度、技术规范，对药品说明书中未明确、但具有循证医学证据的药品用法进行严格管理。特殊情况下抗肿瘤药物的使用权应当仅限于三级医院授权的具有高级专业技术职称的医师，充分遵循患者知情同意原则，并且应当做好用药监测和跟踪观察。医疗机构应当建立药品不良反应、药品损害事件监测报告制度，并按照国家有关规定向相关部门报告；应当将抗肿瘤药物不良反应，尤其是新型抗肿瘤药物不良反应报告纳入医疗质量考核体系，定期分析和报告新型抗肿瘤药物不良反应的动态和趋势。临床医师、护理人员和临床药师应当密切随访患者的用药相关毒性，并及时上报不良反应，尤其是严重的和新发现的不良反应。

（资料来源：医政司官网，有改动）

以测验效

一、单项选择题

1. 下列选项中，主要作用于 S 期的是（　　）。
    A. 抗肿瘤抗生素　　　　　　B. 烷化剂
    C. 抗代谢药　　　　　　　　D. 长春碱类
    E. 激素类药
2. 下列选项中，骨髓抑制作用较轻的是（　　）。
    A. 氟尿嘧啶　B. 甲氨蝶呤　C. 顺铂　D. 巯嘌呤
    E. 长春新碱

3. 下列选项中，能干扰 DNA 多聚酶的活性，从而抑制 DNA 合成的是（　　）。
   A. 长春新碱　　B. 环磷酰胺　　C. 丝裂霉素　　D. 羟基脲
   E. 阿糖胞苷

4. 下列选项中，可将白消安作为首选药的是（　　）。
   A. 急性白血病　　　　　　B. 肺癌
   C. 再生障碍性贫血　　　　D. 肝癌
   E. 慢性粒细胞白血病

5. 环磷酰胺发挥抗肿瘤作用的机制主要是（　　）。
   A. 影响 DNA 的结构和功能　　B. 阻止 DNA 合成
   C. 影响激素水平　　　　　　　D. 影响蛋白质的合成和功能
   E. 干扰转录过程，阻止 RNA 合成

6. 下列抗恶性肿瘤药物中，属于烷化剂的是（　　）。
   A. 甲氨蝶呤　　B. 丝裂霉素　　C. 环磷酰胺　　D. 紫杉醇
   E. 多柔比星

7. 下列选项中，可引起出血性膀胱炎的是（　　）。
   A. 长春新碱　　B. 丝裂霉素　　C. 阿糖胞苷　　D. 环磷酰胺
   E. 多柔比星

8. 下列选项中，可抑制叶酸合成的是（　　）。
   A. 顺铂　　　　B. 阿糖胞苷　　C. 甲氨蝶呤　　D. 环磷酰胺
   E. 巯嘌呤

9. 下列抗恶性肿瘤药物中，不属于抗代谢药的是（　　）。
   A. 阿糖胞苷　　B. 氟尿嘧啶　　C. 巯嘌呤　　　D. 甲氨蝶呤
   E. 环磷酰胺

10. 下列选项中，可抑制核苷酸还原酶的是（　　）。
    A. 羟基脲　　　B. 阿糖胞苷　　C. 甲氨蝶呤　　D. 氟尿嘧啶
    E. 巯嘌呤

11. 氟尿嘧啶的主要不良反应是（　　）。
    A. 脱发　　　　B. 过敏反应　　C. 神经毒性　　D. 胃肠道反应
    E. 骨髓抑制

二、病例分析题

患者，男，60 岁，近 1 个月来常感腹胀、腹痛，排便次数增加，粪便中偶带血，无明显发热、乏力、消瘦等症状。经纤维结肠镜检查，诊断为结肠癌。

请对上述病例进行分析：

在行结肠癌根治性手术后，可选用何种药物为该患者进行化疗？请说明理由。

项目十三　抗恶性肿瘤药

以行践学

关爱肿瘤患者，传递抗癌力量

【活动背景】抗肿瘤药物是肿瘤患者控制和治疗疾病的重要希望，但是很多肿瘤患者一听说要化疗便难以接受，因为化疗的各种不良反应让他们心生畏惧，有人甚至因此宁愿放弃治疗。由此可见，肿瘤治疗不仅需要新药物的出现、诊疗水平的提高，更需要患者的配合和家属的支持。因此，患者教育也是肿瘤治疗的重要方式之一，为患者科普化疗相关知识，可以帮助患者了解治疗的原理、明确治疗的必要性，进而让患者积极、主动地配合治疗，选择更加适合自己的化疗方案，以确保伤害最小化、治疗最大化。

【活动内容】请以小组为单位，以"关爱肿瘤患者，传递抗癌力量"为主题，组织一次公益科普活动。具体要求如下：

（1）形式不限，可以线上公益科普、举办科普小讲座、分发科普手册、面对面答疑解惑等多种形式开展。

（2）小组成员共同商议科普内容或总结患者可能会咨询的问题，并据此巩固所学知识、查阅相关资料，做好充足的准备。

（3）科普或解答内容通俗易懂、贴近实际，表达形式新颖，以使患者易于接受、乐于接受。

（4）科学宣教的同时，为患者提供一定的心理支持、情感慰藉和生活指导，以减轻患者的心理负担，提升患者对治疗的信心和依从度。

以评促优

将对本项目的学习成果评价填入表 13-1 中。

表 13-1　项目学习成果评价表

班级		组号		
姓名		学号		
项目名称				
评价项目	评价标准	分值	评分	
			自评分	师评分
知识	了解抗恶性肿瘤药物的分类及分类依据	10		
	明确抗恶性肿瘤药的不良反应	15		
	知晓常用抗恶性肿瘤药物的药理作用、适应证、不良反应和注意事项	15		

续表

评价项目	评价标准	分值	评分	
			自评分	师评分
能力	能够根据恶性肿瘤的性质选择合适的抗恶性肿瘤药	15		
	能够为患者提供正确的用药指导,帮助患者了解治疗的原理、明确治疗的必要性	15		
素质	具备人民至上、生命至上的理念,具有精准用药、科学用药、安全用药的意识	10		
	能够主动关注、关爱肿瘤患者	10		
	具有团队精神,能够与小组成员高效沟通和协作	10		
合计		100		
总分(自评分×40%+师评分×60%)				
自我评价				
教师评价				

参考文献

［1］张庆，苏湲淇. 护理药理学［M］. 2版. 北京：中国医药科技出版社，2019.
［2］王开贞，李卫平. 药理学［M］. 8版. 北京：人民卫生出版社，2018.
［3］淤泽溥，林青. 药理学：模块版［M］. 2版. 北京：科学出版社，2021.
［4］陈新谦，金有豫，汤光. 陈新谦新编药物学［M］. 18版. 北京：人民卫生出版社，2018.